内容简介

风湿类疾病近三十年的临床经验总结，内容共分为临证治验、用药感悟
医案方式实录常见或疑难风湿病诊疗经过，每一病案均有详细的诊治过
脉、处方用药及服药后病情变化；并将临证中常用中药及药对进行总结
临证中的用药感悟；在本书最后介绍了风湿病与膏方、风湿病与妊娠、风
。本书内容翔实，资料丰富，理论与临床兼顾，适合中医、西医、中西医
科研人员参考阅读。

U0094368

图书在版编目（CIP）数据

中医风湿病医案医话 / 黄传兵，李明主编．—北京：
工业出版社，2024.4
ISBN 978-7-122-44644-2

Ⅰ．①中… Ⅱ．①黄… ②李… Ⅲ．①风湿性疾病 –
医临床 – 经验 – 中国 – 现代 Ⅳ．① R259.932.1

中国国家版本馆 CIP 数据核字（2024）第 067687 号

责任编辑：李少华　刘　军　　　　　　　装帧设计：张　辉
责任校对：王　静

出版发行：化学工业出版社（北京市东城区青年湖南街13号　邮政编码100011）
印　　装：中煤（北京）印务有限公司
710mm×1000mm　1/16　印张14¾　字数223千字　2024年8月北京第1版第1次印刷

购书咨询：010-64518888　　　　　　　　售后服务：010-64518899
网　　址：http://www.cip.com.cn

医案医话

风湿病

黄传兵 李明 主编

ZHONGYI FENGSHIBING

YIAN YIHUA

化学工业出版社
·北京·

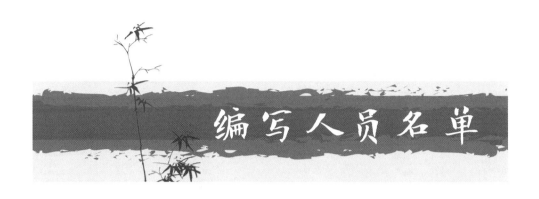

编写人员名单

主　编　黄传兵　李　明

副主编　尚双双　陈君洁

编　委（排名不分先后）

谌　曦　　汪　元　　曹云祥　　万　磊

张皖东　　范海霞　　王桂珍　　纵瑞凯

陈瑞莲　　葛　瑶　　刘天阳　　刘　磊

孙　玥　　黄　旦　　文建庭　　李云飞

庞利君　　束龙武　　付皖兰　　汤忠富

戈　扬　　程丽丽　　钱　爱　　朱雅文

程园园　　陈小涵

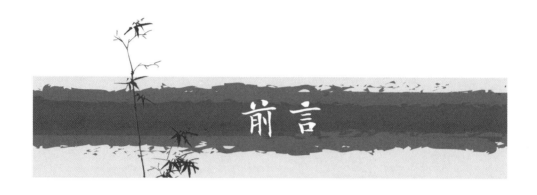

前言

　　风湿病是一类由免疫系统受损所致的累及肌肉、骨骼、关节及周围软组织等的免疫炎症性疾病，对人类健康危害严重，引起各国政府和专家的高度重视。风湿病归属于中医"痹病""痹证"等范畴，是指人体营卫失调，风、寒、湿、热等外邪趁虚而入，合而为病；或素体正气虚弱，内生痰、瘀、热、毒，痹阻肢体、经络，影响气血运行，而导致皮肤、肌肉、血脉、筋骨、关节等疼痛、肿胀、重着、麻木、僵硬、变形、活动受限，甚至影响脏腑功能的一类疾病。在中医辨证论治理论指导下，出现"从脾治痹""从湿热、寒湿治痹""固本培元法治痹""从痰、瘀、毒治痹"等学术思想，在风湿病的治疗过程中皆取得良效。风湿病常累及多个脏腑，依据病情表现的不同，治疗各有侧重，但常常是寒热并用、虚实并治、五脏并调。而五脏之中，又以脾肾最为重要。

　　中医风湿病学科自20世纪80年代初建立，至今在临床实践与科学研究方面不断突破。全国老中医药专家学术经验继承工作的开展是培养新一代风湿病青年医生的必要条件，中医风湿病学现代化发展也是立足传承以谋求创新，研究中医风湿病领域名老中医学术思想和临床经验，才能不断提高全国中医风湿病领域的综合诊疗水平。在中医风湿病方面，跟师学习尤为重要，在跟师过程中，注重诊治心得和临床经验的积累。而在安徽中医学术界，自古有"北华佗、南新安"之称。在新安中医学派固本培元理论的指导下，分析痹病病机，抓住治痹要点，在继承固本培元法治痹的学术思想上加以创新。对于临床上各种风湿病采用"同病异治、异病同治"的治疗原则，形成了"从脾肾治痹"的主导思想，也积累了丰富的临床经验，呈现了许多典型的临床案例以供广大学者参考。

全书共分为临证治验、用药感悟与诊余随话三章。第一章临证治验是从上千个医案中精选整理而成，以医案方式讲述如类风湿关节炎、系统性红斑狼疮、痛风、强直性脊柱炎、干燥综合征、产后风湿、纤维肌痛综合征、成人斯蒂尔病、银屑病关节炎、系统性硬化症等常见或疑难风湿病诊疗经过，每一病案均有详细的诊治过程，特别是症状、舌脉、处方用药及服药后病情变化，审因辨证，据情灵活应用效方验方。病案之后的按语，或点出辨证要点，或归纳诊治思路，或提示方药技巧，亦是需详细品读。第二章用药感悟则总结作者近30年行医的临证结晶，以风湿病如疼痛、肿胀、斑疹、僵硬、溃疡等常见症状分节，将临证中常用中药进行总结归类，性味归经，基本功效，更是以笔者在临证中的用药感悟为着重。本书所载之药对，多系临床经验所得，甚为珍贵。第三章诊余随话主要介绍风湿病与膏方、风湿病与妊娠、风湿病与四季。内容翔实，资料丰富，理论与临床兼顾，重点突出实用，语言文字通俗易懂，提供临床辨证及遣方用药的思路。

由于编者的专业水平和时间所限，不足之处在所难免，敬请广大读者批评指正。

编　者

2024年3月

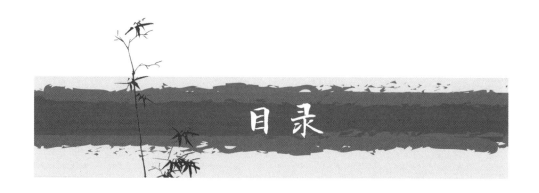

目 录

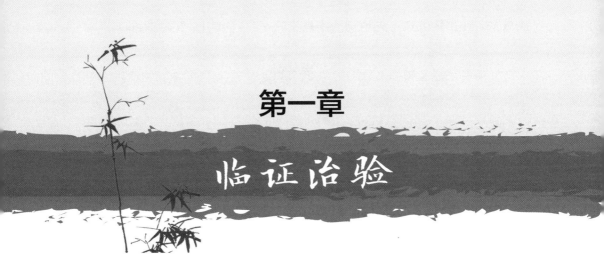

第一章 临证治验

第一节 类风湿关节炎

类风湿关节炎（rheumatoid arthritis，RA）是以侵蚀性关节炎为主要特征的风湿病，主要表现为关节的肿胀、疼痛和僵硬，最终导致关节畸形并丧失正常的功能。

目前仍然不清楚类风湿关节炎的确切病因，现有研究发现其可能与自身免疫、遗传、感染等因素有关。

本病的病理改变主要表现为持续性滑膜炎，血管新生及血管翳的形成，导致软骨和骨的破坏，最终导致关节畸形。

类风湿关节炎归属于中医学的"尪痹"范畴，本病性质为本虚标实，肝肾脾虚为本，湿滞、瘀阻为标。本病初起，外邪侵袭，多以邪实为主。病久邪留伤正，可出现气血不足，肝肾亏虚之候，并可因之造成气血津液运行无力，或痰阻或成瘀。而风寒湿等邪气留于经络关节，直接影响气血津液运行，也可导致痰瘀形成。痰瘀互结可使关节肿大、强直、变形。

在临床治疗过程中，RA病因病机离不开"脾肾"，肾精匮乏，脾气虚弱，脾肾亏虚，导致正气不足，易受外邪侵袭。从脾肾论治RA疗效明显，常见的中医证候有湿热痹阻证、风寒阻络证、气阴两虚证、肝肾亏虚证等。

中医药治疗类风湿关节炎可缓解炎症，改善病情，减少抗风湿药、糖皮质激素、非甾体抗炎药等药物的不良反应，疗效确切且安全性较高。

医案1

范某，女，52岁，2022年07月09日就诊。

【初诊】双手足关节疼痛十余年，外院诊断为"类风湿关节炎"，予以"甲氨蝶呤、来氟米特、双氯芬酸钠"等药物治疗。刻下症：全身多关节疼痛，以双手指间关节、掌指关节酸痛、肿胀为主，伴乏力、纳差，睡眠一般，大小便正常，已绝经，舌红，苔薄，脉沉细。

血沉（ESR）49mm/h↑；乙肝病毒表面抗原（HBsAg）阴性；超敏C反应蛋白（Hs-CRP）8.37mg/L↑；肝肾功能未见异常；类风湿因子（RF）36.6U/mL↑。血常规：白细胞$10.70×10^9$/L↑；抗环瓜氨酸肽抗体（CCP）453U/mL↑。抗核抗体（ANA）：核均质型弱阳性（1：320），胞浆颗粒型临界阳性（1：100）。

【诊断】尪痹（湿热痹阻证）。

【治疗】西药予以甲泼尼龙片4.0mg，口服一日2次；雷贝拉唑肠溶片20mg，口服每晚1次；

中药拟方：忍冬藤15g，豨莶草10g，郁金10g，陈皮10g，麦芽20g，谷芽20g，海桐皮10g，海螵蛸10g，酸枣仁25g。7剂，内服，每日一剂，早晚各1次。

【二诊】患者全身多关节疼痛减轻，仍有乏力，纳寐尚可，大小便正常，舌红，苔薄，脉沉细。查血常规：白细胞$9.77×10^9$/L↑，血沉54mm/h↑。肝肾功能未见异常；类风湿因子42.2U/mL↑，甘油三酯2.22mmol/L↑，总胆固醇6.21mmol/L↑，抗环瓜氨酸肽抗体430U/mL↑。

中药拟方：前方将忍冬藤加量至20g，去海桐皮，加用垂盆草15g，川芎10g，14剂，内服，每日一剂，早晚各1次。

【三诊】患者关节疼痛明显减轻，偶有指间关节酸痛，乏力较前减轻，纳寐可，大小便正常，舌淡红，苔薄，脉沉细。查血沉31mm/h↑，肝肾功能未见异常。

中药拟方：二诊方将陈皮改为佛手10g，14剂，内服，每日一剂，早晚各1次。

【四诊】患者诉已无明显关节疼痛，偶有手指僵硬，无其余不适。查血沉9mm/h↑。肝肾功能未见异常；类风湿因子26.5U/mL↑。

中药拟方：三诊方加太子参25g，24剂，内服，每日一剂，早晚各1次。

【按语】类风湿关节炎是以全身大小关节僵硬、肿痛甚至畸形为主要临床表现的自身免疫性疾病，属于中医"痹病"范畴，又称为"尪痹"。本病以正气亏虚为本，风寒湿邪侵袭为标，内外相合而发，初诊时以中西医结合治疗该病患者，西药予以甲泼尼龙抗炎镇痛，雷贝拉唑抑酸护胃，防止发生消化道不良反应。中药以内服汤剂为主，其中忍冬藤是治疗痹病时常用之品，能清热解毒，疏风通络，擅治关节肿痛，常常配伍豨莶草同用，起到清热通利止痛的作用；郁金、陈皮疏肝行气，调畅气机；谷芽、麦芽为甘平之品，甘能入脾，补脾气以助运化、促气血生成；海桐皮、海螵蛸均归肝、肾二经，海桐皮善于祛风湿，舒筋通络，海螵蛸为乌贼骨，有"以形补形"之义，偏于强壮筋骨；酸枣仁养心血以安神。

二诊时患者症状明显改善，故将上方忍冬藤加量至20g，去海桐皮，加用垂盆草、川芎。忍冬藤质地轻灵而能利关节，善于走经通络，故加大用量以增其功；川芎行气活血，兼行血中之瘀浊，与郁金、陈皮相伍，气血兼顾；垂盆草清利湿热，解毒。

三诊、四诊患者症状明显改善，且实验室指标亦趋正常，故仍守原方加减，疗效显著。

医案2

何某某，女，54岁，2021年11月03日就诊。

【初诊】右手、右肘、右肩关节疼痛2年余，外院诊断为"类风湿关节炎"，经治疗症状无明显改善，遂自行停药，后因病情反复在多家医院就诊。刻下症：2～4近端指间、掌指关节肿痛，双手腕关节肿痛，右肘关节疼痛，肤温稍高，左侧面部轻度肿胀，有数枚龋齿，偶有口腔溃疡、头晕、头痛，胃胀、反酸，纳少，寐可，小便色黄，伴灼热感，大便尚调，舌质隐紫，苔黄腻，脉滑数。

2021年03月27日双侧手掌正位片示：双手退行性变。2021年11月03日查白细胞13.17×10⁹/L↑；血沉38mm/h↑；肝肾功能未见明显异常。

【诊断】 尪痹（湿热痹阻证）。

【治疗】 西药予以甲泼尼龙4mg，一日2次；甲氨蝶呤片10mg，一周1次；叶酸片10mg，一周1次；硫酸羟氯喹0.2g，每日1次；美洛昔康7.5mg，每日1次；泮托拉唑肠溶胶囊20mg，每晚1次。

中药拟方：薏苡仁15g，茯苓10g，白术10g，忍冬藤15g，麦芽20g，厚朴10g，垂盆草10g，金银花15g。14剂，内服，每日一剂，早晚各1次。

【二诊】 患者服药后双手腕关节、2～4近端指间、掌指关节疼痛稍减轻，但肿胀仍存在，肤温稍高，肘关节轻度疼痛，余症同前，纳少，寐可，小便色黄，伴灼热感，大便尚调，舌质隐紫，边有齿印，苔微腻，脉滑数。白细胞13.50×10⁹/L↑；血沉21mm/h↑；肝肾功能未见明显异常。

中药拟方：前方加白鲜皮15g，赤芍10g。14剂，内服，每日一剂，早晚各1次。

【三诊】 患者关节肿胀减轻，肤温正常，体倦乏力，口干、口渴，左侧面部无肿胀，胃胀、反酸已改善，余症同前，纳少，寐可，小便色黄，大便尚调，舌质红，苔薄腻，边有齿印，脉细滑数。血常规：白细胞11.33×10⁹/L↑；肝肾功能未见明显异常。

中药拟方：二诊方加太子参15g，防风10g。14剂，内服，每日一剂，早晚各1次。

【四诊】 患者头晕、胀痛，双眼视物模糊，分泌物较多，余症同前，纳少，寐可，二便尚调，舌质红，苔微腻，边有齿印，脉细滑偏数。白细胞12.15×10⁹/L↑；血沉25mm/h，超敏C反应蛋白7.74mg/L↑，类风湿因子92.3U/mL↑；肝肾功能未见明显异常。

中药拟方：三诊方加密蒙花10g。21剂，内服，每日一剂，早晚各1次。

【五诊】 患者关节肿胀缓解，疼痛明显改善，头晕、胀痛、口干、口渴好转，双眼视物模糊，体倦乏力，口腔溃疡未发，纳寐可，小便色黄，大便尚调，舌质红，边有齿印，苔薄，脉细滑。白细胞$11.01×10^9/L$↑，血沉23mm/h↑，超敏C反应蛋白3.99mg/L↑，类风湿因子112.7U/mL↑；肝肾功能未见明显异常。

中药拟方：四诊方继用14剂，内服，每日一剂，早晚各1次。

【六诊】患者关节肿痛明显改善，头晕、胀痛、口干、口渴明显好转，双眼视物模糊，体倦乏力，纳寐可，小便色黄，大便稀，1～2次/日，舌质淡红，边有齿印，苔薄，脉细滑。肝肾功能未见明显异常。

中药拟方：五诊方加车前子8g，30剂。内服，每日一剂，早晚各1次。

【七诊】患者劳累后、阴雨天关节肿痛有所加重，头晕、胀痛、口干、口渴明显好转，双眼视物模糊，体倦乏力，面色萎黄，纳寐可，二便调，舌质淡红，苔薄，脉弦细。白细胞$10.92×10^9/L$↑；血沉34mm/h↑，超敏C反应蛋白6.83mg/L↑，类风湿因子192.3U/mL↑；肝肾功能未见明显异常。

中药拟方：六诊方加党参15g。25剂，内服，每日一剂，早晚各1次。

【按语】本案临床主症为多关节肿痛，肤温稍高，劳累后、阴雨天加重，体倦乏力，面色萎黄，头晕、胀痛，口干、口渴，双眼视物模糊，分泌物多，中老年患者病程长达2年余，故证属湿热痹阻，脉络不畅。治宜清热利湿、宣痹通络。初诊方中薏苡仁甘、淡，性凉，为君药，甘淡渗利兼补，微寒能清，既能清利湿热，又能健脾除痹。茯苓、白术为臣药，二药合用理气健脾燥湿。忍冬藤味甘，性寒，具有清热解毒，疏风通络的功效。麦芽甘、平，健脾和胃、行气消食；厚朴苦、辛，温，燥湿除满；垂盆草甘、淡，性凉，善清热解毒、利水渗湿；金银花甘、寒，既善清热解毒，又善疏散风热，皆为佐药。

二诊患者关节肿痛、肤温稍高，舌质隐紫，多因湿热之邪阻滞气机，而致瘀血痹阻关节之象，故用白鲜皮清热燥湿、祛风解毒，赤芍清热凉血、散瘀止痛。

三诊患者体倦乏力、口干口渴为气阴亏虚之象，故用太子参补气生津；防风为"风药中之润剂"，助君药祛风胜湿止痛。

四诊患者头晕、胀痛，双眼视物模糊，分泌物较多，考虑为火热之邪上炎头目，故用密蒙花清泻肝热，明目退翳。

五诊患者诸证较前逐渐缓解，四诊方继用。

六诊患者小便色黄，大便稀，1～2次/日，多因脾虚失于运化，不能制水，肠道失司，清浊不分，故用车前子"利小便以实大便"。

七诊患者久病缠绵不愈，损耗气血，体倦乏力，面色萎黄，故用党参健脾养血生津。诸药合用，共奏清热利湿、宣痹通络、健脾益气、养血生津之功。

医案3

马某某，女，56岁，2020年08月20日就诊。

【初诊】类风湿关节炎病史3月，服用西药（美洛昔康、羟氯喹、白芍总苷、泼尼松等）治疗。刻下症：双腕、双手指间关节、双膝、双踝关节肿胀、疼痛，双手握拳不固，纳寐一般，二便正常，舌质红，苔黄腻，脉濡。

2020-8-19查双手正位片：双手类风湿关节炎改变。血沉27mm/h，超敏C反应蛋白18.74mg/h。2020-8-21查腕关节及掌指关节影像报告：双侧腕关节滑膜增厚伴滑膜炎。踝关节及跖趾关节影像报告：①右侧踝关节滑膜增厚伴滑膜炎；②左侧踝关节腔少量积液。双膝关节正侧位影像报告：双膝关节退行性变、髌上囊积液。

【诊断】尪痹（气血痹阻，湿热阻滞证）。

【治疗】中药拟方：蒲公英15g，白花蛇舌草15g，泽泻10g，紫花地丁15g，茯苓15g，陈皮10g，薏苡仁15g，豨莶草15g，丹参30g，红花6g，桃仁10g，炒二芽各15g，威灵仙10g，甘草6g。7剂，内服，每日一剂，早晚各1次。

【二诊】患者服药后双手握拳不固症状较前好转，但双腕、双手指间关节、双膝、双踝关节仍有疼痛，纳寐较差，二便调，舌红，苔黄，脉濡。

中药拟方：前方加炒山药10g，首乌藤15g，鸡血藤15g，酸枣仁10g，海桐皮10g。7剂，内服，每日一剂，早晚各1次。

【三诊】患者双腕、双手指间关节、双膝关节肿胀，疼痛缓解。双踝关节偶有疼痛，双手活动可，二便调，舌淡红，苔腻，脉濡细。

中药拟方：二诊方加车前草15g，忍冬藤15g。14剂，内服，每日一剂，早晚各1次。

【四诊】患者双腕、双手指间关节、双膝、双踝关节肿胀，偶有疼痛，双手活动好转，情志不畅，寐欠佳，二便调，舌红，苔黄腻，脉细弦。血常规、血沉、超敏C反应蛋白未见明显异常。

中药拟方：忍冬藤15g，豨莶草10g，郁金10g，陈皮10g，麦芽20g，谷芽20g，海桐皮10g，海螵蛸10g，络石藤10g，徐长卿10g。28剂，内服，每日一剂，早晚各1次。

【五诊】患者各关节肿胀、疼痛症状缓解，阴雨天疼痛，双手活动度好转，情志不佳，寐欠佳，二便调，舌淡红，苔薄腻，边有齿痕，脉弦滑。

中药拟方：四诊方加白术10g，茯苓10g，白鲜皮10g，益智仁10g，去络石藤。14剂，内服，每日一剂，早晚各1次。

【六诊】关节疼痛时有僵硬感，疼痛缓解，纳欠佳，二便调，情志不畅，舌质红，苔腻，有齿痕，脉弦。

中药拟方：五诊方加片姜黄8g。14剂，内服，每日一剂，早晚各1次。

【七诊】右踝关节疼痛，阴雨天加重，双腕、双手指间关节疼痛缓解，寐欠佳，舌红，苔黄腻，脉濡。

中药拟方：六诊方加金银花10g，秦艽10g。21剂，内服，每日一剂，早晚各1次。

【八诊】双腕、双手指间、双膝、双踝关节疼痛好转，双手握拳不固症状改善明显，小便正常，大便一日一行。舌红，苔黄腻，脉濡。

中药拟方：七诊方加佛手10g，连翘10g，黄柏10g，山楂15g，茯神10g，去陈皮、徐长卿、茯苓。28剂，内服，每日一剂，早晚各1次。

【按语】本案临床主症为双腕、双手指间、双膝、双踝关节肿胀、疼痛，双手握拳不固，证属于气血痹阻，郁而化热，湿热阻络。故治宜清热利湿，通络除痹。方中络石藤、忍冬藤等藤类药物祛风通络、凉血消肿，善治络中之滞，用于风湿热痹，关节肿胀疼痛者效果极佳。白术、茯苓、佛手健脾益气、燥湿化痰，三药合用，可有效缓解患者因湿气阻滞而舌苔厚腻的症状。秦艽药性润而不燥，《本经逢原》载其"入手足阳明，以其去湿也；兼入肝胆，以其治风也"。故秦艽配合谷芽、麦芽以及山楂适用于湿热阻滞导致的食欲不佳。患者长期睡卧不安，故用茯神、郁金、合欢皮等药物养心安神，促进情志顺畅。诸药合用，共奏清热除痹、通络止痛、健脾祛湿、养血安神之功。

医案4

汪某某，女，23岁，2020年04月15日初诊。

【初诊】双手、双肩及双膝关节疼痛4年余，外院诊断为"类风湿关节炎"，每遇劳累后出现关节疼痛、左肘关节渐不能伸展，严重影响日常生活。刻下症：双手、双肩、双膝关节疼痛，左肘关节肿痛，屈伸不利，伴口干、眼干、脱发，心情烦躁，纳差，寐不安，小便色黄，大便稍稀，舌质红，苔黄微腻，脉滑细数。

2020年04月15日血沉23mm/h↑，超敏C反应蛋白10.41mg/L↑，类风湿因子61.2U/mL↑；肝肾功能未见明显异常。

【诊断】尪痹（气血亏虚，湿热痹阻证）。

【治疗】西药予以白芍总苷胶囊0.6g，一日2次；硫酸羟氯喹0.1g，一日2次；甲泼尼龙早4mg，晚2mg。

中药拟方：黄芪20g，忍冬藤15g，豨莶草10g，郁金10g，陈皮10g，麦芽20g，谷芽20g，徐长卿10g，茯神10g，当归10g，酸枣仁20g。14剂，内服，每日一剂，早晚各1次。

【二诊】患者全身大小关节疼痛较前减轻，伴口干、眼干、脱发，心情烦躁，纳可，寐少，二便正常，舌质红，苔黄微腻，脉滑细数。血沉34mm/h↑，超敏C反应蛋白22.02mg/L↑，类风湿因子48U/mL↑；肝肾功能未见明显异常。

中药拟方：上方继用，14剂，内服，每日一剂，早晚各1次。

【三诊】患者关节疼痛部位不固定，现双手、双肩、双膝及肘关节疼痛减轻，双踝关节疼痛较甚，伴口干、眼干、脱发，心情烦躁，纳少，寐尚可，小便色黄，大便稍稀，舌质红，苔黄微腻，脉滑细数。血沉23mm/h↑，超敏C反应蛋白14.62mg/L↑，类风湿因子65.3U/mL↑；肝肾功能未见明显异常。

中药拟方：二诊方加白鲜皮15g，14剂，内服，每日一剂，早晚各1次。

【四诊】患者受寒、劳累后病情反复，纳少，寐少，小便色黄，大便稍稀，舌质红，苔黄微腻，脉滑细数。血沉48mm/h↑，超敏C反应蛋白33.2mg/L↑，类风湿因子91.7U/mL↑；肝肾功能未见明显异常。

中药拟方：三诊方加黄芩10g，14剂，内服，每日一剂，早晚各1次。

【五诊】患者全身大小关节疼痛时轻时重，伴身体倦怠乏力，纳少，寐少，小便色淡黄，大便稍稀，舌质红，苔黄微腻，脉滑细数。血沉36mm/h↑，超敏C反应蛋白28.31mg/L↑，类风湿因子138.5U/mL↑；肝肾功能未见明显异常。

中药拟方：四诊方加茯苓10g，白术10g，14剂，内服，每日一剂，早晚各1次。

【六诊】患者全身大小关节疼痛缓解，口干、眼干、倦怠乏力改善，情绪稳定，脱发，纳可，寐可，二便正常，舌质淡红，苔微腻，脉滑细数。血沉34mm/h↑，超敏C反应蛋白7.9mg/L↑，类风湿因子170.6U/mL↑；肝肾功能未见明显异常。

中药拟方：五诊方继用，14剂，内服，每日一剂，早晚各1次。

【七诊】患者全身大小关节疼痛改善，口干、眼干、倦怠乏力明显缓解，情绪稳定，脱发减少，纳可，寐可，二便正常，舌质淡红，苔微腻，脉滑细数。血沉34mm/h↑，类风湿因子129.6U/mL↑；肝肾功能未见明显异常。

中药拟方：六诊方去徐长卿，14剂，内服，每日一剂，早晚各1次。

【八诊】患者全身大小关节疼痛改善，口干、眼干、倦怠乏力明显缓解，时有情绪低落，脱发减少，纳少，寐可，二便正常，舌质淡红，苔薄白，脉弦细数。血沉27mm/h↑，超敏C反应蛋白10.93mg/L↑；肝肾功能未见明显异常。

中药拟方：七诊方去茯神、陈皮，加佛手10g，28剂，内服，每日一剂，早晚各1次。

【九诊】患者全身大小关节疼痛明显改善，口干、眼干、明显缓解，无倦怠乏力，情绪稳定，脱发减少，纳可，寐可，二便正常，舌质淡红，苔薄白，脉弦细数。肝肾功能未见明显异常。

患者病情稳定，停服中药，西药维持。

【按语】本案患者为青年女性，患者系因素体虚弱，气血化生不足，关节失濡，不荣则痛；气虚卫外不足，加之风寒湿邪进一步入侵，郁久化热，湿热相搏，阻于经络，气血循行受阻，不通则痛，故表现为关节疼痛、屈伸不利。气血亏虚，阴火内生，故有情绪烦躁、夜寐不安等虚火证候。虚火灼伤津液，故见口干、眼干。结合舌质红，苔黄微腻，脉滑细数，属气血亏虚、湿热痹阻之象。故治宜益气养血、清热除湿、通络除痹。初诊，方中忍冬藤、豨莶草、徐长卿为君药。忍冬藤味甘，性寒，具有清热解毒、疏风通络的功效，临床将其用于治疗风湿、类风湿疾病及跌打损伤等。豨莶草味苦，性寒，具有祛除风湿、强健筋骨、清热解毒的作用，现代药理表明其具有抗炎镇痛、免疫抑制的作用。徐长卿性辛，温，善祛风通络、活血而止痛，研究发现，本药具有镇静、镇痛、抗菌、抗炎、调节免疫等多种药理作用。黄芪、当归为臣药。黄芪味甘，性微温，具有健脾补中、益卫固表等作用。当归味甘、辛，性温，具有补血活血止痛的作用。黄芪补脾肺之气，以益生血之源；当归养心肝之血，以补血和营，两药配伍，可增强益气生血的作用。郁金、陈皮、麦芽、谷芽、茯神、酸枣仁共为佐药。郁金味辛、苦，性寒，具有活血止痛、行气解郁、清心凉血等作用。陈皮味苦、辛，性温，调理脾肺气机升降而理气调中，又燥湿理气而化痰浊。麦芽、谷芽可行气消食、健脾开胃。茯神、酸枣仁合用宁心安神，此外酸枣仁尚能生津。以上药物合用，共奏益气养血、清热除湿、通络除痹之功。

二诊，患者病情较前减轻，效不更方。

三诊，患者关节疼痛部位不固定，故加白鲜皮加强祛风除湿之功。

四诊，患者病情反复，湿热之证明显，加黄芩清热燥湿。

五诊，患者关节疼痛时轻时重，身体倦怠乏力，故加茯苓、白术健脾益气、利水渗湿。

六诊，患者诸症减轻，效不更方。

七诊，病情进一步改善，上方去徐长卿。

八诊，患者病情改善明显，时有情绪低落，影响食欲，去茯神、陈皮，加佛手疏肝理气和胃。

九诊，患者诸症明显改善，病情得到控制，停服中药，西药维持治疗，嘱其继续随访观察。

医案5

叶某某，女，50岁，2020年03月11日就诊。

【初诊】双手多关节肿痛半年余，查左腕关节MRI平扫示：①左侧尺桡关节间隙、桡腕关节腔及腕骨诸关节腔大量积液，考虑腕关节滑膜炎可能；②腕骨骨髓水肿，腕关节周围软组织稍肿胀。诊断为"类风湿关节炎"，经治疗后关节疼痛症状稍好转，1月后自行停药后，症状反复。刻下症：双腕关节肿痛，双肩关节疼痛、抬举受限，难以完成穿衣、梳头等动作，偶有口干、厌油感，无发热、皮疹、眼干、脱发、头晕、头痛、咳嗽、心慌、胸闷、腹痛、腹泻，纳呆，寐可，二便正常，舌质红，苔黄腻，脉濡数。

血沉2mm/h，超敏C反应蛋白0.7mg/L，类风湿因子18.5U/mL↑；肝肾功能未见明显异常。

【诊断】尪痹（湿热痹阻证）。

【治疗】西医予以氯诺昔康8mg，一日2次；甲氨蝶呤10mg，一周1次；叶酸10mg，一周1次；来氟米特10mg，每晚1次；泮托拉唑20mg，每晚1次。

中药拟方：忍冬藤20g，豨莶草15g，陈皮10g，麦芽20g，谷芽20g，白术10g，茯苓10g，炙甘草8g，大枣20g，山药15g。28剂，内服，每日一剂，早晚各1次。

【二诊】患者服药后双腕关节肿痛稍减轻，双肩关节疼痛、抬举受限，偶有口干、厌油感，纳呆，寐可，二便正常，舌质红，苔黄腻，脉濡数。血沉2mm/h，超敏C反应蛋白1.32mg/L↑，类风湿因子20.9U/mL↑；血常规、肝肾功能未见明显异常。

中药拟方：前方加山楂10g。28剂，内服，每日一剂，早晚各1次。

【三诊】患者双腕关节肿痛减轻，双肩关节疼痛稍缓解、抬举受限，偶有口干、厌油感，身体多部位皮肤瘙痒伴抓痕，纳呆，寐可，二便正常，舌质红，苔黄腻，脉濡数。血沉4mm/h，超敏C反应蛋白3.58mg/L↑，类风湿因子22.1U/mL↑；血常规、肝肾功能未见明显异常。

中药拟方：二诊方加白鲜皮15g，川芎10g。28剂，内服，每日一剂，早晚各1次。

【四诊】患者双腕关节肿痛缓解，双肩关节疼痛稍改善，双肩活动度有所改善，偶有口干、厌油感，身体多部位皮肤瘙痒减轻，纳可，寐可，二便正常，舌质淡红，苔黄腻，脉濡数。血沉7mm/h，超敏C反应蛋白1.39mg/L↑，类风湿因子25.6U/mL↑；血常规、肝肾功能未见明显异常。

中药拟方：三诊方加薏苡仁15g。30剂，内服，每日一剂，早晚各1次。

【五诊】患者双腕关节肿痛明显缓解，双肩关节疼痛改善，双肩活动度有所改善，身体多部位皮肤瘙痒未见进一步改善，无明显口干、厌油感，纳可，寐可，二便正常，舌质淡红，苔微腻，脉濡数。血沉6mm/h，超敏C反应蛋白3.49mg/L↑，类风湿因子18U/mL↑；血常规、肝肾功能未见明显异常。

中药拟方：四诊方加海桐皮10g。30剂，内服，每日一剂，早晚各1次。

【六诊】患者劳累后觉双腕关节肿痛较前加剧，双肩关节疼痛，双肩活动度如前，身体多部位皮肤瘙痒缓解，无明显口干、厌油感，纳可，寐可，二便正常，舌质淡红，苔微腻，脉濡。血沉6mm/h，超敏C反应蛋白2.66mg/L↑，类风湿因子19.8U/mL↑；血常规、肝肾功能未见明显异常。

中药拟方：五诊方加延胡索10g。30剂，内服，每日一剂，早晚各1次。

【七诊】患者双腕关节肿痛减轻，双肩关节疼痛改善，双肩活动度好转，身体多部位皮肤瘙痒缓解，无明显口干、厌油感，纳可，寐可，二便正常，舌质淡红，苔白微腻，脉濡。白细胞$2.97×10^9$/L↓，血沉6mm/h，超敏C反应蛋白1.62mg/L↑，类风湿因子16.9U/mL↑；肝肾功能未见明显异常。

中药拟方：六诊方继用。14剂，内服，每日一剂，早晚各1次；加用芪胶升白胶囊每次3粒，一日3次。

【八诊】患者双腕关节肿痛明显好转，双肩关节疼痛、活动度均可，无皮肤瘙痒，无明显口干、厌油感，纳可，寐可，二便正常，舌质淡红，苔白微腻，脉濡。血常规未见明显异常。

患者病情稳定，停服中药，西药维持。

【按语】本案患者为中老年女性，患者系因素体虚弱，正气不足，荣卫俱虚，感受风寒湿邪，郁久化热，阻于经络，气血循行受阻不通则痛，故关节疼痛肿胀，活动受限。人体正气来源于先天之精和后天水谷之精，脾主运化，脾胃功能虚衰，运化水液失司，痰饮水湿内生，湿邪阻滞气机，则关节疼痛、厌油。脾失健运，津液疏布代谢障碍，则口干。舌质红，苔黄腻，脉濡数，皆属湿热痹阻之象。故治宜清热解毒、祛风除湿、健脾通络。初诊，方中忍冬藤、豨莶草为君药。忍冬藤味甘，性寒，具有清热解毒、疏风通络的功效。现代药理研究发现，忍冬藤在解热、抗炎、抗病毒、免疫调节等方面作用突出。豨莶草味苦，性寒，具有祛除风湿、强健筋骨、清热解毒的作用，现代研究其具有显著的抗炎、镇痛功用，临床常用于治疗风湿性关节炎。白术、茯苓、陈皮为臣药。其中白术味苦、甘，性温，善补气健脾、燥湿利水。研究发现白术及其提取物具有调节免疫、抗炎抗菌、免疫调节、抗氧化等多种药理作用。茯苓味甘、淡，性平，具有健脾利水渗湿的功效，其主要化学成分具有促进水液代谢、调节胃肠功能、调节免疫、抗氧化等药理作用。陈皮味苦、辛，性温，具有理气健脾、燥湿化痰的作用，其所含化学成分具有抗炎、抗氧化、促消化、提高免疫功能等作用。麦芽、谷芽、大枣、山药为佐药。麦芽、谷芽可消食健脾开胃。大枣补脾和胃、益气生津、调营卫。山药补脾养胃，生津益肺，补肾涩精。炙甘草为使药，一方面补脾和胃，另一方面调和诸药。以上药物合用，共奏清热解毒、祛风除湿、健脾通络之功。

二诊，患者纳呆、厌油症状明显，故予以加山楂消食健胃、行气散瘀、化浊。

三诊，患者皮肤瘙痒，故加白鲜皮清热燥湿、祛风解毒，川芎祛风活血。

四诊，结合诸症，加薏苡仁利水渗湿、健脾除痹。

五诊，患者关节疼痛较前改善，皮肤仍感瘙痒，故加海桐皮祛风湿、通络止痛、止痒。

六诊，患者因劳累，致使关节疼痛加剧，故加延胡索活血、行气、止痛。

七诊，患者诸症减轻，中药上方继用；血常规提示白细胞下降，故予以芪胶升白胶囊补血益气。

八诊，患者临床症状明显改善，实验室指标得到有效控制，停服中药，西药维持治疗，嘱其继续随访观察。

医案6

张某，女，41岁，2021年05月26日就诊。

【初诊】四肢大小关节反复肿胀疼痛18年余，并渐出现双手关节畸形，伴有晨僵、乏力等症状，定期于我科门诊复查，长期予以"甲氨蝶呤、来氟米特、阿法骨化醇"等综合治疗。刻下症：1月前受凉后出现双肩、双踝、左膝关节疼痛，右膝关节肿痛明显，肤温高，起蹲、行走受限。纳寐一般，二便调。舌质红，苔黄，脉滑数。专科检查：双手尺侧偏斜，双侧近端指间关节、掌指关节、腕关节压痛（+），双侧膝关节压痛（+），右侧膝关节肿胀，肤温高。

血沉18mm/h↑，类风湿因子711.9U/mL↑，超敏C反应蛋白5.49mg/L↑，谷丙转氨酶12U/L，谷草转氨酶16U/L，肌酐51μmol/L。

【诊断】尪痹（湿热痹阻证）。

【治疗】豨莶草10g，丹参10g，川芎10g，麦芽20g，谷芽20g，菟丝子10g，枸杞子10g，山药10g，青风藤12g，白芍10g，骨碎补10g，鹿衔草10g，当归10g，续断10g，凌霄花6g，金银花12g，萆薢10g，忍冬藤20g。15剂。

【二诊】药后膝关节疼痛好转，双肩、双踝仍觉疼痛，纳可，二便调，舌质红，苔黄，脉滑数。血沉20mm/h↑，谷丙转氨酶12U/L，谷草转氨酶17U/L，肌酐56.8μmol/L。

中药拟方：前方去萆薢10g。21剂。

【三诊】双手指间关节疼痛及晨僵较前好转，纳可，二便调，舌质红，苔黄，脉滑。血沉17mm/h↑，谷丙转氨酶10U/L，谷草转氨酶13U/L，肌酐48.8μmol/L。

中药拟方：使用二诊方巩固治疗。30剂。

【四诊】患者自述行走、起蹲感觉较前顺畅，右膝关节肿胀减轻，纳可，二便调，舌质红，苔微黄，脉滑。

中药拟方：仍使用二诊方巩固治疗。30剂。

【五诊】右膝关节仍有肿胀、疼痛，双手时有僵硬感，纳可，二便调，舌质红，苔白，脉滑。超敏C反应蛋白3.79mg/L↑，谷丙转氨酶17U/L，谷草转氨酶21U/L，肌酐49.3μmol/L。

中药拟方：二诊方基础上青风藤加量至15g。30剂。

【六诊】四肢关节肿胀现已大消，时有疼痛，自述腰脊偶有酸痛，不甚明显，纳可，二便调，舌质淡，苔白，脉缓。

中药拟方：五诊方基础上菟丝子加量至12g，枸杞子加量至12g，山药加量至15g，青风藤加量至20g。30剂。

【七诊】时有疲倦乏力，腰膝酸软加重，纳可，偶有便溏，舌质淡，苔白，脉缓。血沉22mm/h↑，类风湿因子590.8U/mL↑，谷丙转氨酶11U/L，谷草转氨酶18.6U/L，肌酐47.6μmol/L。

中药拟方：六诊方去骨碎补10g，鹿衔草10g，再加入金樱子10g，覆盆子10g。30剂。

【八诊】腰膝酸软症状较前好转，膝关节偶有疼痛，二便调，舌质淡，苔白，脉缓。

中药拟方：上方继用，30剂。

【按语】本案临床主症为关节僵硬疼痛，右膝关节肿痛明显，肤温高，起蹲、行走受限。纳寐一般，二便调。舌质红，苔黄，脉滑数。患者病程长达18年，四诊合参，综合分析，其病属本虚标实，脾肾两虚为本，湿热内阻为标。急则治其标，缓则治其本，在治疗上当先以清热祛湿，再治其本。方中丹参活血化瘀、通经止痛、清心除烦，可治疗关节疼痛、胸腹刺痛，与金银花合用清热又可治其心烦失眠之症。川芎活血行气，祛风止痛。山药健脾养胃，补肾涩精。麦芽、谷芽合用可增强行气消食，健脾和胃之效。续断补肝肾、通经脉。菟丝子、枸杞子及鹿衔草均有补肾益精、强筋壮骨之功效，可扶正以固本。加入忍冬藤、豨莶草、青风藤、萆薢有祛风湿、通经络、止痹痛之功，可治疗关节疼痛之症，为治标之策。再辅以当归补血活血、调经止痛，可治疗风湿痹痛诸症。白芍养血调经缓急止痛，现代药理研究其有良好的调节免疫、抗炎等作用。骨碎补、凌霄花活血化瘀、补肾强骨。诸药合用，共奏清热祛湿，补益脾肾之功。

医案7

解某某，女，51岁，2022年02月26日就诊。

【初诊】双膝疼痛、双手晨僵4年余，因可忍受，故未予以重视及正规治疗。后在我院确诊为"类风湿关节炎"，药物维持治疗，病情反复，曾多次调整用药。刻下症：现患者双腕、双手第3近端指间关节肿痛，局部皮肤温度高，双手晨僵明显，身体乏力，偶有双肘、髋关节、双膝、双小腿疼痛，偶感心慌胸闷，无发热、皮疹、眼干、脱发、头晕、头痛、咳嗽、腹痛、腹泻，纳呆，寐不安，二便正常，舌质红，苔黄腻，脉滑数。

2022年02月16日查类风湿因子33.6U/mL↑，血沉38mm/h↑；血常规、肝肾功能未见明显异常。

【诊断】尪痹（湿热痹阻证）。

【治疗】西医予以甲氨蝶呤10mg，一周1次；叶酸10mg，一周1次；来氟米特10mg，每晚1次；甲泼尼龙4mg，一日1次；泮托拉唑肠溶片20mg，每晚1次。

中药拟方：青风藤20g，忍冬藤20g，白芍10g，薏苡仁15g，金银花15g，茯苓10g，白术10g，丹参10g，赤芍10g，黄芪15g，太子参15g。20剂，内服，每日一剂，早晚各1次。

【二诊】患者自觉症状未见明显改善，纳呆，寐可，二便正常，舌质红，苔黄腻，脉滑数。类风湿因子29.9U/mL↑，超敏C反应蛋白22.6mg/L↑，血沉70mm/h↑；血常规、肝肾功能未见明显异常。

中药拟方：前方去赤芍，加紫花地丁10g，垂盆草10g。25剂，内服，每日一剂，早晚各1次。

【三诊】患者全身多关节疼痛有所减轻，纳可，寐可，二便正常，舌质红，苔黄腻，脉滑数。类风湿因子32.1U/mL↑，超敏C反应蛋白15.81mg/L↑，血沉51mm/h↑；血常规、肝肾功能未见明显异常。

中药拟方：二诊方继用30剂，内服，每日一剂，早晚各1次。

【四诊】患者全身多关节疼痛减轻，双腕、双手仍肿胀，肤温稍高，双手晨僵，纳可，寐可，二便正常，舌质淡红，苔黄腻，脉滑数。类风湿因子30.8U/mL↑，超敏C反应蛋白14.65mg/L↑，血沉68mm/h↑，血红蛋白114g/L↓；肝肾功能未见明显异常。

中药拟方：二诊方加海桐皮10g。30剂，内服，每日一剂，早晚各1次。

【五诊】患者劳累后双腕、双手疼痛肿胀加剧，舌质红，苔黄腻，脉滑数。类风湿因子30.7U/mL↑，超敏C反应蛋白54.57mg/L↑，血沉68mm/h↑；

血常规、肝肾功能未见明显异常。

中药拟方：四诊方去丹参、黄芪、太子参，加白花蛇舌草10g，蒲公英10g，黄芩10g。20剂，内服，每日一剂，早晚各1次。

【六诊】患者双腕、双手疼痛肿胀减轻，伴口干、夜间盗汗，纳可，寐可，二便正常，舌质淡红，苔微腻，脉弦滑数。类风湿因子28.7U/mL↑，超敏C反应蛋白48.56mg/L↑，血沉60mm/h↑；血常规、肝肾功能未见明显异常。

中药拟方：五诊方去黄芩，加黄柏10g。16剂，内服，每日一剂，早晚各1次。

【七诊】患者全身多关节肿痛好转，关节活动改善，纳可，寐可，二便正常，舌质淡红，苔黄微腻，脉弦滑数。类风湿因子28.2U/mL↑，超敏C反应蛋白21.61mg/L↑，血沉44mm/h↑；血常规、肝肾功能未见明显异常。

中药拟方：六诊方去垂盆草。28剂，内服，每日一剂，早晚各1次。

【八诊】患者全身多关节肿痛好转，晨僵好转，纳可，寐可，二便正常，舌质淡红，苔黄微腻，脉弦滑。类风湿因子26.8U/mL↑，超敏C反应蛋白11.72mg/L↑，血沉51.2mm/h↑；血常规、肝肾功能未见明显异常。

中药拟方：七诊方加豨莶草15g。28剂，内服，每日一剂，早晚各1次。

后患者定期来我院复诊，复查各项指标逐渐恢复正常。

【按语】本案患者为中老年女性，患者系因素体虚弱，正气不足，湿热二邪入侵，相兼为患，火热能生痰湿，湿聚可成内热，湿热致病则患者周身困乏不爽，关节痹阻不通。湿热病邪阻滞气机，进而出现疲乏倦怠、关节肿痛、活动不利。舌质红，苔黄腻，脉滑数，皆属湿热痹阻之象。故治宜清热除湿、通络止痛。

初诊，方中青风藤、忍冬藤为君药。其中青风藤味苦、辛，性平，归肝、脾经，有祛风湿、通经络、利小便功效。忍冬藤味甘，性寒，具有清热解毒、疏风通络的功效。现代药理研究发现，两药在抗炎镇痛、免疫调节等方面作用显著，临床常用于治疗风湿性关节炎。白术、茯苓、薏苡仁、金银花为臣药。其中白术味苦、甘，性温，善补气健脾、燥湿利水。研究发现白术及其提取物具有调节免疫、抗炎、抗氧化等多种药理作用。茯苓味甘、淡，性平，具有健脾利水渗湿的功效，主要化学成分具有促进水液代谢、调节免疫、抗氧化等作用。薏苡仁药性甘、淡，凉，归脾、胃、肺经，既能健脾利水渗湿、又能除痹。研究证实，薏苡仁具有抗炎镇痛、增加成骨细胞的增殖的作用。金银花性甘、寒，归肺、胃经，善清热解毒、消炎退肿。现代研究表明，金银花有效成分能够降低自由基的产生，抑制细胞膜脂质过氧化，降低炎症介质释放，从而实现抗炎作用。黄芪、太子参、白芍、丹参、赤芍为佐药。其中黄芪、太子参补中益气，白芍养血，丹参、赤芍活血。现代药理研究证实，黄芪、太子参、白芍、丹参、赤芍均有调节免疫的作用。以上药物合用，共奏清热除湿、通络止痛之功。

二诊，患者症状未见改善，上方去赤芍，予以加紫花地丁清热解毒、消肿止痛，垂盆草清热解毒利湿。

三诊，患者症状有所减轻，守方。

四诊，患者双腕、双手仍肿胀，予以加海桐皮祛风湿、通经络。

五诊，患者关节肿痛症状反复，予以去丹参、黄芪、太子参，加白花蛇舌草清热、利湿、解毒，蒲公英清热解毒、消肿，黄芩清热燥湿解毒。

六诊，患者关节肿痛减轻，口干、夜间盗汗，故去黄芩，加黄柏滋阴泻火。

七诊，患者全身多关节肿痛好转，关节活动改善，上方去垂盆草。

八诊，患者诸症减轻，实验室指标得到有效控制，予以调整中药，继续随访观察。

医案8

张某，女，47岁，2020年05月20日就诊。

【初诊】类风湿关节炎病史1年余，长期服用西药（托法替布、羟氯喹、阿法骨化醇、甲泼尼龙、雷贝拉唑、迪巧）治疗，后未坚持服药。刻下症：双手近端指间关节轻微肿痛，病程中有口干，咳嗽、咯黄色黏稠痰，量中，偶有牙痛，无眼干、口腔溃疡、脱发、光过敏，无心慌、胸闷、腹痛、腹泻，饮食一般，睡眠可。舌质暗红，苔黄腻，脉数。

血沉17mm/h↑，C反应蛋白5.31mg/L↑，类风湿因子66.1U/mL↑，谷

丙转氨酶12U/L，谷草转氨酶16U/L，肌酐46.6μmol/L。

【诊断】尪痹（湿热痹阻证）。

【治疗】菟丝子10g，豨莶草10g，忍冬藤15g，郁金10g，陈皮10g，麦芽15g，谷芽15g，海螵蛸10g，络石藤15g，徐长卿10g，桑椹子10g，薏苡仁10g，茯苓10g，赤小豆10g。14剂。

【二诊】患者药用后双手指间关节肿痛稍减轻，腹痛较前好转，常伴吞酸，仍有黄色黏稠痰，时难咳出，舌质红，苔黄腻，脉数。类风湿因子57.5U/mL↑，谷丙转氨酶13U/L，谷草转氨酶17U/L，肌酐45.4μmol/L，尿酸143μmol/L，红细胞$3.60×10^{12}$g/L↓，血红蛋白113g/L↓，C反应蛋白4.11mg/L。

中药拟方：豨莶草10g，忍冬藤15g，大枣20g，陈皮10g，麦芽15g，谷芽15g，海螵蛸15g，薏苡仁10g，茯苓10g，山楂15g，厚朴10g，白术10g，黄芩10g，白及8g，法半夏6g。15剂。

【三诊】患者腹泻较前好转，3～4次/天，咽部不适好转，偶咳嗽，咯少量痰，痰色黄质稍黏稠。舌质红，苔黄腻，脉数。

中药拟方：二诊方加竹茹8g。15剂。

【四诊】患者双手指间关节疼痛好转，纳可，吞酸症状患者自述已无，偶有口干，舌质红，苔黄腻，脉数。血沉24mm/h↑，C反应蛋白5.47mg/L↑，类风湿因子59.6U/mL↑，谷丙转氨酶20U/L，谷草转氨酶21U/L，肌酐46.1μmol/L，尿酸142μmol/L。

中药拟方：三诊方去海螵蛸15g，加金银花15g。15剂。

【五诊】患者口干较前减轻，偶咳嗽，咯极少量痰，痰色微黄、质稍黏稠，舌质红，苔黄，脉滑。

中药拟方：药用同四诊方。15剂。

【六诊】患者双手指间关节稍有痛感，纳可，二便可，腹部偶有不适，咳嗽咳痰症状较少出现，舌质红，苔薄黄，脉滑。血沉36mm/h↑，C反应蛋白17.72mg/L，类风湿因子61.5U/mL↑，谷丙转氨酶14U/L，谷草转氨酶20U/L，肌酐45.5μmol/L，尿酸131μmol/L，血常规未见明显异常。

中药拟方：五诊方去竹茹8g，加砂仁6g。21剂。

【七诊】患者诉双手近端指间关节无肿痛，偶尔伴有腹痛腹泻，舌质红，苔薄黄，脉滑。

中药拟方：同六诊方。28剂。

【按语】本案临床症状主症为双手近端指间关节轻微肿痛，病程中有口干、咳嗽、咯黄色黏稠痰，量中，腹痛腹泻，饮食一般。舌质暗红，苔黄腻，脉数，患者为中年女性，病程有1年余，辨其证属于湿热痹阻，在治疗上宜清热祛湿，通痹止痛。方中忍冬藤、金银花清热祛风止痛，豨莶草祛风湿、通经络、利关节，陈皮理气健脾、燥湿化痰，再加入消食之剂，山楂、麦芽、谷芽健脾开胃消食，麦芽兼有行气之功，山楂兼有止泻止痢之效，白术健脾益气、燥湿利水，薏苡仁、茯苓健脾利水渗湿，与健脾药合用，腹泻得治。法半夏、厚朴、黄芩燥湿，黄芩兼有清热泻火解毒之用。白及、海螵蛸具有收敛之性，二者合用反酸得消。大枣补中益气、养血安神，兼能调和诸药。诸药合用，共奏清热祛湿，通痹止痛之功。

第二节　系统性红斑狼疮

系统性红斑狼疮（systemic lupus erythematosus，SLE）是一种发病机制复杂、难治性的自身免疫性疾病，以全身多脏器多系统受累、体内多种自身抗体阳性为主要临床特点，患者常常有发热、皮疹、脱发、口腔溃疡，以及关节炎、浆膜炎等临床症状，可累及血液系统、肾脏系统、神经系统等。

该病多发于育龄期女性，女性发病年龄多在15～40岁，中国SLE患病率约为（30～70）/10万。

系统性红斑狼疮病因多样，与遗传、雌激素、环境、药物等因素有关。目前临床需早期治疗，依据病情的轻重程度制定个体化方案，降低疾病活动度，控制病情进展，改善预后。西医治疗多使用糖皮质激素、硫酸羟氯喹、免疫抑制剂及生物制剂等药物，重症患者采用血浆置换和免疫吸附疗法。

中医学将SLE归属于"阴阳毒""蝶疮流注"等范畴，由于先天禀赋不足，正气亏虚，外邪侵犯机体，或耗损肾阴，阴虚内热，热毒蕴结；或气血失和，脉络不通，气血瘀滞，致皮肤受损，后渐累及筋骨、关节和脏腑。作者总结多年临床经验，认为SLE初期或活动期以热毒血瘀为主；而在活动期或者缓解期，脾肾亏虚贯穿疾病始末，是疾病发生发展的最关键病机。作者基于多年临床经验研创"健脾滋肾方"应用SLE，能有效降低蛋白尿、炎症指标，降低疾病活动度。

医案1

储某，女，51岁，2017年10月23日就诊。

【初诊】全身多关节疼痛1年余，外院诊断为"系统性红斑狼疮"，长期服用中药及甲泼尼龙片、来氟米特片、硫酸羟氯喹片等药物治疗，刻下症：左手近端指间关节、双腕、双肘、双肩关节疼痛，双手遇冷变紫，伴脱发、口干、眼干，纳差，寐可，二便调。舌质淡红，苔薄白，脉沉细。

血常规：红细胞计数$3.22×10^{12}$/L，血红蛋白95g/L；血沉23mm/h；补体373.7mg/dL；尿素氮7.63mmol/L；抗双链DNA抗体（＋）；抗核小体抗体（±）。

【诊断】阴阳毒（脾肾亏虚证）。

【治疗】西药予以甲泼尼龙片8mg，口服，一日2次；硫酸羟氯喹片0.1g，口服，一天3次。

中药拟方：茯苓10g，白术10g，黄芪10g，山药10g，熟地黄12g，覆盆子10g，菟丝子10g，金樱子10g，女贞子10g，何首乌10g。14剂，水煎服，一日一剂，早晚分服。

【二诊】患者全身多关节疼痛较前减轻，口干、眼干较前稍减轻，仍有双手雷诺现象、脱发，近几天，自觉胃部不适。纳食一般，寐安，二便调。舌质淡红，苔薄白，脉沉细。查血常规：白细胞$6.68×10^9$/L，血红蛋白134g/L，红细胞$4.48×10^{12}$/L，血小板$105×10^9$/L；血沉16mm/h；补体3 74.1mg/dL，补体4 18.1mg/dL；谷丙转氨酶15U/L，谷草转氨酶20U/L，肌酐55.8μmol/L，尿素氮4.55mmol/L。

西药前方继服，加雷贝拉唑钠肠溶片20mg，每晚1次口服。

中药拟方：前方加山茱萸10g，乌梅10g，麦芽10g，陈皮12g，石斛10g，麦冬10g。14剂，水煎服，一日一剂，早晚分服。

【三诊】患者双肘、双肩关节仍有痛感，余关节疼痛明显好转，双手遇冷变紫较前好转，脱发较前稍好转，无明显口干、眼干，纳可，寐可，二便调。舌质淡红，苔薄白，脉沉细。查血常规：白细胞 $7.59×10^9$/L，血红蛋白125g/L，红细胞 $4.28×10^{12}$/L，血小板 $161×10^9$/L；血沉27mm/h；谷丙转氨酶18U/L，谷草转氨酶22U/L，肌酐49.9μmol/L，尿素氮4.55mmol/L；尿蛋白阴性。

西药沿用前方。

中药拟方：茯苓10g，白术10g，黄芪10g，山药10g，熟地黄12g，覆盆子10g，菟丝子10g，金樱子10g，山茱萸10g，乌梅10g，何首乌10g。14剂，水煎服，一日一剂，早晚分服。

【四诊】患者全身多关节疼痛明显减轻，双手雷诺现象好转，脱发较前明显好转，无明显口干、眼干，胃纳可，睡眠欠安，小便正常，大便成形，舌质淡红，苔薄白，脉沉细。查白细胞 $7.73×10^9$/L，血红蛋白130g/L，红细胞 $4.44×10^{12}$/L，血小板 $170×10^9$/L；血沉16mm/h；补体3 85.8mg/dL，补体4 20.8mg/dL；谷丙转氨酶14U/L，谷草转氨酶19U/L，肌酐58.2μmol/L，尿素氮6.32mmol/L。

西药甲泼尼龙减量至6mg，每日1次口服，余药继服。

中药拟方：茯苓10g，白术10g，黄芪10g，山药10g，熟地黄12g，覆盆子10g，菟丝子10g，金樱子10g，山茱萸10g，乌梅10g，赤芍10g，酸枣仁15g，远志10g。14剂，水煎服，一日一剂，早晚分服。

【五诊】患者近来有咳嗽咳痰、咽干，全身多关节疼痛明显减轻，双手雷诺现象好转，脱发较前明显好转，无明显口干、眼干，胃纳可，睡眠欠安，小便正常，大便成形，舌质淡红，苔薄白，脉沉细。

西药甲泼尼龙减量至4mg，每日1次口服，余沿上继服。

中药拟方：茯苓10g，白术10g，黄芪10g，山药10g，熟地黄12g，覆盆子10g，菟丝子10g，金樱子10g，蜜紫菀10g，金银花10g，酸枣仁15g，远志10g。14剂，水煎服，一日一剂，早晚分服。

【六诊】患者咳嗽咳痰明显好转，余关节疼痛症状不明显，双手雷诺现象明显好转，无明显脱发、口干、眼干。纳可，寐可，二便调，舌质暗红，苔薄白，脉沉细。

西药甲泼尼龙减量至2mg，每日1次口服，余沿上继服。

中药拟方：五诊方加蝉蜕6g，去酸枣仁、远志、金银花、何首乌。14剂，水煎服，一日一剂，早晚分服。

【按语】本案临床主症为左手近端指间关节、双腕、双肘、双肩关节疼痛，双手遇冷变紫，伴脱发、口干、眼干，纳差，寐可，二便调。中老年女性患SLE病史1年余，舌质淡红，苔薄白，脉沉细，证属脾肾亏虚证，治宜健脾滋肾，益气养阴，补肾固元。方中黄芪甘温，补气健脾，熟地黄性温，味厚柔润，补肾益精，共为君药；白术甘温，山药甘平，二者合用补脾养胃，菟丝子辛甘平，助熟地黄滋补肾精，共为臣药；佐以茯苓健脾利湿，引邪下行；金樱子、覆盆子、女贞子益肾固精以助君药；患者口干、眼干为久病耗伤气阴，故用石斛、麦冬益气生津；患者脱发为精血亏虚之象，故用何首乌益精血；患者胃部不适，加用麦芽、陈皮理气健脾、消胀；鉴于患者夜寐欠安，加用酸枣仁、远志养血安神、宁心静气。全方共奏补气健脾、益肾固精之效，脾肾兼顾。

医案2

高某，女，41岁。2020年09月26日就诊。

【初诊】SLE病史1年余，双腕、双踝关节游走性疼痛，双手浮肿，面颊部及双手背见对称性红色皮疹，病程中伴有脱发、皮疹、关节痛、皮肤光敏。服用西药（醋酸泼尼松、羟氯喹、雷贝拉唑、阿法骨化醇软胶囊、维D钙咀嚼片、辛伐他汀）治疗。刻下症：双腕、双踝关节游走性疼痛，双手浮肿，面颊部及双手背见对称性红色皮疹，口腔溃疡、脱发、口干、眼干、乏力，纳可，夜寐欠安，大便正常，尿量偏多。舌淡红，苔薄，脉细滑数。

ANA阳性1：10000颗粒（++++），抗RNP强阳性，抗Sm阳性，抗SSA52阳性，抗细胞质抗体阳性，抗核糖体P蛋白抗体强阳性；血沉44mm/h；C反应蛋白20.60mg/L。

【诊断】阴阳毒（脾肾亏虚、水液潴留、瘀血阻滞证）。

【治疗】西药用雷贝拉唑20mg，每晚1次，口服。

中药拟方：白鲜皮15g，茯苓10g，白术10g，山药10g，黄芩10g，赤芍

10g，麦芽20g，蝉蜕6g，薏苡仁15g。14剂，内服，每日一剂，早晚各1次。

【二诊】关节疼痛缓解，双手浮肿消退些许，口眼干涩，时感乏力，红斑及口腔溃疡范围缩小，脱发减少，夜寐欠安，尿量稍多。舌淡红，苔薄，脉弦。尿蛋白（+++）。

中药拟方：前方加白芍15g，紫花地丁10g，覆盆子10g，金樱子10g，菟丝子10g。14剂，内服，每日一剂，早晚各1次。西药加硫酸羟氯喹片，0.1g，一天3次，口服。

【三诊】关节疼痛好转，浮肿消退明显，红斑颜色减淡，夜寐较差，近期心情欠佳。尿量稍多，复查尿常规正常，舌红，苔薄黄，脉弦。

中药拟方：二诊方加绿萼梅8g，去覆盆子、金樱子。14剂，内服，每日一剂，早晚各1次。西药硫酸羟氯喹0.1g，一天2次，雷贝拉唑继用。

【四诊】关节偶有疼痛，双腕、踝关节活动自由度尚可，红斑颜色减淡，夜寐好转，情绪改善，尿量正常，舌质偏红，苔薄，脉弦。

中药拟方：三诊方加紫草10g。28剂，内服，每日一剂，早晚各1次。西药硫酸羟氯喹片停用。

【五诊】面部红斑少许，脱发改善，身体乏力，关节偶有疼痛，腰膝酸软，口眼干涩缓解，睡眠状况改善，复查肝肾功能正常。

中药拟方：黄芪10g，伏苓10g，炒白术10g，山药10g，熟地10g，酒女贞子10g，炒菟丝子10g，覆盆子10g，金樱子10g。28剂，内服，每日一剂，早晚各1次。

【六诊】关节偶感酸痛，脱发改善明显，常感口干，近期无口腔溃疡，关节活动度尚可，浮肿已有半月余未现，舌质红，苔薄黄，脉弦。复查肝肾功能正常。

中药拟方：西洋参5g，金银花5g，覆盆子3g，生山楂3g，枸杞子10g。28剂，内服，每日一剂，早晚各1次。

【按语】本案临床证属脾肾亏虚、水液潴留、瘀血阻滞。故治疗以健脾滋肾为主，辅以活血化瘀、清热祛毒。水湿停滞、瘀血阻滞导致浮肿、疼痛较明显时，加蝉蜕、赤芍、紫草等通络止痛，薏苡仁、茯苓等利水消肿。因SLE的西医治疗以激素药和非甾体抗炎药居多，对肝肾功能及脾胃的伤害较大，故方中多用麦芽、薏苡仁、白术、山药等药物在滋补的同时不忘时刻顾护脾胃，以"后"养"先"。白芍祛风除湿、健脾益肾，还可缓急止痛。病程日久，易导致肝肾亏虚，情绪欠佳，故加菟丝子、金樱子、女贞子等种子药物畅肾之气血，补肾填精；并加绿萼梅以调畅气机、平肝和胃。后期患者症状改善明显，配合代茶饮以扶助正气，固本为主。诸药合用，共奏健脾滋肾、消肿止痛、透邪祛毒之功。

医案3

万某，女，67岁，2021年08月18日就诊。

【初诊】反复多关节疼痛17年，现患者行走不利，活动不能，后渐累及双侧踝关节、膝关节、髋关节、肩关节、腕关节、近指和掌指关节疼痛、僵硬，休息后不能缓解，曾服用中药"甲泼尼龙、白芍总苷"等药物治疗。刻下症：双肩、双胁疼痛，夜晚疼痛加重，饮食差，睡眠可，大便稀，2～3次/天，呈糊状。舌质淡红，苔薄腻，脉濡。专科检查描述：双手关节变形握拳不固，双肩关节抬举受限，双侧肩关节压痛（＋）。

血常规：红细胞计数$2.97×10^{12}$/L↓，血红蛋白87g/L↓；肌酐94.1μmol/L，尿酸495μmol/L，C反应蛋白12.92mg/dL↑；血沉69mm/h↑。

【诊断】阴阳毒（脾肾亏虚证）。

【治疗】西药甲泼尼龙片4.0mg，一天1次口服；来氟米特片10.0mg，每晚1次口服。

中药拟方：茯苓10g，白术10g，山药10g，菟丝子10g，覆盆子10g，金樱子10g，熟地10g，黄芪15g，女贞子10g。14剂，水煎服，一日一剂，早晚分服。

【二诊】患者双肩、双胁疼痛较前缓解，四肢关节活动仍受限，饮食差，大便糊状不成形，舌质淡，苔薄白，脉濡。查血常规：红细胞$3.06×10^{12}$/L↓，血红蛋白91g/L↓；血沉39mm/h↑，谷丙转氨酶17U/L，谷草转氨酶29U/L，肌酐69.2μmol/L。

西药甲泼尼龙片4.0mg，一天1次口服；来氟米特片10.0mg，每晚1次口服；硫酸羟氯喹片0.1g，一天2次口服。

中药拟方：茯苓10g，白术10g，山药10g，菟丝子10g，覆盆子10g，金樱子10g，熟地10g，黄芪15g，女贞子10g，薏苡仁10g，麦芽20g。21剂，水煎服，一日一剂，早晚分服。

【三诊】患者四肢关节活动较前好转，疼痛减轻，夜间仍有痛感，饮食未见明显好转，舌质淡，边有齿痕，苔薄腻，脉濡。查血常规：红细胞3.05×10^{12}/L↓，血红蛋白90g/L↓；血沉28mm/h↑；谷丙转氨酶13U/L，谷草转氨酶16U/L。

西药沿用二诊处方。

中药拟方：茯苓10g，白术10g，山药10g，菟丝子10g，覆盆子10g，金樱子10g，熟地10g，黄芪15g，女贞子10g。薏苡仁10g，麦芽20g，酸枣仁15g。14剂，水煎服，一日一剂，早晚分服。

【四诊】患者四肢关节活动较前未有明显变化，遇冷疼痛加重，现饮食尚可，二便调，舌质红，苔薄白，脉濡。查血常规：红细胞3.53×10^{12}/L↓，血红蛋白105g/L↓；血沉22mm/h↑。

西药沿用二诊处方。

中药拟方：三诊方基础上黄芪加至20g，再加入桑螵蛸10g，桑椹子15g，佛手10g。28剂，水煎服，一日一剂，早晚分服。

【五诊】患者双侧掌指、腕关节僵硬感消失，活动度明显增强，夜间时有疼痛，偶有腰酸，饮食可，大便略不成形，舌质红，苔薄白，脉濡。

西药甲泼尼龙片2.0mg，一天1次口服；来氟米特片10.0mg，每晚1次口服；硫酸羟氯喹片0.1g，一天2次口服。

中药拟方：五诊方基础上，山药加至15g，菟丝子、覆盆子、金樱子各加至12g，余药同前。14剂，水煎服，一日一剂，早晚分服。

【按语】本案临床主症为多关节反复疼痛，伴行走不利，活动不能，夜晚疼痛加重，饮食差，睡眠可，大便稀呈糊状，舌质淡红，苔薄腻，脉濡。故证属脾肾两虚，风湿痹阻，络脉不畅。本虚标实，以虚为主。脾失健运，肾阳亏虚，气化失常，水谷不能化生为气血，水液输布或排泄障碍，流注于筋骨关节，加感外邪乘虚袭入，痹病乃生。在治疗上当以健脾滋肾、兼顾祛湿为主。方中黄芪、菟丝子合用，共作君药，健脾又滋肾。山药平补脾肾之阴，熟地益肾填髓、补血滋阴，二者共为臣药。覆盆子、金樱子、女贞子合用滋养肝肾、健脾益肾、固精缩尿。白术、茯苓健脾扶土、利水渗湿。五药合用共为佐药。诸药合用，共奏滋补脾肾、益气养阴之功，全方扶正兼以驱邪，补益寓以清利，标本兼顾。

医案4

王某某，女，24岁，2021年06月30日就诊。

【初诊】患者"SLE"病史2年余，患者于2019年无明确诱因下出现发热伴面部红斑，诊断为"系统性红斑狼疮"。予以"泼尼松、吗替麦考酚酯、沙利度胺、贝前列素钠、枸橼酸西地那非、雷贝拉唑钠"等治疗。刻下症：颜面反复出现皮肤红斑，双腕、双膝及右髋关节疼痛，不肿，面色潮红，易神疲乏力，脱发，纳差便溏，大便1～2次/日。舌质暗红，苔薄，边有齿痕，脉细。查体：慢性病面容，满月脸，轮椅驶入，面色暗红，面部多发散布红斑，双腕关节压痛（+），双膝关节被动活动时可触及骨摩擦感，髋关节活动受限。

血常规：白细胞$4.99×10^9$/L，红细胞$3.46×10^{12}$/L↓，血红蛋白105g/L↓，血小板$141×10^9$/L；血沉88mmol/h↑；尿蛋白（+）。

【诊断】阴阳毒（脾肾亏虚证）。

【治疗】西药继服。

中药拟方：金银花10g，赤芍10g，茯苓10g，白术10g，山药10g，菟丝子10g，覆盆子10g，金樱子10g，熟地10g，黄芪15g，女贞子10g，忍冬藤15g，半枝莲10g。7剂，每日一剂，分早晚2次，水煎内服。

【二诊】药后患者双腕、双膝疼痛稍减轻，但右髋部仍有疼痛，纳差较前改善，服药后偶有反酸不适，舌质淡，苔薄白，边有齿印，脉细。

西药改"泼尼松片"为"甲泼尼龙4mg，每日1次"，余药物不变。

中药拟方：前方忍冬藤减至10g，加海螵蛸10g。14剂，每日一剂，分早晚2次，水煎内服。

【三诊】药后患者颜面部红斑色稍暗，关节疼痛减轻，夜间偶有汗出，纳可，饭后无明显反酸不适，乏力较前改善，面色红润，舌质淡，苔薄，脉濡缓。心脏彩超：肺动脉高压（轻度）、伴三尖瓣反流（少量）。

西药继服。

中药拟方：二诊方加牛膝10g。14剂，每日一剂，分早晚2次，水煎内服。

【四诊】患者关节疼痛症状改善，夜间汗出，纳可，乏力感减轻，舌质淡红，苔薄，脉濡。

西药继服。

中药拟方：三诊方熟地加至12g，其余药物不变。14剂，每日一剂，分早晚2次水煎内服。

【五诊】患者未按时就诊，停药10日，患者现关节疼痛改善，夜间汗出，自觉身体潮热，口渴欲饮，纳可，夜寐一般。偶有活动后胸闷气喘，片刻后即可自行缓解。舌质红，苔薄黄，脉细。血常规：白细胞计数$6.24×10^9$/L，红细胞计数$3.96×10^{12}$/L，血红蛋白119g/L，血小板计数$178×10^9$/L；补体3 1.31g/L，血沉46mmol/h↑。

西药继服。

中药拟方：四诊方加五味子10g，党参10g，郁金10g，黄芪减至10g。余药物不变，7剂，每日一剂，分早晚2次，水煎内服。

【六诊】患者就诊时步行入诊室，现无明显关节疼痛，夜间汗出改善，纳可，夜寐改善，无明显乏力感，舌淡红，苔薄白，脉濡。

中药拟方：处方不变，继服7剂。

后患者未按时就诊，电话随访，患者症状控制良好，偶有关节疼痛，自行按原方服用。嘱患者避风寒，畅情志，防外感；按时复诊，以防病情加重反复；定期监测血常规、肝肾功能、尿常规、血沉、风湿病相关抗体；定期复查胸部CT、心脏彩超，监测肺动脉压情况。

【按语】本案临床主症为颜面反复出现皮肤红斑，双腕、双膝等多关节疼痛，伴有面色潮红，神疲乏力，脱发，纳差便溏。舌质暗红，苔薄，边有齿痕，脉细。结合舌苔脉象证属脾肾亏虚证，故宜健脾滋肾之法。方中黄芪、熟地为君，性甘温归肺、脾、肾经，可填精益髓、益气养血；白术、山药、茯苓为臣，功用健脾益气，以复后天脾胃之运化功能，兼可渗湿利水、养心安神；佐以菟丝子、女贞子补肾填精以充先天；金樱子、覆盆子收敛固涩，增强益肾之功效。热毒炽盛灼于肌肤，可见颜面部红斑，故用赤芍清热凉血、散瘀止痛以改善面部红斑之症。热伤血络于关节，则关节疼痛；故用金银花、忍冬藤、半枝莲清热解毒、通络止痛；诸药合用共奏健脾滋肾、通络除痹之功。二诊时，患者关节疼痛症状稍减轻善，纳较前改善，但诉服药后偶有反酸不适，考虑到一为长期服用西药，损伤脾胃运化功能，二为患者本身脾胃功能受损，上方用量稍寒，恐中伤脾胃，故二诊忍冬藤减量，加用海螵蛸抑酸护胃；三诊时关节疼痛较前持续缓解，及面部红斑色泽变淡，乏力较前改善，提示病情转归，加用怀牛膝补肝肾、强筋骨、通络止痛。四诊患者夜间汗出，考虑患者为阴虚盗汗，故熟地加量以补血滋阴、益精填髓。五诊患者停药10日，潮热盗汗明显，夜寐差，口渴欲饮，活动后胸闷气喘考虑为肺动脉高压所致。故上方中加用五味子以收敛固涩、益气生津，兼顾补肾宁心；党参健脾益肺、养血生津，郁金则可清心凉血、行气解郁。该患者经中西医结合治疗，SLE的临床症状改善可观，在发挥中医药扶正固本、益气滋阴解毒功效的同时，减少了激素的毒副作用，减轻并发症。

医案5

卫某某，女，58岁，2022年05月28日就诊。

【初诊】双手掌处红、口干、眼干1年余，安徽省立医院诊断为"系统性红斑狼疮"。刻下症：患者双手掌处见红斑，乏力，脱发，口干眼干，畏光，胃脘部胀满，情绪低落，无畏寒发热、心慌胸闷、咳嗽咳痰、腹痛腹泻、尿频尿痛，纳差，寐差，二便正常；舌质淡红，苔黄微腻，脉滑细数。

2022年05月28日，肌酐（Cr）74.4μmol/L↑，尿总蛋白（TPU）225.45mg/L↑，尿常规：白细胞（LEU）（+++），白细胞（UWBC）78.3μL↑；血常规、血沉、白蛋白、肝功能未见明显异常。

【诊断】阴阳毒（气阴两虚、湿毒内盛证）。

【治疗】西医予以泼尼松5mg，一日1次；羟氯喹0.2g，一日1次；阿法骨化醇0.25μg，一日1次；吗替麦考酚酯0.75g，一日1次；雷贝拉唑肠溶片20mg，一日1次。

中药拟方：黄芪10g，太子参15g，茯苓10g，白术10g，谷芽20g，麦芽20g，佛手15g，建神曲10g，香橼皮10g，薏苡仁15g，垂盆草10g，六月雪10g。14剂，内服，每日一剂，早晚各1次。

【二诊】患者乏力、胃脘部胀满减轻；舌质淡红，苔黄微腻，脉滑细数。肌酐66.8μmol/L，尿总蛋白73.62mg/L，白蛋白39.5g/L↓，尿常规：白细胞（LEU）（+），白细胞（UWBC）31.6μL↑；血沉19mm/h↑；血常规、肝功能未见明显异常。

中药拟方：效不更方，28剂，内服，每日一剂，早晚各1次。

【三诊】患者双手掌处红斑未见进一步改善，胃脘部胀满好转；舌质淡红，苔黄微腻，脉滑细数。血沉28mm/h↑；血常规、白蛋白、尿总蛋白/尿肌酐、尿常规、肝肾功能未见明显异常。

中药拟方：二诊方去佛手，加蒲公英10g。42剂，内服，每日一剂，早晚各1次。

【四诊】患者口干、眼干明显，乏力；舌质淡红，苔薄白，脉滑细数。血常规、白蛋白、尿总蛋白、尿肌酐、肝肾功能未见明显异常。

中药拟方：三诊方太子参剂量增加至20g。30剂，内服，每日一剂，早晚各1次。

【五诊】患者双手掌处红斑好转，乏力、口干、眼干症状仍在；舌质淡红，苔薄白，脉细数。血常规、白蛋白、血沉、尿总蛋白、尿肌酐、肝肾功能未见明显异常。

中药拟方：四诊方去蒲公英，太子参剂量增至25g。30剂，内服，每日一剂，早晚各1次。

【六诊】患者双手掌处红斑、乏力、脱发、口干眼干、畏光、胃脘部胀满等均改善，纳可，寐可，二便正常；舌质淡红，苔薄白，脉细数。血沉22mm/h↑，血常规、白蛋白、尿总蛋白、尿肌酐、肝肾功能未见明显异常。

中药拟方：效不更方，继用五诊方60剂，内服，每日一剂，早晚各1次。

【七诊】患者整体症状较前改善；舌质淡红，苔薄白，脉细数。血沉（ESR）23mm/h↑，血常规、白蛋白、肝肾功能未见明显异常。

中药拟方：效不更方，继用五诊方60剂，内服，每日一剂，早晚各1次。

【八诊】患者病情明显好转，偶感腰酸；舌质淡红，苔薄白，脉细数。血常规、肝肾功能未见明显异常。

中药拟方：七诊方加菟丝子10g。28剂，内服，每日一剂，早晚各1次。

【按语】本案患者为中老年女性，患者先天不足，素体亏虚，正气不足，则易受外界气候、环境等不良因素影响。后天饮食不节、七情内伤、劳累过度等损及脏腑，耗伤精血，机体正气不足，则湿毒乘虚而入，内外合邪而发病。湿毒邪侵及皮肤、经络、筋脉，损伤血络，故双手掌处红斑。脾主运化水谷、水液，脾胃互为表里，位处中焦，调畅气机，脾虚则气血化生不足，水停湿聚，气机失调，故脱发、胃脘部胀满、乏力、纳差；津液亏虚，阴津不能上承，故见口干、眼干；舌质淡红，苔黄微腻，脉滑细数，皆属气阴两虚、湿毒内盛证之象。故治宜健脾滋肾，清热解毒。初诊，方中黄芪、太子参共为君药。其中黄芪味甘，性微温，为君药，具有补气固表、生津养血、托毒的作用。现代研究发现，黄芪总苷具有抗炎、镇痛和免疫调节作用。太子参味甘、微苦，性平，具有益气健脾、生津润肺的功效。现代研究发现，太子参具免疫调节作用，抗氧化、肾脏保护作用显著。茯苓、白术、谷芽、麦芽、佛手、建神曲、香橼皮共为臣药，具有健脾益气、消食护胃之功。茯苓可调节水液代谢、调节胃肠、调节免疫，并可用于肾病的防治；白术具有抗炎性反应、调节胃肠以及免疫系统的作用；谷芽、麦芽常用于脾胃功能失调；治佛手抗炎、抗菌、抗氧化、抗抑郁作用显著；神曲主要用于消化系统，治疗消化不良、胸痞腹胀等症；香橼皮所含活性成分能促进肠胃蠕动和消化液分泌，抗炎作用显著。薏苡仁、垂盆草、六月雪为佐药，具有健脾利湿、清热解毒之功。薏苡仁所含脂肪酸及脂、多糖类化合物、氨基酸等，具有增强免疫镇痛消炎等药理作用，在皮肤科、风湿免疫科应用广泛。垂盆草的有效成分具有抑制免疫活性、抑制炎症介质释放、抗氧化、抗纤维化等作用。现代研究发现六月雪用于降低蛋白尿、肌酐水平等有较好的疗效。诸药合用，共奏健脾益气生津，清热利湿解毒之功。

二诊，患者乏力、胃脘部胀满减轻，尿常规指标均改善，效不更方。

三诊，患者双手掌处红斑未见改善，胃脘部胀满好转，故去佛手，加蒲公英，加强清热解毒的功效。

四诊，患者口干、眼干明显，乏力，太子参加量以增强益气生津之功。

五诊，患者乏力、口干、眼干症状仍在，去蒲公英，太子参再次加量。

六诊、七诊，患者双手掌处红斑、乏力、脱发、口干眼干、畏光、胃脘部胀满等均改善，故效不更方。

八诊，患者病情明显好转，上方加菟丝子以固脾肾之本，培补元气。嘱其继续随访观察。

医案6

赵某某，女，31岁，2021年06月08日就诊。

【初诊】面部红斑、多关节肿痛伴乏力、脱发2年余，诊断为"系统性红斑狼疮、狼疮性肾炎、狼疮性肺炎、低丙种球蛋白血症、孤立性肺炎"，予以调节免疫、调节骨代谢、补充蛋白质、抑酸护胃、保肾等综合处理，病情改善。因病情反复发作，在多家医院就诊。刻下症：患者面部红斑，双手、双腕多关节肿痛，双下肢水肿伴头晕、乏力；无口干眼干，无发热、脱发、口腔溃疡、咳嗽咳痰、恶心呕吐、尿急尿痛等症状，纳可，夜寐差，泡沫尿，大便质稀，舌质红，苔黄腻，脉滑数。

血常规：白细胞 $13.01×10^9$/L↑，血小板 $386×10^9$/L↑；总蛋白51.7g/L↓，白蛋白25.7g/L↓；尿常规：尿蛋白（+++），隐血（+），红细胞（URBC）94.5个/μL↑；尿肌酐1894μmol/L↓，尿总蛋白1705.93mg/L↑。

【诊断】阴阳毒（脾肾亏虚、热毒内盛证）。

【治疗】西医予以甲泼尼龙片早8mg，晚4mg；硫酸羟氯喹0.2g，一日2次；吗替麦考酚酯胶囊0.5g，一日2次；他克莫司1mg，一日2次；雷贝拉唑肠溶片20mg，每晚1次。

中药拟方：黄芩10g，白鲜皮15g，玉米须15g，六月雪10g，茯苓10g，白术10g，山药15g。8剂，内服，每日一剂，早晚各1次。

【二诊】患者上述症状未见明显改善，伴烦躁易怒，泡沫尿，大便质稀，舌质红，苔黄腻，脉滑数。总蛋白49.6g/L↓，白蛋白24.3g/L↓；尿常规：尿蛋白（+++），隐血弱阳性，红细胞（URBC）87.2个/μL↑；血常规、肝肾功能未见明显异常。

中药拟方：上方加槐米10g，芡实10g，莲子10g，赤芍10g。14剂，内服，每日一剂，早晚各1次。

【三诊至七诊】患者病情趋于好转，时有反复。泡沫尿有所减少，大便正常，舌质红，苔薄黄，脉滑数。血常规：白细胞9.08～14.03×10⁹/L；白蛋白27.3～28.9g/L；尿常规：尿蛋白（+++）；尿肌酐7933～33290μmol/L，尿总蛋白7447.82～16300.8mg/L，血沉25～39mm/h。

三诊西药加厄贝沙坦片75mg，一日1次。

中药拟方：三诊在二诊方基础上加黄芪20g，14剂；四诊黄芪剂量调整至为25g，14剂；五至七诊守方，14剂。内服，每日一剂，早晚各1次。

【八诊】患者面部红斑明显好转，双手、双腕多关节无明显肿痛，双下肢轻度水肿，无头晕、乏力、腰酸、盗汗。泡沫尿减少，大便正常，舌质红，苔薄黄，脉沉细数。白蛋白31.3g/L↓；尿常规：尿蛋白（+++）；尿肌酐13270μmol/L，尿总蛋白13679.61mg/L。

中药拟方：上方去赤芍，加金樱子10g，覆盆子10g，菟丝子10g。12剂，内服，每日一剂，早晚各1次。

【九诊至十二诊】患者乏力，腰酸，盗汗，面部红斑未完全消退，双下肢轻度水肿，无明显关节肿痛，泡沫尿明显减少，大便正常，舌质淡红，苔薄黄，脉沉细数。血常规：白细胞9.08～12.25×10⁹/L；白蛋白28.9～31.1g/L；尿常规：尿蛋白（+++）；尿肌酐5695～27014μmol/L，尿总蛋白2155.06～5853.62mg/L；血沉23～38mm/h。

中药拟方：九至十二诊均为八诊方加茜草10g。14剂，内服，每日一剂，早晚各1次。

【十三诊】患者口干、口渴，余症同前，舌质淡红，苔薄而干，脉沉细数。白蛋白33.5g/L↓，尿肌酐11812μmol/L，尿总蛋白3223.67mg/L↑。

中药拟方：十二诊方加太子参15g。11剂，内服，每日一剂，早晚各1次。

【十四诊】患者口干口渴减轻，腰酸减轻，盗汗，面部红斑消退，双下肢轻度水肿，无明显关节肿痛，泡沫尿明显减少，大便正常，舌质淡红，苔薄，脉沉细。白蛋白30.6g/L↓；尿常规：尿蛋白（+++）；尿肌酐8364μmol/L，尿总蛋白2428.01mg/L↑。

中药拟方：十三诊方去莲子、茜草。14剂，内服，每日一剂，早晚各1次。

【十五诊】患者诸症同前。白蛋白33.8g/L↓；尿常规：尿蛋白（+++）；尿肌酐1227.1μmol/L↓，尿总蛋白1970.87mg/L↑。

中药拟方：十四诊方去玉米须，加五味子10g。28剂，内服，每日一剂，早晚各1次。

【十六诊】患者面部红斑明显消退，双下肢无明显水肿，无关节肿痛，无体倦乏力，口干口渴改善，盗汗好转，泡沫尿明显减少，大便正常，舌质淡红，苔薄白，脉沉细。血常规：白细胞10.12×10^9/L；白蛋白33.5g/L↓；尿常规：尿蛋白（++）；尿肌酐12421μmol/L，尿总蛋白1635.49mg/L↑。

中药停服，西药维持治疗。

【十七诊】诸症均明显好转。白蛋白36.6g/L↓，尿肌酐9950μmol/L，尿总蛋白334.27mg/L。

中药停服，西药维持治疗。

【按语】本案患者为青年女性，患者先天不足，后天失养，气血未充，阴液不足，热毒邪火易于内生。热毒伏藏血分，迫血妄行，故出现面部红斑；热毒邪侵及经络、筋脉，故关节疼痛肿胀；脾主运化水液、水谷，肾主水，藏精，脾肾亏虚则水液代谢失常、气血生化不足，故下肢水肿、乏力；脾主升清，脾虚则清阳不升，故头晕；素体先天不足，固摄阴精无权，加之热毒日久伤肾，故小便泡沫多；舌质红，苔黄腻，脉滑数，皆属脾肾亏虚、热毒内盛之象。初诊，方中黄芩味苦，性寒，为君药，具有清热燥湿、泻火解毒的作用。现代药理研究发现，黄芩的主要活性成分黄芩苷、黄芩素等具有抗菌、抗炎、调节人体免疫、保护肾脏等作用。白鲜皮、玉米须、六月雪为臣药。其中白鲜皮味苦，性寒，具有清热燥湿、祛风解毒的功效，其主要化学成分具有抗炎、抗菌等作用，临床常用于治疗皮肤疾病。玉米须味甘、淡，性凉，具有清热解毒、利湿退黄的功效。现代临床将其用于治疗肾病综合征、膀胱炎及急慢性肾炎引起的水肿疗效显著。六月雪味苦、辛，性凉，具有清热利湿、舒筋活络的功效。现代临床药理发现，六月雪在体内可活血解毒，常被用于降低蛋白尿、血尿素氮、肌酐水平等。白术、茯苓、山药为佐药。白术味苦、甘，性温，具有健脾益气、燥湿利水的功效。临床黄芩、白术是常用药对，白术健脾除湿，黄芩坚阴清热，两者合用，使气虚得补、湿热得消。茯苓味甘、淡，性平，具有利水渗湿、健脾、宁心的功效。临床研究表明，茯苓具有保护肾脏作用，可在一定程度上防治肾病综合征、慢性肾衰竭及肾结石等。山药味甘，性平，可补脾养胃、生津益肺、补肾涩精。研究表明，其有效化学成分山药多糖具有免疫调节、促进肾脏再生修复的作用。诸药合用，共奏健脾滋肾、清热解毒之功。

二诊，患者诸症改善不明显，伴烦躁易怒，故加用槐米清肝泻火凉血；芡实益肾固精、补脾；莲子益肾涩精补脾、养心安神；赤芍清热凉血、散瘀。

三诊至七诊，患者病情逐渐趋于好转，但症状以及实验室检查指标时有反复，尿蛋白下降不明显，故在三诊时西药加厄贝沙坦片消减尿蛋白，中药加黄芪以抑制肾素-血管紧张素系统的过度激活。

八诊患者病情进入缓解期，乏力、腰酸、盗汗较显著。中医辨证属脾肾气阴两虚，中药上方去赤芍，加金樱子、覆盆子、菟丝子益肾固精敛汗。

九诊至十二诊，患者面部红斑未完全消退，且病久损伤气阴，而致血中津少，质黏而稠，瘀血形成，故加茜草凉血、祛瘀、通经。

十三诊，患者口干、口渴，予太子参益气健脾、生津润肺。

十四诊，患者面部红斑消退，且情绪平稳，睡眠可，故去莲子、茜草。

十五诊，根据患者症状及实验室指标，去玉米须，加五味子补肾固涩、益气生津。

十六、十七诊，患者诸症均明显好转，故停用中药，西药维持治疗，嘱其继续随访观察。

医案7

姚某，女，38岁，2021年12月18日就诊。

【初诊】颜面部红斑伴小便泡沫多3年。患者3年前在无明显诱因下颜面部出现散在红斑，伴小便泡沫多，皮肤经日晒后出现局部皮疹瘙痒，后出现低热，体温波动在38℃上下，自行服用阿莫西林无效，遂就诊于省级某医院，完善相关检查后确诊为系统性红斑狼疮，一直口服醋酸泼尼松，硫酸羟氯喹控制病情，现患者为求中医治疗就诊。刻下症：颜面部散在红斑，少许局部融合成片，触之不碍手，无发热，小便泡沫多，腰酸乏力，活动后易汗出，情绪焦虑，夜寐不安，纳差，二便调，舌质淡胖，边有齿痕，苔薄白，脉沉细。

血常规：血小板 $92×10^9$/L；尿常规：尿蛋白（++），白细胞（++），尿隐血（+++）；24h尿蛋白定量1.8g；血沉35mm/h，C反应蛋白5.8mg/L；补体3 0.57g/L，补体4 0.05g/L；ANA（均质型，1∶640），抗ds-DNA（+），抗RNP（+），抗Sm（+），抗SSA（+），ANCA（-）；肝肾功能未见异常；SLEDAI为10分。

【诊断】 阴阳毒（脾肾亏虚证）。

【治疗】 西医治疗：醋酸泼尼松20mg/d，硫酸羟氯喹0.3g/d，阿法骨化醇0.25μg/d。

中医治以健脾滋肾，益气固元；予以健脾滋肾方加减。

处方：生黄芪20g，熟地10g，炒白术10g，山药15g，茯苓10g，盐菟丝子12g，覆盆子12g，金樱子12g，当归10g，蒲公英10g，玄参12g，赤芍10g，酸枣仁20g，炒麦芽25g，佛手10g。每日1剂，水煎早晚2次温服。

【二诊】 面部片状红斑较前有所消退，汗出较前好转，仍有腰酸乏力，纳寐欠佳。血小板 $95×10^9$/L，尿蛋白（++），24h尿蛋白定量1.5g。

中药拟方：以初诊方去蒲公英，加茯神、沙苑子、杜仲各10g，黄芪增至25g。水煎服，每日1剂。余治疗药物同前。

【三诊】 面目红斑较前消退，腰酸、汗出乏力较前好转，纳寐尚可。血小板 $106×10^9$/L，尿蛋白（+）。

中药拟方：处方以二诊方去茯神、玄参，加薏苡仁15g。水煎服，每日1剂。醋酸泼尼松减量至15mg/d，余药物同前。

【四诊】 面目红斑基本消退，腰酸乏力明显好转，无汗出，纳寐可，二便调，舌淡红，苔薄白，脉沉。血小板 $126×10^9$/L，尿蛋白弱阳性，24h尿蛋白定量0.65g，SLEDAI为6分。

中药拟方：生黄芪20g，熟地10g，炒白术10g，山药15g，茯苓10g，盐菟丝子12g，覆盆子12g，金樱子12g。14剂。醋酸泼尼松减量至10mg/d，硫酸羟氯喹减至0.2g/d。

【按语】该患者为系统性红斑狼疮合并肾、血液系统损伤，出现蛋白尿、血小板减少，其为典型的本虚标实证，脾肾亏虚为本，出现腰酸乏力，尿蛋白，小便泡沫多，予以健脾滋肾方治疗。方中黄芪、熟地、茯苓、白术、山药脾肾双补，菟丝子、覆盆子、金樱子合用温肾收敛固精，能有效降低尿蛋白，保护肾脏。热毒余邪留于血脉、肌肤，出现颜面红斑，辅以蒲公英、赤芍、玄参清热解毒凉血。患者血小板减少，加当归配伍黄芪益气生血。寐差加酸枣仁、佛手养血安神、理气疏肝。纳差故加炒麦芽健胃消食。利用中药配合西药基础治疗，可以改善激素的副作用，较快减撤激素用量，并能防止患者病情复发。

医案8

张某，女，53岁，2022年06月29日就诊。

【初诊】患者双眼睑浮肿5年，加重1周就诊我科门诊。患者5年前开始出现双眼睑浮肿，发热，体温波动于37.8～38.5℃，伴四肢大关节疼痛，但无畏寒、寒战和盗汗，无咳嗽、咳痰，无腹痛、腹泻，无尿频、尿急、尿痛、血尿和腰痛，就诊当地医院，结合实验室检查，诊断为"系统性红斑狼疮"，予以泼尼松60mg一天1次，治疗后症状改善，后甲泼尼龙40mg一天1次维持治疗。1周前发热后双眼睑浮肿加重，小便频涩。刻下症：乏力感明显，饮食睡眠一般，大便正常。舌质淡，苔薄，边有齿痕，脉沉。

血常规：白细胞4.46×10^9/L，红细胞3.56×10^{12}/L，血红蛋白115g/L，血小板37×10^9/L。肾功能：肌酐74.4μmol/L，尿酸365μmol/L。

【诊断】阴阳毒（脾肾不足证）。

【治疗】中药拟方：茯苓10g，白术10g，山药15g，覆盆子10g，金樱子10g，熟地10g，黄芪20g，茜草10g，太子参20g，玉米须10g。21剂，内服，每日一剂，早晚各1次。

【二诊】患者眼睑浮肿、尿频涩较前改善，仍觉乏力、懒言。舌质淡，苔薄，边有齿痕，脉沉。

中药拟方：茯苓10g，白术10g，山药15g，覆盆子10g，金樱子10g，熟地10g，黄芪20g，茜草10g，太子参25g，玉米须10g，仙鹤草10g。28剂，内服，每日一剂，早晚各1次。

【三诊】患者眼睑浮肿、尿频涩、乏力较前明显改善，但睡眠欠安，易醒、醒后难以继续入睡。舌质淡，苔薄，边有齿痕，脉细。

中药拟方：茯苓10g，白术10g，山药15g，金樱子10g，黄芪30g，茜草10g，太子参30g，仙鹤草25g，酸枣仁10g。30剂，内服，每日一剂，早晚各1次。

【按语】依据系统性红斑狼疮的临床症状，可将其归于中医"阴阳毒""蝴蝶斑"及"脏腑痹"等范畴。众多中医学家结合临床经验及经典古籍指出本病以虚为本，瘀热为标，属本虚标实。本病常由先天禀赋不足、后天失养所致，而脾主运化为后天之本，肾主封藏为先天之本，本病与脾肾二脏关系密切，治疗也应从此着手，遂以健脾滋肾为大法。

本案临床主症为乏力、双眼睑浮肿、尿频涩。结合舌脉，诊断为脾肾不足证。方用健脾滋肾方加减。方中黄芪补中益气，山药补脾肾，益气养阴，白术益气健脾利水，三药共为君药，助脾胃运化水谷精微，输布周身。茯苓、熟地、太子参补益气血以助君药，共为臣药；覆盆子、金樱子补肾益精，共为使药。茯苓、白术以其除湿之效防滋阴药滋腻助邪。全方补中有泻，共奏健脾益肾之效。患者久病入络，湿浊内停，症见血小板计数减少，尿酸升高，予以茜草、玉米须补虚益血、清利降浊。

健脾滋肾方守正承传了新安医家"固本培元"的学术思想。"固本培元"法的主要病机以脾、肾不足为主。至明清时期，新安固本培元派医家汪机所创"营卫一气"和"参芪双补"说、徐春甫的培"脾胃元气"、孙一奎提出的动气命门说、罗周彦的元阴元阳论等，使固本培元学说得以完善并趋向成熟。以"参芪并用"为主要特色。人参，甘、苦、温，大补元气、补脾生津。黄芪，甘、温，补气升阳、益卫固表、消水利肿。二者相合，能补气生血、温阳滋阴，化生无穷。新安医家治脾善于温补，但不一味呆补，注意到脏腑阴阳并存，注意到脾阴虚症状的存在，用药上少用香燥，而适量加入滋脾阴的白芍、茯苓等药。

第三节 痛 风

痛风是一种单钠尿酸盐沉积在关节所致的晶体相关性关节病，与嘌呤代谢中尿酸生产过多和/或尿酸排泄减少所致的高尿酸血症直接相关。除关节损害外，痛风患者还可伴发肾脏病变及其他代谢综合征的表现，如高脂血症、高血压、糖尿病、冠心病等。

目前我国痛风的患病率为1%～3%，男性多见，女性大多出现在绝经期后，近年来逐步趋于年轻化。西医将痛风的病程分为临床前期（无症状高尿酸血症及无症状单钠尿酸盐晶体沉积）和临床期（即痛风期，分为痛风性关节炎急性发作期及发作间歇期、慢性痛风石病变期）。

中医认为痛风属于"历节病""痹病"的范畴，该病是由于邪气留滞筋脉，痹阻关节所致，急性发作时关节处疼痛明显，此时认为是由于内外邪气阻滞经络，气血瘀堵导致关节疼痛，因此治疗痛风急性发作患者应与病机相符。

现代医学治疗痛风急性期常用非甾体抗炎药、秋水仙碱或糖皮质激素等以消炎止痛，缓解期改用别嘌醇、非布司他或苯溴马隆等降低尿酸，以上方法虽能一定程度改善病情，但药物不良反应较多，且复发率高。中医学认为痛风在于湿浊内蕴，久而化热，导致关节肿痛。在急性发作期，以清热利湿除痹为主，缓解期需兼顾脾肾、健脾化湿、清肾祛浊。中医药在改善痛风症状、降低血尿酸及预防复发、防治并发症等方面具有独特优势。

医案1

周某某，男，54岁，2022年06月08日就诊。

【初诊】反复多关节肿痛10年，痛风石形成4年余，曾在外院手术清除痛风石，平素口服非布司他片、别嘌醇对症处理。刻下症：患者双踝、双足第一跖趾关节肿痛，夜间明显，局部色红，肤温稍高，无发热、皮疹、口腔溃疡、头晕、心慌、咳嗽、咳痰等，纳可，寐不安，小便色黄，大便黏腻，舌质红，苔黄腻，脉滑数。

肌酐105.9μmol/L↑，尿酸576μmol/L↑，超敏C反应蛋白10.79g/L↑。血常规、尿常规未见明显异常。

【诊断】浊瘀痹（湿热蕴结、痹阻脉络证）。

【治疗】西药予以非布司他片40mg，每日1次。

中药拟方：玉米须10g，车前草10g，垂盆草12g，金钱草15g，白茅根10g，六月雪10g，大黄6g。7剂，内服，每日一剂，早晚各1次。

【二诊】患者双踝、双足第一跖趾关节肿痛较前减轻，局部皮肤无颜色改变，肤温不高，小便色淡黄，大便2～3次/日，纳可，寐可，舌质红，苔黄腻，脉滑。肌酐127.2μmol/L↑，尿酸531μmol/L↑，总胆红素28.2μmol/L↑。

西药非布司他片剂量调整至20mg，每日1次。

中药拟方：上方去金钱草、白茅根。7剂，内服，每日一剂，早晚各1次。

【三诊】患者双踝、双足第一跖趾关节明显改善，局部皮肤无颜色改变，肤温不高，小便色淡黄，大便2～3次/日，纳可，寐安，舌质红，苔微腻，脉滑数。尿酸515μmol/L↑，总胆红素24.4μmol/L↑。

西药非布司他片剂量调整至30mg，每日1次。

中药拟方：二诊方继用。7剂，内服，每日一剂，早晚各1次。

【四诊】患者诸证较前进一步改善。肌酐127.1μmol/L↑，尿酸496μmol/L↑，总胆红素17.1μmol/L。

中药拟方：效不更方，7剂，内服，每日一剂，早晚各1次。

【五诊】患者因饮食失调，双踝、双足第一跖趾关节肿痛较前反复，局部皮肤微红，肤温稍高，小便色淡黄，大便1～2次/日，纳可，寐安，舌质红，苔黄腻，脉滑数。肌酐108.2μmol/L↑，尿酸675μmol/L↑。

中药拟方：二诊方继续10剂，内服，每日一剂，早晚各1次。

【六诊】患者双踝、双足第一跖趾关节肿痛减轻，局部皮肤不红，肤温正常，小便色淡黄，大便1～2次/日，纳可，寐安，舌质红，苔黄腻，脉滑数。肌酐110.2μmol/L↑，尿酸522μmol/L↑。

中药拟方：二诊方继续10剂，内服，每日一剂，早晚各1次。

【七诊】患者诸症好转明显，小便色淡黄，大便1～2次/日，纳可，寐安，舌质淡红，苔微腻，脉滑。肌酐103.6μmol/L↑，尿酸456μmol/L↑。

中药拟方：二诊方继用14剂，内服，每日一剂，早晚各1次。

【按语】本案患者为中老年男性，平素饮食不节，嗜食膏粱厚味，滋腻碍胃；且患者好饮酒，酒性大热易损伤胃阴；加之患者年过半百，素体亏虚，导致脾胃运化失常，水湿停聚，聚湿生痰。痰湿与血相结形成浊瘀，导致经脉不畅而发病。湿热之邪，痹阻脉络，而致气血不能畅达，不通则痛；小便色黄，大便黏腻，舌质红，苔黄腻，脉滑数，皆属湿热蕴结之象。总体辨证为湿热蕴结、痹阻脉络证。故治宜清热利湿、通络止痛、解毒消肿。初诊方中玉米须味甘、淡，性平，为君药，具有利尿消肿的作用，临床常用于治疗痛风、急慢性肾炎。车前草、垂盆草、金钱草、白茅根、六月雪为臣药。其中车前草味甘，性寒，具有清热利尿、凉血解毒、祛痰的作用。临床常用其治疗痛风与高尿酸血症。垂盆草味甘、淡，性凉，具有利湿退黄、清热解毒的功效。金钱草性甘、微苦，性凉，可利水通淋、清热解毒、散瘀消肿。现代临床将金钱草用于降尿酸，可能与其所含黄酮类化合物对黄嘌呤氧化酶的抑制作用有关。白茅根味甘，寒，具有凉血止血、清热利尿的作用。临床可用于治疗关节红肿痛、急性肾炎等。六月雪味苦、辛，性凉，具有清热利湿、舒筋活络的功效。现代应用发现六月雪在体内可活血解毒，在外可导热下泄，可用于降低蛋白尿、血尿素氮、肌酐水平等。大黄性味苦寒，为佐药，具有清湿热、泻火、凉血、祛瘀、解毒等功效。临床应用发现大黄能降低尿酸性肾病大鼠BUN、SCr及UA的血清浓度水平，通过减少肾小管中炎性细胞浸润及肾小管中的尿酸盐沉积，从而起到保护肾功能的目的。诸药合用，共奏清热利湿、通络止痛、解毒消肿之功。

二诊患者病情较前有所改善，实验室指标有所下降，故予以调整非布司他片为20mg/日，中药上方去金钱草、白茅根。后多次来我院复诊，结合患者症状、体征及辅助检查，病情呈逐渐好转趋势，故守方不更，整体治疗效果满意。

医案2

查某，男，70岁，2022年01月05日就诊。

【初诊】发作性多关节肿痛10余年，加重2天。患者10余年前无明显诱因出现双足第一跖趾关节及右足背红肿热痛，疼痛剧烈，难以忍受，前往当地医院就诊提示尿酸升高（具体不详），未正规诊治，关节症状可自行缓解。后逐渐发展至双足背、双足外侧、双踝关节、双膝关节及双手指间关节肿胀疼痛，经对症治疗，关节症状仍时有反复。2天前患者出现左肘关节及左肩关节肿胀疼痛，双足第一跖趾关节、双足背、双踝关节红肿热痛症状加重，双足背皮温增高，行走不利。兼有发热、心烦、身困倦怠、纳差乏力、尿赤、口渴不欲饮，舌淡胖、舌质红、苔黄腻，脉滑数。

血常规：红细胞$3.69×10^{12}$/L，血红蛋白102g/L，血小板$353×10^{9}$/L；超敏C反应蛋白16.49mg/L，肌酐47.9μmol/L，尿酸515μmol/L，血沉76mm/h。专科检查：双足第一跖趾关节、足背、踝关节肿胀、压痛（+），活动受限；双手指间关节肿胀，右手食指、中指第1、2指间关节，左手中指第2指间关节明显，压痛（－），活动受限；左侧肘关节、肩关节肿胀、压痛（+）。

【诊断】 浊瘀痹（脾肾亏虚、湿热浊毒痹阻证）。

【治疗】 予以健脾益肾、清热利湿、解毒泄浊。

中药拟方：黄芪15g，白花蛇舌草10g，山茱萸10g，菟丝子10g，金樱子10g，白茅根10g，玉米须10g，车前草10g，佛手10g，白术10g，薏苡仁15g。7剂，每日1剂，水煎分早晚2次温服。

【二诊】 患者左肘、左肩关节肿痛有所缓解，双手关节仍有肿胀，双膝、双足关节红肿热痛减轻，皮温仍高，腰膝酸弱无力，纳寐可，夜尿频，舌质红，舌苔黄，脉沉弱。红细胞$4.05×10^{12}$/L，血红蛋白110g/L，尿酸414μmol/L，血沉44mm/h。

中药拟方：于上方去山茱萸加忍冬藤15g，覆盆子10g。14剂，煎服法同前。

【三诊】 患者多关节肿痛较前好转，双手关节肿胀较前消退，肝区偶有不适，纳寐欠佳，二便尚调，舌质红，苔黄微腻，脉濡滑。谷丙转氨酶53U/L，谷草转氨酶49U/L，尿酸398μmol/L。

中药拟方：于二诊方加垂盆草15g。14剂，煎服法同前。

【四诊】 患者多关节肿痛明显好转，双手关节肿胀明显消退，纳寐可，二便调，舌暗红，苔薄腻，脉沉滑。肌酐51.0μmol/L，尿酸389μmol/L。

中药拟方：于三诊方去忍冬藤、覆盆子加红花10g，大黄5g。14剂，煎服法同前。

此后患者每半月复诊1次，予前方治疗。随诊至2022年5月，患者双足第一跖趾关节、双足背、双踝关节症状明显好转。尿酸331μmol/L。

【按语】患者平素饮酒或过食肥甘厚味，导致湿热内蕴，或外感风寒湿热之邪，内蕴化热，影响脾胃的运化功能，脾失健运则升清降浊无权，水谷不归正化，嘌呤代谢紊乱，尿酸浊毒内生，流注肢体远端而沉积痛风。此患者以脾肾亏虚为本，湿浊、热毒、痰瘀互结为标，故以健脾益肾、清热利湿、解毒泄浊为治疗大法。黄芪为补益脾气之要药，行气活血、行滞通痹；白花蛇舌草苦甘性寒，入心、肝、脾经，能清热解毒、化瘀散结、除湿利尿，切中病机，现代药理研究，其能提高某些酶的活性，清除氧自由基、抗氧化，从而减轻血管内皮的损伤，有利于损伤的血管内皮的修复和改善脂质嘌呤等物质的代谢；菟丝子补益肝肾而固精，可降低血清炎性因子；金樱子善敛耗散虚亏之气；山茱萸平补肾阴肾阳；佛手疏肝解郁、理气和胃；白术健脾化湿、泄浊解毒；薏苡仁健脾渗湿，旨在祛风湿、止痹痛；加入白茅根、玉米须利尿消肿，配伍车前草清热泄浊解毒。

二诊加忍冬藤清热解毒、疏风通络；覆盆子强肾固摄。

现代药理学研究表明，垂盆草有保肝降酶和抗肝损伤的作用，故三诊加垂盆草清热利湿、解毒消肿。

四诊加红花逐瘀通络；加大黄破痰实、通脏腑、降湿浊。

医案3

龚某，男，55岁，2022年06月29日就诊。

【初诊】反复发作性关节肿胀疼痛3年余，加重1个月。患者痛风病史3年余，3年前因高嘌呤饮食后突然出现右第一跖趾关节红肿热痛，后逐渐累及左第一跖趾关节、双踝、双膝、双腕关节，否认咳嗽咳痰、胸闷气促、光过敏、发热等不适。外院查尿酸增高，结合病史，诊断为痛风石性痛风。后反复发作，予以使用秋水仙碱及非类固醇类抗炎药效果不佳，予以泼尼松20mg/d治疗后疼痛缓解；后使用非布司他降尿酸处理。1个月前，患者多关节肿痛发作频繁，为进一步诊治就诊于我科。刻下症：反复发作性关节疼痛，面色萎黄、肥胖、饮食纳寐尚可，小便调，大便黏腻，2次/天。舌暗，苔腻，脉滑涩。查体：左第一跖趾关节、双踝红肿压痛（+），活动稍受限，全身多处可见大小不一的痛风石。

血沉45mm/h，谷丙转氨酶31U/L，肌酐42μmol/L，尿酸576μmol/L。

【诊断】浊瘀痹（痰湿痹阻证）。

【治疗】西医予以甲泼尼龙4mg，每日3次；雷贝拉唑20mg，睡前服1次。

予以芙蓉膏（安徽中医药大学第一附属医院院内制剂）外敷。

中药拟方：土茯苓15g，萆薢10g，白术10g，薏苡仁15g，山慈菇6g，黄柏10g，忍冬藤15g，车前草10g，玉米须10g，白茅根10g，垂盆草12g，金钱草15g。7剂，每日1剂，早晚分服。

【二诊】患者服药后关节疼痛症状较前明显缓解。血常规、肝肾功能未见明显异常，血尿酸489μmol/L。

西药调整甲泼尼龙为6mg，每日1次。

中药上方继服14剂。

【三诊】患者自述现无关节疼痛，纳寐可，小便频，大便溏，次数多，舌淡，苔滑腻，脉濡。尿酸442μmol/L，血沉21mm/h。

西药调整甲泼尼龙为4mg，每日1次，另予以非布司他20mg，隔日1次，口服。

中药拟方：萆薢10g，白术10g，薏苡仁15g，山慈菇6g，车前草10g，玉米须10g，白茅根10g，垂盆草12g，金钱草15g，茯神10g，山药15g，陈皮10g，麦芽20g。14剂，嘱患者防止受寒和过度劳累，饮食上要少食动物内脏、鱼类和嘌呤含量高的食物；禁过量饮酒，控制体重，预防肥胖，防止摄入高糖饮食；运动要适宜，防止剧烈运动，多饮水，多排尿，增加尿酸排泄。

【四诊】患者服药后偶有关节不适，尚可耐受，大便次数较前减少，辅检提示血尿酸为415μmol/L，血沉12mm/h，肝肾功能未见明显异常。

西药调整甲泼尼龙为2mg，每日1次，另予以非布司他20mg，每日1次，口服。

中药上方继服28剂。

【五诊】患者述近期服药后感觉尚可，无任何周身不适。血常规、肝肾功能、血沉正常，血尿酸为380μmol/L。

西药停用甲泼尼龙。

中药上方去山慈菇、茯神，加茯苓。继服28剂。

【按语】痛风归属于"痹病""痛风""风痹""白虎风"等范畴，其病名始于元代朱丹溪所著的《丹溪心法》。痛风常因先天禀赋不足、外感风寒湿邪、饮食不节、痰饮内停等累及脾肺肾三脏所致。肺脾肾亏虚为其本，湿浊痰阻为其标，两者相互交织、互为因果，造成痛风的反复发作。肺气亏虚，水道失于通调，津液不布，停聚为痰；脾肾亏虚，水湿运化不利，水液代谢失衡。又因慢性痛风多发生于中老年形体肥而嗜食肥甘者，蕴久内生湿浊，进一步加重痰湿阻滞于经络关节。

痛风急性期以痰瘀湿热为核心病机，宜急则治标，现代中医药对其的治疗以缓解关节症状为目标，法以清热利湿、消肿止痛；痛风慢性期以脾肾亏虚为本，湿热痰瘀为标，宜标本兼顾，中医药治疗以健脾补肾、清热泄浊、祛瘀涤痰为主。中医药的治疗有助于降低血尿酸、改善症状、减少复发。基于湿浊之邪化生主要在脾胃、排泄在肾的脏腑理论，患者初诊时方中白术、薏苡仁健脾除湿，功能解毒祛浊，临证具有较好的利尿排石的作用，碱化尿液；土茯苓、黄柏、萆薢、山慈菇清热利湿，车前草、玉米须、白茅根、垂盆草、金钱草利湿泄浊，使邪有出路，忍冬藤、垂盆草化瘀通络，合方能健脾除湿，泄浊止痛。复诊时患者大便溏，次数多，故加用茯神、山药、陈皮、麦芽健脾祛湿。同时根据急则治其标，缓则治其本的原则，患者疼痛明显时主要止痛，根据患者病情调整甲泼尼龙用量，疼痛缓解时逐渐加用非布司他，调整控制血尿酸水平。同时痛风的治疗与患者日常饮食作息密切相关，对患者进行健康教育将起到事半功倍的效果。

第四节　骨关节炎

骨关节炎（osteoarthritis，OA）是一种退行性关节疾病，主要特征是关节软骨缓慢地进行性破坏。中医学称骨关节炎为"骨痹""骨痿""痹病"，为外邪痹阻、肝肾亏虚、瘀血阻滞、筋骨失养所致。

骨关节炎发病与遗传及环境因素有关，包括遗传易感性、体质量过重、高龄、关节手术治疗、反复关节损伤等。骨关节炎可导致关节功能丧失、残疾、生活质量下降，增加患者的经济负担。

中医学认为其病位在骨，指出"病在骨，骨重不可举，骨髓酸痛，寒气至，名曰骨痹"。骨关节炎的病因主要为肝肾亏虚，如《素问·阴阳应象大论》曰："年四十，而阴气自半也，起居衰矣……阴痿，气大衰"。随着年龄的增长，人体精气衰败、肝肾亏虚，肝藏血主筋，肾藏精、主骨生髓，肝肾亏虚，筋骨关节失于濡养，则胫软膝酸，又因风寒湿邪侵袭或久行久立或负重劳损，导致人体气滞血阻，经脉不通，不通则痛，出现关节疼痛、屈伸受限等表现。

骨关节炎的诊治离不开肝肾，治疗上需补益肝肾，舒筋通络为主。中医药参与治疗后有效缓解骨关节炎的骨质疏松，恢复功能活动。

医案1

吕某，女，71岁，2022年06月18日就诊。

【初诊】反复多关节疼痛4年，再发1周。患者4年前无诱因出现左膝关节持续性疼痛，上楼和卜蹲时候疼痛明显，休息时缓解，于当地诊所就诊，诊断为骨关节炎，予以药物治疗（具体不详），症状缓解不明显。后陆续出现前胸、后背关节隐痛，性质同前，并出现晨僵，时间持续30min左右，偶有腰膝酸软，乏力。1周前患者劳累后疼痛加剧，左膝关节轻度肿胀伴活动受限。为求进一步诊疗，就诊于我科门诊。纳欠佳，寐因痛稍差，二便调，舌红，苔薄，脉濡。查体：左膝关节肿胀压痛阳性，局部肤温升高，被动活动时可触及骨擦感。

外院查血沉24mm/h；血常规（-）；谷丙转氨酶14U/L，谷草转氨酶21U/L，肌酐48μmol/L，类风湿因子（-），抗环瓜氨酸肽抗体（-），双膝关节正侧位片示双膝关节退行性变并骨赘形成。

【诊断】西医诊断：膝骨关节炎。

中医诊断：骨痹（肝肾亏虚证）。

【治疗】西医予以塞来昔布0.2g，每日1次，以及雷贝拉唑20mg，睡前服1次，口服。

中药拟方：杜仲10g，牛膝10g，桑寄生15g，薏苡仁10g，骨碎补15g，海螵蛸10g，山楂10g，麦芽20g，千年健10g，鹿衔草15g。14剂，每日一剂，早晚分服。

【二诊】患者服药后自述晨僵症状稍缓解，腰膝酸软症状较前明显减轻，但左膝关节仍有轻度肿胀，夜寐稍差。血常规（−）；谷丙转氨酶21U/L，谷草转氨酶25U/L，肌酐54μmol/L，血沉18mm/h。

西药继续予以塞来昔布及雷贝拉唑口服。

中药拟方：杜仲10g，牛膝10g，桑寄生15g，薏苡仁10g，骨碎补15g，海螵蛸10g，山楂10g，麦芽20g，千年健10g，鹿衔草15g，赤芍10g，忍冬藤15g，酸枣仁20g。14剂。另嘱患者避风寒，畅情志，慎起居，减轻体重；减少频繁登高及长时间快走，适当补充钙质。

【三诊】患者自述腰膝酸软、乏力、纳差、寐差症状较前明显减轻，左膝关节肿胀程度、晨僵等较前明显减轻，但仍偶有疼痛。血常规（−），血沉18mm/h，肝肾功能未见明显异常。

西药调整塞来昔布0.2g，必要时服。

中药上方药物继服14剂。

【四诊】患者述近期服药后症状均明显缓解，左膝关节无肿胀，无任何周身不适，纳寐可。

西药停用塞来昔布、雷贝拉唑。

中药拟方：杜仲10g，牛膝10g，桑寄生15g，薏苡仁10g，骨碎补15g，海螵蛸10g，麦芽20g，千年健10g，鹿衔草15g，赤芍10g。继服28剂。

【五诊】患者药物服用完后，无明显不适，自行停药半月余。血常规、肝肾功能未见明显异常，ESR 9mm/h。

嘱上方药物继服14剂，注意自身调护，无明显不适可暂不复诊，随访。

【按语】膝关节炎属于中医学痹病中骨痹、痛痹、痿痹、腰腿痛的范畴。中医认为气血亏虚、营卫不和、肝肾亏虚、脾胃虚损是其主要致病的内因，风寒、湿热、劳损、外伤是其致病的外在条件。正虚卫外不固，感受外邪，由风、寒、湿之邪侵袭人体，痹阻膝部经络，气血运行不畅，痰瘀互结，致膝关节周围筋骨、关节、肌肉等处发生疼痛、重着、酸楚、麻木或关节屈伸不利、僵硬、肿大、变形等症状。该患者年龄较大，以左膝关节肿痛、活动受限为主证，偶有腰膝酸软、乏力、关节隐痛，结合查体辅检，诊断为骨关节炎，中医四诊合参，辨证为"肝肾亏虚证"。首诊中患者疼痛明显，故予以塞来昔布抗炎镇痛，予以雷贝拉唑抑酸护胃，减少塞来昔布副作用。中药中以杜仲、骨碎补为君药，共奏补肝肾、强筋骨之效；桑寄生、牛膝为臣药，加强君药补益肝肾之功；杜仲、牛膝、桑寄生均可减少软骨组织的破坏，促进软骨组织修复，保护软骨，延缓软骨退变；以海螵蛸、千年健、鹿衔草为佐，活血止痛、补骨强骨，可增强君药祛风湿、壮筋骨之功效，共奏补肝益肾、强筋健骨、固本培元之效。另患者纳差，故予以麦芽、山楂、薏苡仁健脾开胃消食。复诊时腰膝酸软症状减轻，仍有关节肿胀、疼痛感，故加忍冬藤祛风湿止痛，赤芍凉血散瘀、消肿止痛；寐差予以酸枣仁养肝宁心、安神助眠。后根据患者复诊情况反馈随时调整药物，主方仍以补益肝肾为主。现患者病情平稳，嘱患者控制体重，体重下降后能够防止或减轻关节的损害，并能减轻患病关节所承受的压力，有助于本病的治疗。避免长时间站立及长距离行走。平常注意补钙，应以食补为基础，要注意营养的平衡，多食奶制品（如鲜奶、酸奶、奶酪）、豆制品（如豆浆、豆粉、豆腐、腐竹等）、蔬菜（如金针菜、胡萝卜、小白菜、小油菜）及紫菜、海带、鱼、虾等海鲜类。坚持适量体育锻炼，防止骨质疏松。有规律的运动能够通过加强肌肉、肌腱和韧带的支持作用而有助于保护关节，预防骨关节病的发生，同时注意关节保暖，关节受凉常诱发本病的发生。

医案2

王某，女，62岁，2022年01月11日就诊。

【初诊】左膝关节酸痛、肿胀不适半年余，加重3天。患者近半年来反复出现左膝关节酸痛、肿胀不适，久行、上下楼梯及天气寒冷时病情加重，休息及保暖后症状可部分缓解。患者曾行热敷及膏药外敷等治疗，效果不显。查体：左膝髌上囊轻度肿胀，浮髌试验（－）、髌周压痛（＋），左膝活动稍不利，屈曲活动度为95°～105°，活动时偶伴弹响声。胃纳一般，二便调，夜寐安，舌淡，舌苔白腻，脉弦。

类风湿因子（—）、抗环瓜氨酸肽抗体（—）、抗核抗体（—）。X线检查：左膝关节骨质增生表现，关节间隙变窄伴边缘骨赘形成。

【诊断】西医诊断：膝骨关节炎。

中医诊断：膝痹（寒湿痹阻证）。

【治疗】西药予以痛血康1粒，每日3次，口服，适当补充维D钙片。

中药拟方：羌活15g，防风12g，桂枝10g，伸筋草15g，防己10g，黄芪30g，当归12g，川芎12g，牛膝12g，茯苓12g，薏苡仁15g，干姜12g，甘草9g。每日1剂，水煎，早晚分服。嘱患者注意保暖，患膝以药渣热敷，每次15min。

【二诊】患者膝部酸痛及肿胀均有改善，久行等劳累后病情略有反复，活动后气短，胃纳一般，二便调，夜寐一般，舌淡暗、舌苔薄，脉细涩。

中药拟方：羌活15g，防风12g，桂枝10g，伸筋草15g，防己10g，黄芪30g，当归12g，川芎12g，牛膝12g，茯苓12g，薏苡仁15g，甘草9g，丹参15g，桃仁12g，红花10g，党参15g，白芍15g。14剂。中药内服及热敷法同前，同时指导患者行适当功能锻炼。

【三诊】患者膝部时有隐隐酸痛感，久行后下肢有乏力感，胃纳一般，二便调，夜寐安，舌淡红、舌苔薄白，脉细。

中药拟方：羌活15g，防风12g，桂枝10g，伸筋草15g，防己10g，黄芪30g，当归12g，川芎12g，牛膝12g，茯苓12g，薏苡仁15g，甘草9g，丹参15g，桃仁12g，红花10g，白芍15g，熟地黄15g，续断15g，枸杞子15g，补骨脂12g，太子参15g。28剂中药内服及热敷法同前，功能训练同前。

【四诊】患者膝部酸痛感较诊疗前明显缓解，下肢酸软无力减轻。

原方案继续巩固治疗两周后，患者述诸症消除。

【按语】本案体现了骨关节炎辨证论治与分期论治相结合、标本兼顾的学术思想。初诊从痹论治，重视风寒湿三邪，以疏风散寒、化湿通痹为要。羌活、防风、伸筋草、防己除湿散寒，桂枝、干姜辛温散寒，除湿散寒药搭配祛风药，取祛风药走窜、宣通之药性。当归、川芎补血活血，又重用黄芪使气通则血活，血活则风散。牛膝补肝肾、强筋骨，茯苓、薏苡仁利水渗湿，甘草调和诸药。二诊血瘀较为明显、气血失调，治疗上以行气活血、益气养血为要；加丹参、桃仁、川芎等活血药物，体现了血行风自灭的临床诊治特色；适度加大补气药黄芪的用量，使补气而血自生、以助生化。三诊重视脏腑调摄，以调补肝肾、顾护脾胃为要。其中熟地黄、续断、枸杞子、补骨脂补肝肾、强筋骨，白术、太子参健脾益气护胃。本案除内服药外，同时应用药液熏洗及药渣热敷以加强活血化瘀功效，可加速缓解肿胀、疼痛等不适。根据患者不同分期，指导其开展相应的功能训练，帮助获得满意的疗效。

医案 3

陈某，女，62 岁，2021 年 12 月 04 日就诊。

【初诊】双膝关节肿痛伴活动受限 5 年余，加重 1 周。患者近 5 年膝关节活动后肿痛反复发作，1 周前因感受风寒致双膝关节肿痛加剧，屈伸受限，休息后未缓解，遂来我院就医。刻下症：右膝冷痛，肿胀明显，局部可见瘀斑，皮温偏低，得温则减，四肢麻木不仁，腰膝酸软，精神焦虑，纳差，夜寐不佳，舌淡暗，苔薄白，有瘀点，脉沉细涩。查体：右膝关节呈屈曲挛缩畸形，双膝髌骨研磨试验（＋）。X 线片示：双膝关节退行性改变。

【诊断】西医诊断：膝骨关节炎。

中医诊断：膝痹病（肝肾亏虚，寒湿瘀阻证）。

【治疗】西药予以痛血康1粒，1日3次。

中药拟方：独活 15g，羌活 10g，防风 10g，熟地黄 15g，鸡血藤 15g，杜仲 10g，川牛膝 10g，山药 10g，薏苡仁 15g，甘草 6g。7 剂，每日 1 剂，水煎，早晚饭后温服。

中药外洗方：花椒 15g，羌活 15g，威灵仙 15g，生明乳香 10g，没药 15g，赤芍 20g，伸筋草 15g，透骨草 15g。祛风散寒，化瘀止痛。将上述药材放入砂锅内，加水 2000 ～ 2500mL，煮沸 30min 后去渣。先用蒸汽熏洗膝关节，当药液降到合适温度时，再擦洗关节，每日早晚 2 次，每次 15 ～ 30min。

【二诊】患者双膝冷痛感消失，肿胀不显，仍有腰膝酸软疼痛，食欲增加，夜寐欠佳，他症如前。

中药拟方：独活 15g，羌活 10g，熟地黄 15g，鸡血藤 15g，杜仲 10g，川牛膝 10g，山药 10g，薏苡仁 15g，甘草 6g，狗脊 10g，醋延胡索 10g，忍冬藤15g，远志10g。14剂，每日1剂，水煎，早晚饭后温服。同时继续使用上述外用方。嘱患者保暖，调畅情志，少量功能锻炼，减少上、下楼等活动。

【三诊】上述症状较前缓解，纳寐可，二便调。

嘱患者适当补充钙质，多晒太阳，尽量避免风寒外袭，二诊方继服28付，随访病情变化。无不适可停用痛血康及内服中药。外用中药继用1月。

【按语】本案患者病机属本虚标实，本虚以肾肝脾三脏为主，标实是因感受风寒等外邪，加重本病。初诊以祛风散寒祛瘀治标为主，兼顾肾脾肝之虚。方中独活、羌活、防风以祛风寒湿；熟地黄、鸡血藤补血活血，寓"血行风自灭"之意；山药、薏苡仁、甘草健脾，既生化气血，又防内湿停聚而成痰浊；杜仲、川牛膝补益肝肾。外洗方中花椒、羌活祛风散寒止痛；威灵仙祛风除湿活络；乳香、没药活血化瘀；赤芍活血散瘀；伸筋草、透骨草舒筋通络。共奏祛风散寒除湿、舒筋活血化瘀之功。二诊方中狗脊祛风湿、补肝肾、强腰膝；醋延胡索入肝经，调达气机；忍冬藤清热解毒止痹痛；远志安神助眠。全方使得气血生化有源，使痰浊难聚、瘀血难成、内毒难生，且其性甘温，补益肝肾，体现了"治病必求于本"。

医案4

何某，女，76岁，2022年03月20日就诊。

【初诊】双膝关节反复疼痛8年余，加重1周。患者8年前无明显诱因出现双膝关节疼痛，后自行购买药膏贴敷治疗后疼痛缓解，此后每遇劳累负重或天气变化时感双膝关节疼痛加重，局部畏寒，曾于当地医院查双膝X线片示：双膝关节骨质退行性改变，关节间隙变窄，髌骨后上角骨质增生。经系统检查排除类风湿关节炎、结缔组织病等后，予醋氯芬酸片，碳酸钙胶囊等口服治疗，病情仍时有反复。1周前因劳累后膝关节疼痛加重，蹲起困难，遂来就诊。刻下症：双膝关节疼痛，劳累后加重，神疲乏力，偶有腰膝酸软，时有咳嗽，痰多难咯，胃脘痞闷，纳差，眠可，小便调，大便溏，舌淡暗，苔白厚腻，脉细涩。查体：一般情况可，双膝关节无畸形，略肿胀，伴压痛，浮髌试验（－），髌骨研磨试验（＋）。

【诊断】西医诊断：膝骨关节炎。

中医诊断：骨痹（气血两虚，痰瘀痹阻证）。

【治疗】西医予以骨痛贴膏外敷，中医予以运脾益气养血，化痰除瘀通络方口服。

中药拟方：黄芪20g，防风15g，党参10g，炒白术10g，白芍10g，桂枝10g，炙升麻15g，柴胡6g，甘草6g，独活10g，川芎10g，炒薏苡仁15g，陈皮10g，法半夏10g，茯苓10g，威灵仙15g。每日1剂，水煎取汁300mL，分早、晚2次温服，共14剂。

【二诊】双膝关节疼痛较前缓解，已无明显肿胀，胃脘痞闷较前缓解，咳嗽减轻，痰液容易咯出，但感双目干涩，偶有口干，舌淡红，苔白腻，脉细缓。

中药拟方：黄芪20g，防风15g，炒白术10g，白芍10g，桂枝10g，炙升麻15g，柴胡6g，甘草6g，独活10g，川芎10g，炒薏苡仁15g，陈皮10g，茯苓10g，北沙参30g，密蒙花15g，菊花10g。继服14剂。

【三诊】患者双膝关节疼痛及眼干、口干症状均明显缓解，无胃脘痞闷、腹胀，食欲、食量均较前明显改善。

继以二诊方28剂善后，并嘱患者避免劳累，减少上下楼梯，避风寒，节饮食，不适随诊。随访1年，病情平稳。

【按语】本案患者关节疼痛反复发作，迁延不愈，日久耗伤气血，气血凝滞，聚为痰瘀。加之患者年老，脾肾渐衰，《难经》有言"气主煦之，血主濡之"。本病病位之筋骨虽由肝肾所主，但其动力和养分却依赖于脾胃气血的化生与灌注。参考患者既往并无跌扑损伤史或感触风寒史，再根据患者神疲乏力、腰膝酸软、咳嗽痰多难咯、胃脘痞闷等症状表现，以及舌脉特点，辨证为气血两虚、痰瘀痹阻证，治疗应从顾护脾胃论治，以运脾益气养血、化痰除瘀通络为法。方中黄芪、炒白术、党参健脾益气、益卫固表；陈皮、炙升麻、柴胡理气健脾、升举中焦阳气；桂枝、白芍温脾散寒、和中缓急；川芎活血化瘀、祛风止痛；独活、威灵仙祛风除湿、通痹止痛；防风祛风解表、胜湿止痛；炒薏苡仁健脾渗湿、清热除痹；法半夏燥湿化痰、消痞散结；茯苓利水渗湿、健脾化痰；甘草益气护中、调和诸药。二诊时患者关节疼痛、咳嗽、痰多难咯、胃脘痞闷好转，但患者出现眼干症状，故初诊方去威灵仙、法半夏，将党参易为滋阴益气之北沙参，并加入密蒙花、菊花以清热明目。三诊时则症状均明显改善，效果明显。因此思路明确，主次分明，灵活把握病机，标本兼顾，将能取得满意疗效。

第五节　强直性脊柱炎

强直性脊柱炎（ankylosing spondylitis，AS）是一种主要侵犯骶髂关节、脊柱及外周关节的全身性、慢性炎症性疾病，造成脊柱及周围韧带骨化，脊柱僵硬、强直。

强直性脊柱炎的病理特点是附着骨的肌腱、韧带、关节囊等发生炎症，导致骨质破坏与异常新骨形成。强直性脊柱炎发病机制复杂，是由体内炎症、自身免疫紊乱以及骨代谢异常等多个环节共同参与的，该病早期常是单侧性或间歇性的腰背疼痛，数月后会出现双侧性和持续性腰背疼痛僵硬的感觉使患者日常活动受限，生活质量下降。

非甾体抗炎药、物理治疗和患者教育仍是患者的一线治疗。临床上强直性脊柱炎的治疗目标是防止机体功能受限、控制疾病进展。

本病属于中医"大偻"等范畴。先天禀赋亏损，肾气不足，风寒湿邪入侵，凝结筋骨，入伏脊脉，而成大偻。该病以肾督亏虚为本，寒邪凝滞为标，其主要病机为机体先天禀赋欠缺，肾气不足，督脉虚空，不能生髓，肝肾同源，肝肾亏损，正气虚弱，时感寒邪侵入机体，抵达肾督，凝结经络，不通则痛，筋骨失荣，而成骨痹。对于肝肾亏虚、湿热内阻，予以补益肝肾、清热通络；对于肾虚湿热，予以清热利湿、补肾强督；对于肾虚督寒证，予以温肾强督、舒筋通络。

医案1

王某，女，35岁，2020年09月23日就诊。

【初诊】患者确诊为强直性脊柱炎1年余，规律予以美洛昔康、新癀片、痹祺胶囊及中药汤剂口服，症状缓解，此后症状反复发作，1月前腰背部僵硬、疼痛加重，严重影响生活起居。刻下症：腰背部疼痛，夜间加重，晨起活动后减轻，纳可，夜寐欠佳，二便调，舌质红，苔黄，脉沉细。

血沉18mm/h↑，超敏C反应蛋白3.07mg/L↑，谷丙转氨酶23U/L，谷草转氨酶24U/L。

【诊断】大偻（肝肾亏虚，湿热内阻证）。

【治疗】黄芩10g，金银花15g，当归15g，豨莶草15g，白芍20g，蒲公英15g，大青叶15g，连翘10g，狗脊15g，茯苓10g，薏苡仁15g，炒柴胡根10g，炒黄柏9g。14剂。

【二诊】患者诉服药后腰背僵硬、疼痛症状减轻，夜间疼痛未有明显缓解，舌质红、苔黄，脉沉细。谷丙转氨酶（ALT）19U/L，谷草转氨酶（AST）21U/L，抗链球菌溶血素O（ASO）737IU/mL↑，血常规未见明显异常。

中药拟方：前方基础上加鸡血藤10g，大血藤10g。21剂。

【三诊】患者夜间痛感较前缓解，腰背部疼痛晨起活动后减轻，纳可，夜寐欠佳，二便调，舌质红，苔黄，脉细数。血沉17mm/h↑，谷丙转氨酶15U/L，谷草转氨酶22U/L，肌酐50.8μmol/L。

中药拟方：二诊方鸡血藤量加至12g。28剂。

【四诊】患者腰背疼痛仍有，夜间疼痛时有，睡眠较前好转，舌质红，苔黄，脉细数。

中药拟方：三诊方基础上鸡血藤加至15g。28剂。

【五诊】患者近日睡眠尚可，晨起活动后腰背部疼痛虽有好转，但仍觉活动不畅，舌质红，苔薄，脉细。血沉28mm/h↑，超敏C反应蛋白1.44mg/L↑，谷丙转氨酶12U/L，谷草转氨酶18U/L，肌酐56.7μmol/L。

中药拟方：四诊方去蒲公英15g，大青叶15g，加忍冬藤15g。28剂。

【六诊】患者晨起活动后腰背部疼痛、活动不畅较前好转，无其他不适，睡眠尚可，舌质红，苔薄，脉细。

中药拟方：继用五诊方。28剂。

【按语】本例患者为青年女性，其先天禀赋不足，肾气亏虚，肾主骨，骨骼失养，不荣则痛，复感外邪，郁而化热，根据患者症状、体征，诊断为大偻，病机关键为肾虚湿热，以补益肝肾、清热通络法为主治疗。处方中狗脊具有祛风湿、温补肝肾、强壮筋骨的作用；豨莶草药性偏凉，具有祛风湿、清热、疏通经络的功效；并加入金银花、黄芩、蒲公英、大青叶、连翘、黄柏一派寒凉之品，意在清热。茯苓、薏苡仁有祛湿之功。另《本草汇言》说："凡藤蔓之属，皆可通经入络"，忍冬藤清热疏风通络，取"藤达枝蔓"的含义，可加大通经活络利节作用，不仅如此，藤类与豨莶草合用可使气血周流。当归养血活血、调经止痛；鸡血藤补血活血、助通经脉；白芍性寒，具有养血调经、柔肝止痛的功效；柴胡醋炒加强其疏肝利肝、散邪之效。诸药合用，共奏补益肝肾、清热通络之功。

医案2

王某，男，42岁，2021年10月12日就诊。

【初诊】颈肩腰背部僵痛5年余，加重1周。患者5年前无明显诱因出现颈肩腰背部僵痛不适，未重视及诊治，后疼痛反复发作，渐至晚夜间翻身困难，僵硬感累及颈项部，颈部及腰部活动受限，曾就诊于我科门诊，完善相关检查后诊断为"强直性脊柱炎"，予以"沙利度胺、美洛昔康"控制病情。1周前患者腰背部僵痛加重，夜间明显，汗多，伴有腰背部广泛红色皮疹，瘙痒，再次就诊我科门诊。刻下症：颈肩腰背僵痛不适，活动受限，伴有皮疹瘙痒，无发热、脱发、口腔溃疡等症状，纳寐尚可，小便黄，大便难解；舌质红，苔黄腻，脉濡数。

血沉29mm/h，超敏C反应蛋白4.98mg/L，HLA-B27（＋），类风湿因子3.8U/mL，抗环瓜氨酸肽抗体12.78U/mL，ANA（－）；骶髂关节MRI：双侧骶髂关节炎。

【诊断】大偻（肾虚湿热证）。

【治疗】中药拟方：杜仲15g，葛根10g，白芷20g，蒲公英10g，黄柏10g，白花蛇舌草15g，牛膝10g，红花10g，白芍10g，白术6g，白鲜皮10g，蝉蜕10g，牡丹皮20g，地肤子10g。14剂。

【二诊】服药2周后，患者自诉颈肩腰背疼痛较前减轻，仍有皮肤瘙痒，纳寐尚可，二便尚调，舌淡红，苔黄腻，脉濡。

中药拟方：前方去黄柏、葛根，加当归15g，生地10g，桑寄生10g。

14剂。

【三诊】颈肩腰背部疼痛、僵硬感较前缓解，皮肤瘙痒改善明显，纳寐可，二便调。

中药拟方：二诊方去白花蛇舌草，加茯苓10g，赤小豆15g。14剂。

【四诊】颈肩腰背部疼痛明显缓解，仍有少许僵硬不适感，皮肤瘙痒消失，偶有腰膝酸软，纳寐可，二便调，舌淡红，苔腻，脉濡。

中药拟方：杜仲15g，茯苓10g，赤小豆15g，白芷20g，蒲公英10g，白花蛇舌草15g，牛膝10g，红花10g，白芍10g，白术6g，蝉蜕10g，牡丹皮20g，当归10g，桑寄生10g，海螵蛸10g。7剂。

【五诊】腰背部疼痛明显改善，无皮肤瘙痒，无其他不适，纳寐可，二便调。舌淡红，苔薄白，脉濡。

中药拟方：四诊方继服。7剂。

【按语】本案为典型的强直性脊柱炎患者，多因素体虚弱，肾气不足，外邪乘虚而入，感受风寒湿热之邪，深侵肾督，筋脉失调，骨质受损，或风寒湿痹，经久不愈，邪留经络，蕴化为热所致，导致腰背部疼痛、僵硬感。热为阳邪，阳盛则热，故舌红、苔黄腻。湿为阴邪，重着黏腻，湿盛则肿，湿热交阻于皮肤，出现皮肤瘙痒不适。治法以补肾强督，清热利湿。方中杜仲、牛膝温肾强督，二药合用，共为君药。患者腰背疼痛，舌红，苔黄腻，为典型的湿热蕴结之象，故以黄柏、白花蛇舌草、蒲公英清热解毒燥湿，葛根、白芷燥湿通络，丹皮、红花、白芍、当归养血通络，白鲜皮、蝉蜕、地肤子祛风止痒，白术、赤小豆、茯苓健脾利湿通络。诸药合用，共奏清热利湿通络、补肾强督之功。

医案3

祁某，男，25岁，2021年12月11日就诊。

【初诊】腰背部僵痛、双膝冷痛1年，加重1月。患者1年前无明显诱因出现腰背部僵硬疼痛，腰部活动受限，夜间加重，翻身不能，双膝关节冷痛，屈伸不利，遂患者就诊于安医一附院，完善相关检查后考虑为"强直性脊柱炎"，予以"塞来昔布、柳氮磺吡啶"控制病情，近1月来因受凉后腰背疼痛加重，伴有僵硬明显，弯腰受限，为求进一步治疗就诊我科门诊。刻下症：腰背僵硬疼痛不适，活动受限，腰膝酸软，形寒肢冷，无发热、脱发、口腔溃疡等症状，纳寐尚可，小便多，大便稀溏；舌质淡红，苔白腻，脉虚弱。

辅检：血沉48mm/h，超敏C反应蛋白12.52mg/L，HLA-B27（+），类风湿因子5.6U/mL，抗环瓜氨酸多肽抗体7.14U/mL，抗核抗体（-）；骶髂关节MRI：双侧骶髂关节炎（Ⅲ级）。

【诊断】大偻（肾虚督寒证）。

【治疗】中药拟方：杜仲10g，桑寄生10g，忍冬藤15g，薏苡仁10g，续断10g，狗脊10g，山药15g，麦芽20g，金樱子10g，覆盆子10g，菟丝子10g，牛膝10g。14剂。

【二诊】服药2周后，患者腰背僵痛、双膝冷痛较前缓解，仍有形寒肢冷，腰膝酸软，纳寐可，二便尚调，舌淡红，苔腻，脉弱。

中药拟方：前方加鹿角霜20g，桂枝10g。14剂。

【三诊】腰背部僵痛、双膝疼痛较前明显缓解，形寒肢冷、腰膝酸软明显缓解，纳寐可，二便调，舌淡红，苔腻，脉弱。

中药拟方：二诊方去续断、菟丝子，加佛手10g。14剂。

【四诊】腰背部僵硬疼痛、双膝疼痛较前明显缓解，纳寐可，二便调，舌淡红，苔腻，脉濡。

中药拟方：三诊方继服，7剂。

【五诊】腰背部无僵硬疼痛，无其他不适，纳寐可，二便调。舌淡红，苔薄白，脉濡。

中药拟方：杜仲10g，桑寄生10g，薏苡仁10g，山药15g，麦芽20g，金樱子10g，覆盆子10g，菟丝子10g，牛膝10g，佛手10g。14剂。

【按语】本案为典型的强直性脊柱炎患者，证属肾虚督寒证。多因素体虚弱，肾气不足，外邪乘虚而入，郁而不化，影响督脉致气血凝滞，经脉痹阻，导致腰背部疼痛、僵硬感。寒邪入肾，内含于督，出现舌淡红，苔白腻，脉虚弱之象。寒湿停滞体内，寒邪凝滞，不通则痛，导致双膝冷痛不适。治法以温肾强督，散寒通络。方中杜仲、牛膝温肾强督，二药合用，共为君药。患者腰背僵痛、双膝冷痛、腰膝酸软为典型的肾虚督寒之象，续断、桑寄生、狗脊、忍冬藤补肝肾、强筋骨、温经通络；金樱子、覆盆子、菟丝子温肾助阳；薏苡仁、山药、麦芽培补胃气。诸药合用，共奏温肾强督，散寒通络之功。

医案4

患者陈某某，女，58岁，2021年09月29日就诊。

【初诊】腰骶部疼痛伴双髋疼痛2月余，在安徽省中医院诊断为"强直性脊柱炎"。刻下症：患者腰骶部疼痛，伴双髋疼痛，双下肢屈伸不利；无发热咳嗽、腹痛腹泻；纳差，夜寐欠安，二便尚调，舌质淡红，苔薄白，脉沉迟。

血沉36mm/h↑；超敏C反应蛋白32.04mg/L↑；血常规、肝肾功能未见明显异常。

【诊断】大偻（肝肾亏虚，邪痹督脉证）。

【治疗】西医予以来氟米特片10mg，每晚1次；柳氮磺吡啶0.5g，一日2次。

中药拟方：杜仲10g，骨碎补10g，牛膝10g，桑寄生10g，千年健10g，鹿衔草10g，薏苡仁15g，山楂15g，麦芽15g。21剂，内服，每日一剂，早晚各1次。

【二诊】患者除上述症状外，夜间盗汗；纳差，夜寐欠安，二便尚调，舌质红，苔薄，脉沉细。血沉57mm/h↑；超敏C反应蛋白57.4mg/L↑；血常规、肝肾功能未见明显异常。

中药拟方：上方加黄柏10g。21剂，内服，每日一剂，早晚各1次。

【三诊】患者腰骶部、双髋疼痛白天疼痛缓解，夜间疼痛明显，影响睡眠；纳可，夜寐欠安，二便尚调，舌质红，苔薄白，脉沉细。血沉40mm/h↑；超敏C反应蛋白20.62mg/L↑；血常规、肝肾功能未见明显异常。

西药加用吲哚美辛栓0.1g，塞肛，必要时用。

中药拟方：二诊方加酸枣仁20g。28剂，内服，每日一剂，早晚各1次。

【四诊】患者腰骶部、双髋疼痛改善；纳可，夜寐尚可，二便尚调，舌质红，苔薄白，脉沉细。血沉28mm/h↑；超敏C反应蛋白16.57mg/L↑；

血常规、肝肾功能未见明显异常。

西药停用吲哚美辛栓。

中药拟方：三诊方去酸枣仁。28剂，内服，每日一剂，早晚各1次。

【五诊】患者腰骶部、双髋疼痛好转，肢体乏力，口干口渴，偶感头晕；纳可，夜寐尚可，二便尚调，舌质红，苔薄白，脉沉细。血沉22mm/h↑；超敏C反应蛋白19.37mg/L↑；血常规、肝肾功能未见明显异常。

中药拟方：四诊方去千年健、黄柏，加黄芪20g，太子参15g，当归10g。30剂，内服，每日一剂，早晚各1次。

【六诊】患者腰骶部、双髋疼痛好转，肢体乏力、口干口渴、头晕较前改善；纳可，夜寐尚可，二便尚调，舌质淡红，苔薄白，脉沉细。血沉19mm/h↑；血常规、肝肾功能未见明显异常。

中药拟方：效不更方，30剂，内服，每日一剂，早晚各1次。

【七诊】患者腰骶部、双髋疼痛好转，肢体乏力、口干口渴、头晕较前改善；纳可，夜寐尚可，二便尚调，舌质淡红，苔薄白，脉沉细。血沉25mm/h↑；超敏C反应蛋白17.55mg/L↑；血常规、肝肾功能未见明显异常。

中药拟方：六诊方加金银花15g。28剂，内服，每日一剂，早晚各1次。

【八诊】患者劳累后感腰骶部、双髋隐痛，肢体乏力、口干口渴、头晕缓解；纳可，夜寐欠佳，二便尚调，舌质淡红，苔薄白，脉沉细。血沉20mm/h↑；超敏C反应蛋白17.66mg/L↑；血常规、肝肾功能未见明显异常。

中药拟方：七诊方加续断10g。28剂，内服，每日一剂，早晚各1次。

【九诊】患者腰骶部、双髋疼痛明显好转，活动明显改善；无肢体乏力、口干口渴、头晕；纳可，夜寐安，二便尚调，舌质淡红，苔薄白，脉弦细。血沉20mm/h↑；超敏C反应蛋白8.58mg/L↑。

中药拟方：八诊方继用。28剂，内服，每日一剂，早晚各1次。

【按语】本案患者为中年女性，患者系因素体虚弱，肝肾精血亏虚，督脉失养，卫外不密，风寒湿诸邪乘虚而入，深侵肾督，驻留于经络、筋脉、骨节，气血凝滞，筋骨失养，故见患者腰骶部、双髋关节疼痛、活动不利。舌质淡红，苔薄白，脉沉迟，皆属肝肾亏虚、邪痹筋骨之象。故治宜补肝肾、祛风湿、强筋骨。初诊，方中杜仲、骨碎补共为君药；其中杜仲味甘，性温；具有补肝肾，强筋骨的功效。现代药理研究发现，杜仲具有抗炎、抗菌、抗氧化、免疫调节、保护肝肾、抗骨质疏松等作用。骨碎补味苦，性温，可补肾强骨。现代药理研究证实，骨碎补具有抗骨质疏松、促进骨折愈合、促软骨再生、抗炎等作用。牛膝、桑寄生为臣药。其中牛膝味苦、甘、酸，性平，具有逐瘀通经、补肝肾、强筋骨、利尿通淋、引血下行的功效。现代应用发现，牛膝其主要化学成分具有镇痛抗炎、抗骨质疏松的作用。桑寄生味苦、甘，性平，长于养血而补肝肾、强筋骨，又善祛风湿；其主要化学成分具有一定的抗炎镇痛作用，临床常用于治疗骨关节类疾病。千年健、鹿衔草、薏苡仁、山楂、麦芽为佐药。其中千年健味苦、辛，性温，具有祛风湿、壮筋骨的功效，主治风寒湿痹、腰膝冷痛、拘挛麻木、筋骨痿软，临床上常用于治疗风湿腰腿痛、风湿及类风湿关节炎、骨质疏松等。鹿衔草味甘、苦，性温，具有祛风湿、强筋骨的作用，主治风湿痹痛、肾虚腰痛、腰膝无力，所含化学成分具有抗菌、抗炎、抗氧化等功能。薏苡仁味甘、淡，性凉，可利水渗湿、健脾止泻、除痹。现代研究证实其抗炎、抗风湿作用明确。山楂味酸、甘，性微温，能消食健脾、行气散瘀；麦芽味甘，性平，可行气消食、健脾开胃。诸药合用，共奏补肝肾、祛风湿、强筋骨之效。

二诊，患者夜间盗汗，故予以加用黄柏滋阴降火。

三诊，夜间疼痛明显，故西药加用吲哚美辛栓，中药上方加酸枣仁助睡眠。

四诊，患者疼痛及睡眠情况改善，故停吲哚美辛栓，中药上方去酸枣仁。

五诊，患者疼痛症状改善，自觉肢体乏力、口干口渴，偶感头晕，故上方去千年健、黄柏，加黄芪补气升阳、生津养血、行滞通痹、敛疮生肌，太子参益气健脾生津，当归补血活血。

六诊，患者病情较前进一步改善，故原方继续使用。

七诊，患者血沉、超敏C反应蛋白验证指标异常难降，加金银花提高炎症清除有效率。

八诊，患者素体虚弱，久病进一步耗伤正气，故加续断使得补中有行，补而不滞。

九诊，患者临床症状明显改善，实验室指标得到有效控制，中药继续巩固一疗程，嘱其继续随访观察。

第六节 干燥综合征

干燥综合征是一种系统性自身免疫性疾病，以泪腺和唾液腺等外分泌腺高度淋巴细胞浸润为病理特征，其产生的免疫性炎症反应导致外分泌腺分泌功能逐渐减退，进而可引起多系统损害。干燥综合征的临床表现除口眼干燥、龋齿和腮腺肿大等症状外，还可累及肺、肾、肝等内脏器官及关节、血管、皮肤、神经系统等，且血清中有多种自身抗体和高免疫球蛋白血症。

本病目前暂无根治方法，主要以对症和替代治疗为主，治疗上维持临床缓解，控制病情进展，并密切随访病情变化，防治多系统损害。西医临床上多用糖皮质激素（泼尼松、甲波尼龙）、羟氯喹、来氟米特等药物治疗。

根据其临床表现，干燥综合征可归属于中医"燥痹"范畴。中医认为，本病起病于"燥"，"燥胜则干"，导致津伤液燥，精血不足，清窍失于濡养，累及皮肤黏膜、肌肉关节，深达五脏六腑而成燥证。脾胃乃后天之本，燥邪入侵机体，伤及脾胃，津液无法输达清窍，引起口干眼干，体倦乏力。脾主四肢，运化功能减退，气血生化不足，四肢肌肉失于濡润，不荣则痛，引起关节疼痛；久病及肾，致使肾阴亏耗，脾肾两虚，病情迁延不愈。因此，燥痹的病位主要在脾肾，主要病机是气阴两虚。遵循治病必求于本，以"健脾滋肾"为原则，临床疗效明显。

医案1

李某某，女，54岁，2021年01月23日就诊。

【初诊】口干、眼干、双手关节肿痛2年余，被安徽省立医院诊断为"干燥综合征"。刻下症：口干、眼干，双手第3近端指间关节隐痛，干咳、无痰，伴双眼畏光，偶有头晕、头痛，胃脘胀满，饥不欲食，心烦不寐，小便色黄，大便尚调，舌质红少津，苔微黄腻，脉细数。

2020年12月17日血沉76mm/h↑，类风湿因子9.38IU/mL↑，超敏C反应蛋白3.30mg/L↑，抗溶血素链球菌O 276KIU/mL↑，抗核抗体阳性1∶320，抗环瓜氨酸肽抗体21.9U/mL↑。2020年12月21日泪液流量左5mm，右4mm；唾液流量1.670g；唇腺活检：唇腺腺泡轻度萎缩，小叶间血管增生、充血，小叶内见淋巴细胞浸润（＞50个/灶）。

2021年01月23日血常规：血小板96×10⁹/L↓，血沉25mm/h，球蛋白40.40g/L↑，免疫球蛋白A 6.57g/L↑，免疫球蛋白G 22.15g/L↑；肝肾功能未见明显异常。

【诊断】燥痹（肺胃阴虚证）。

【治疗】西药予以硫酸羟氯喹0.1g，一日2次；白芍总苷胶囊0.6g，一日2次。

中药拟方：太子参15g，白术10g，山药10g，茯苓10g，石斛10g，香橼皮10g，北沙参10g，麦冬10g，绿梅花10g，酸枣仁20g。13剂，内服，每日一剂，早晚各1次。

【二诊】患者口干、眼干稍减轻，干咳未见改善，双手第3近端指间关节隐痛，双眼畏光，伴有头晕、头痛、乏力，胃胀减轻，饥不欲食，心烦不寐，小便色黄，大便稍干，舌质红少津，苔微黄腻，脉细无力。球蛋白45.0g/L↑；血沉25mm/h↑；血常规、肝肾功能未见明显异常。

中药拟方：上方加当归10g。21剂，内服，每日一剂，早晚各1次。

【三诊】患者眼干仍存在，口干、口渴、干咳明显，双手第3近端指间关节疼痛改善，双眼畏光，伴有头晕、头痛、乏力，胃胀减轻，纳少，心烦不寐，小便色黄，大便调，舌质红少津，苔微黄，脉细无力。球蛋白（GLO）46.2g/L↑；血常规、肝肾功能未见明显异常。

中药拟方：二诊方去茯苓，加玉竹10g。21剂，内服，每日一剂，早晚各1次。

【四诊】患者眼干、口干、口渴减轻，干咳好转，双手第3近端指间关节疼痛改善，双眼畏光、头晕、头痛、乏力好转，纳可，心烦，寐可，小便色黄，大便干，舌质红绛，苔微黄，脉细数。球蛋白（GLO）46.9g/L↑；血常规、肝肾功能未见明显异常。

中药拟方：三诊方加玄参10g。15剂，内服，每日一剂，早晚各1次。

【五诊】患者眼干、口干、口渴缓解，无干咳，双手第3近端指间关节疼痛好转，头痛、头晕加剧，乏力、双眼畏光好转，纳可，心烦，寐可，小便色淡黄，大便调，舌质淡红少津，苔微黄，脉弦细。球蛋白（GLO）45.2g/L↑；血常规、肝肾功能未见明显异常。

中药拟方：四诊方加防风10g，白芷10g，天麻10g。28剂，内服，每日一剂，早晚各1次。

【六诊】患者眼干、口干、口渴缓解，无干咳，劳累后双手第3近端指间关节肿痛明显，头痛、头晕、乏力明显好转，双眼畏光改善，纳可，无心烦，寐可，小便色淡黄，大便调，舌质淡红少津，苔微黄，脉弦细。血常规：白细胞$3.79×10^9$/L↓；球蛋白41.6g/L↑；血沉27mm/h↑。

中药拟方：五诊方去白芷，加忍冬藤15g。28剂，内服，每日一剂，早晚各1次。

【七诊】患者眼干、口干、口渴明显缓解，无干咳，双手第3近端指间关节肿痛减轻，头痛、头晕、乏力明显好转，双眼畏光改善，纳可，无心烦，寐可，小便色淡黄，大便调，舌质淡红少津，苔薄白，脉弦细。球蛋白41.9g/L↑；血常规、肝肾功能未见明显异常。

中药拟方：六诊方继用28剂。内服，每日一剂，早晚各1次。

【八诊】诸症明显好转，寐可，小便色淡黄，大便调，舌质淡红，苔薄白而干，脉弦细。血常规、肝肾功能未见明显异常。

中药拟方：七诊方去忍冬藤，加蒲公英10g。7剂，内服，每日一剂，早晚各1次。

【按语】本案患者为中老年女性，素体精气不足，气血亏虚，久病损伤脾胃，胃阴不足，虚热内生，热郁于胃，故见胃脘胀满，饥不欲食；津液亏虚，阴津不能上承，故见口干、眼干；肺阴不足，虚热内生，故见干咳无痰；阴津不足，不能濡养四肢关节，故见双手第3近端指间关节隐痛；血燥津亏，故头晕、头痛；心烦不寐，小便色黄，大便尚调，舌质红少津，苔微黄腻，脉细数，皆属阴虚之象。总体辨证为肺胃阴虚证。故治宜养阴润肺、益胃生津。初诊方中太子参甘、微苦，性平，为君药，既能补气，又可生津，略兼清泄。茯苓、白术、山药、石斛、北沙参、麦冬为臣药。茯苓、白术、山药益气理脾和胃，石斛、北沙参、麦冬益胃生津、养阴润肺、清热除烦。香橼皮、绿梅花、酸枣仁共为佐药。香橼皮健脾开胃、止咳化痰，绿梅花调畅气机，酸枣仁宁心安神、生津。诸药合用，共奏养阴润肺、益胃生津之功。

二诊，患者乏力，大便稍干，多因肺气虚，大肠传导无力，血虚津少，肠道失于濡润，故在上方基础上加当归益气养血。

三诊，口干、口渴、干咳症状明显，多因肺胃阴伤，燥热伤肺，故去茯苓，加玉竹养阴润燥、生津止渴。

四诊，大便干燥明显，小便色黄，舌红绛，多因热病伤阴，津液不足，肠道干涩，故加玄参清热凉血、滋阴降火。

五诊，头痛、头晕加剧，以前额、眉棱骨较著，考虑肝风上扰。防风为"风药中之润剂"，可祛风止痛；白芷经行阳明，专治前额、眉棱骨疼痛；天麻柔润不燥，可祛风通络，无论寒热虚实。

六诊，见患者双手第3近端指间关节肿痛明显，考虑热邪痹阻脉络，加忍冬藤清经活络。

七诊，患者病情逐渐趋于好转，故宜守方。

八诊，患者诸症明显改善，关节不肿，故去忍冬藤，加蒲公英继服。

医案2

王某，女，54岁，2020年10月21日就诊。

【初诊】干燥综合征病史5年，原发性胆汁性胆管炎病史4年，长期服用中医、西药（泼尼松、白芍总苷胶囊、羟氯喹、熊去氧胆酸片、甘草酸二铵肠溶胶囊等）治疗，近1月口眼干燥症状加重，病程中出现光过敏、皮肤过敏。刻下症：口唇干燥，多牙齿脱落；双目干涩刺痛，伴有磨砂感；舌质红少津，苔少，脉细。

血沉13mm/h，超敏C反应蛋白1.34mg/L，碱性磷酸酶137U/L，脂蛋白a 758.0mg/L。

【诊断】西医诊断：干燥综合征。

中医诊断：燥痹（燥伤肝阴，筋脉痹阻证）。

【治疗】中药拟方：山药12g，绿梅花8g，太子参15g，菊花10g，郁金8g，麦冬10g，酸枣仁25g，白扁豆10g，密蒙花10g，山茱萸10g，石斛12g。10剂，内服，每日一剂，早晚各1次。

【二诊】口干眼干症状有所缓解。血常规（－）、生化（－）、血沉（－）。

中药拟方：前方加五味子10g，玉竹10g，北沙参10g，甘草8g，去郁金、酸枣仁、白扁豆、密蒙花。10剂，内服，每日一剂，早晚各1次。

【三诊】患者诉双膝关节疼痛，双足紫斑。血常规（－）、生化（－）、血沉23mm/h。

中药拟方：二诊方加珍珠母10g，生地10g，赤芍10g。10剂，内服，每日一剂，早晚各1次。

【四诊】自觉症状减轻，偶有气短乏力。血常规（－）、生化（－）、血沉20mm/h。

中药拟方：三诊方加功劳叶10g，仙鹤草15g。10剂，内服，每日一剂，早晚各1次。

【按语】此例患者为燥痹，病程长达5年，其口干眼干症状显著，舌质红少津，苔少，脉细，为气虚津伤不能上承，系患者素体禀赋不足，气血亏虚，久病耗伤，肺失濡养而敷布、宣降失常，气虚则津液亏损，津失敷布。肾阴精亏虚，清窍失充，则可见口燥舌干、牙齿脱落，肾气虚下肢失于充养，见有双膝关节疼痛，双足紫斑。益气养阴为治疗燥痹的基本治则，方中包括益气健脾之太子参、山药促进阴津生成；养阴生津润燥之麦冬、石斛，补益气液；佐以味酸性温之酸枣仁补气又养阴，且求"酸甘化阴"之效。且酸性药物可刺激唾液分泌，减少口舌干燥的症状。麦冬药性寒，味甘微苦，研究表明其能通过调节细胞因子以及水分子通道蛋白来明显降低干燥综合征患者的慢性炎性免疫反应，以保护颌下腺并改善眼干及口干等症状。肝开窍于目，患者眼目干涩，遂加菊花平肝明目。方中密蒙花既能清肝，又能养肝，为厥阴肝经之正药。山茱萸补益肝肾，收敛肾精，配伍山药补后天之本。瘀血阻滞，津不上承，配伍郁金行气活血；白扁豆健脾化湿，防生津药物滋生黏腻之湿邪。绿梅花理气疏肝，可用于肝经所过之妇人更年期心烦、失眠诸症。

徐某，女，27岁，2022年03月23日就诊。

【初诊】干燥综合征病史4个月，服用西药（甲泼尼龙片、硫酸羟氯喹片、阿法骨化醇软胶囊、枸橼酸托法替布片）治疗。刻下症：口干需频频饮水，干性食物需水带下，视物模糊，皮肤干燥，双足背肿痛，全身关节肌肉呈游走性疼痛，活动后疲劳乏力，纳差、寐可，大便稍干，小便调，舌红，苔薄少津，脉细。

自身抗体全套示抗SSA抗体强阳性，抗SSB抗体阳性，抗RO-52抗体强阳性，口眼干燥试验阳性。血沉41mm/h；尿五蛋白：RBPU 5.085mg/L，A1MU 25.17mg/L，B2MU 14.66mg/L，IgGU 19.34mg/L；血常规：红细胞3.13×10^{12}/L，血红蛋白96g/L；生化：超敏C反应蛋白1.92mg/L，白蛋白31.1g/L，类风湿因子15.4U/mL，肌酸激酶24U/L。

【诊断】西医诊断：干燥综合征。

中医诊断：燥痹（燥伤胃阴，脾虚肌痹证）。

【治疗】中药拟方：茯苓10g，白术10g，薏苡仁15g，山药10g，佛手10g，麦芽20g，太子参10g，酸枣仁20g，甘草10g。14剂，水煎服。

【二诊】患者自诉大便十结难解。血沉31mm/h，红细胞3.69×10^{12}/L，血红蛋白113g/L，肌酐86.5μmol/L。

中药拟方：前方加火麻仁15g，白芍12g。14剂，水煎服。

【三诊】口干眼干症状缓解明显，余无特殊不适。血沉16mm/h，红细胞3.70×10^{12}/L，血红蛋白116g/L。

中药拟方：二诊方继用。

【按语】此例患者为燥痹进展期之气阴两虚证，病位在脾，病程4月，口干皮肤干。脾开窍于口，在体合肉，脾胃为气血生化之源，居中焦而主运化水谷，并为胃行其津液，脾气散精，上承于肺，下输至膀胱，以灌四旁。脾气不足则气不化津，津液生成不足，脾气亦不能布散脾经上溢于口而化涎，故见口干；再则脾气亏虚，津液无力输布濡养而化生水湿，水湿困阻，故见乏力倦怠、不欲饮食。太子参、白术、茯苓、甘草取四君子之意，方中改辛温香燥之党参为太子参，以增加益气养阴之功，四药轻灵平和，不温不燥，补而不峻，共奏健脾益气之功。配伍酸枣仁以求"酸甘化阴"，且对津伤口渴有效。脾胃有"持中央而调升降"之功能，故选用麦芽健胃消食。佛手温阳行气、辛温发散，助脾运化以行津液。山药滋补脾、肺、肾之气阴，且平补气阴，使滋而不腻，不致壅滞而化热。薏苡仁利水消足肿而不伤阴。因患者有贫血表现，白芍味酸收敛，有养血敛阴之功。火麻仁润肠通便，通下存阴。此方一用，患者脾充津足湿去，此后如尚有乏力等症，继服原方以健脾生津渗湿，症状可解。

医案4

詹某某，女，58岁，2022年05月07日就诊。

【初诊】干燥综合征病史2年，长期服用西药"泼尼松、托法替布、羟氯喹、白芍总苷胶囊"治疗。刻下症：口干、眼干，病程中有视物模糊，颈肩部疼痛，头昏，双手麻木，偶有心慌胸闷，纳寐一般，大便偏干，小便正常，舌暗少津，脉细。

【诊断】燥痹（气血痹阻，后天失养，气阴两虚）。

【治疗】中药拟方：太子参10g，山药10g，石斛10g，生地10g，香橼皮10g，北沙参10g，麦冬10g，乌梅10g，甘草10g，五味子10g，密蒙花10g。7剂，内服，每日一剂，早晚各1次。

【二诊】药后口干、眼干症状稍有缓解，视物模糊，肩颈部疼痛，头昏，双手偶有麻木，伴有心慌胸闷，纳一般，寐差，小便正常，大便偏干，舌淡红少津，脉细。

中药拟方：前方加酸枣仁20g，生龙骨15g，去密蒙花。7剂，内服，每日一剂，早晚各1次。

【三诊】口干、眼干伴视物模糊较前缓解，近日颈肩部疼痛加重，头昏改善，双手偶有麻木，偶有心慌胸闷，纳可，寐差，自汗，小便正常，大便正常，舌质暗，少津，脉细涩。

中药拟方：二诊方加浮小麦20g，丹参10g。7剂，内服，每日一剂，早晚各1次。

【四诊】口眼干涩、视物模糊好转，常感觉口中黏腻，手麻及头昏明显好转，颈肩部仍偶有酸痛，纳寐一般，小便偏黄，大便正常，舌红，苔薄腻，脉细。

中药拟方：三诊方加茵陈蒿10g，栀子10g，去丹参。14剂，内服，每日一剂，早晚各1次。

【五诊】口眼干涩、视物模糊明显好转，手麻及头晕几天未发作，肩颈部疼痛缓解，纳食一般，睡眠好转，小便偏黄，大便正常，舌红，苔薄腻，脉细。

中药拟方：四诊方加垂盆草10g，21剂，内服，每日一剂，早晚各1次。

【六诊】患者略有口干、眼略感干涩，手麻、头晕。肩颈部疼痛已有几周未发作，纳寐好转，小便偏黄，大便正常，舌红，苔薄，脉弦。

中药拟方：石斛5g，西洋参5g，甘草3g，金银花5g。28剂，内服，每日一剂，早晚各1次。

【按语】本案临床主症为口干、眼干，病程中有视物模糊，颈肩部疼痛，头昏，双手麻木，偶有心慌胸闷，纳寐一般，大便偏干，小便正常，舌淡少津，脉细。证属气血痹阻，后天失养，气阴两虚。故治宜益气养阴，佐以清热降火、活血通经。方中太子参气微，味微甘，《本草再新》云其可治气虚肺燥，补脾土，消水肿，化痰止渴，配北沙参、麦冬起清热润燥，滋养肺胃之阴的功效。患者除口干、眼干等主症外，还有夜间盗汗，大便偏干的症状，故加密蒙花清肝明目，生地滋阴养血，石斛益胃生津，滋阴清热。乌梅味酸，酸可生津，和生地、麦冬相配，酸甘化阴，滋水以涵肝木。燥易有痰，且患者纳食一般，故选用山药、香橼皮以健脾开胃，化痰止咳，健脾益气，使气血津液生化得复；佐以五味子益气养阴、敛肺生津。考虑该患者病程较长，阴液亏损，久则耗伤精血，有气血运行不畅之现象，加丹参以活血化瘀，通络止痛。再配伍甘草缓急止痛，调和诸药。诸药合用，共奏滋阴益气，养阴柔肝，缓急止痛之功。

医案5

王某，女，79岁，2021年06月23日就诊。

【初诊】口干、眼干20余年，多关节肿痛2月。予以"美洛昔康、硫酸羟氯喹、甲泼尼龙（4mg，一天1次）、复方芪薏胶囊、碳酸钙D3、骨化三醇"等治疗。刻下症：口干苦、眼干、关节疼痛，牙齿呈片状脱落，睡眠差，大便2～3日一行。舌质暗，苔薄微黄，边有齿痕，右脉细，左脉滑涩。

肝功能示胆红素轻度异常。

【诊断】西医诊断：干燥综合征。

中医诊断：燥痹（心脾两虚兼有郁热）。

【治疗】中药拟方：酸枣仁30g，秦艽10g，合欢花3g，麦芽25g，薏苡仁15g，白术10g，茯苓10g，郁金10g，垂盆草10g，山药10g，密蒙花10g。14剂，水煎，每2日1剂，早晚分服。

【二诊】患者睡眠较前略有改善，但仍觉口苦，大便秘结。舌质暗，苔薄微黄，边有齿痕，右脉细，左脉滑涩。

中药拟方：酸枣仁30g，秦艽10g，合欢花3g，麦芽25g，薏苡仁15g，白术10g，茯苓10g，郁金10g，垂盆草10g，山药10g，密蒙花10g，茵陈蒿10g，大黄3g。14剂，水煎，每2日1剂，早晚分服。

【三诊】患者睡眠已安，口苦较前改善，大便较前略有改善。舌质暗，苔薄微黄，边有齿痕，脉细。

中药拟方：秦艽10g，合欢花3g，麦芽25g，薏苡仁15g，白术10g，茯苓10g，郁金10g，垂盆草10g，山药10g，茵陈蒿10g，大黄3g，厚朴10g。14剂，水煎，每2日1剂，早晚分服。

【四诊】患者诸症皆改善明显。舌质暗，苔薄微黄，边有齿痕，脉细。

西药予以阿法骨化醇软胶囊0.25μg，每日1次；硫酸羟氯喹片0.1g，每日3次；雷贝拉唑钠肠溶片20mg，每日1次；甲泼尼龙片4mg，每日1次；熊去氧胆酸片0.25g，每日1次。

中药拟方：予以中药代茶饮调理。金银花5g，西洋参5g，防风3g，枸杞子3g。10剂。

【按语】本案临床主症为口干、眼干、口苦、寐差、便秘。病史较长，结合舌脉，诊断为心脾两虚兼有郁热。故宜健脾安神，清解郁热。方中茯苓、白术为君药，补益心脾。秦艽为臣药，祛风湿，通络止痛，清湿热，恰合病机。酸枣仁养血安神、合欢花解郁安神。薏苡仁、山药、麦芽健脾以渗湿。郁金、垂盆草清湿热、利黄疸。密蒙花清热泻火，养肝明目。药后腑气不通，大便仍难解，加入茵陈蒿、大黄，一则通利大便，二则加强利胆退黄之力，腑气通，则脏安。后期代茶饮，补气养阴，清热升阳，温燥相宜，适合长期饮用。防风的运用，暗合"火郁发之"，乃点睛之笔。

医案6

刘某，男，80岁，2023年01月07日就诊。

【初诊】病人诉半年前无明显诱因出现口干，胃口不佳，大便溏，于外院就诊后行胃镜检查未见明显异常，遂于我院风湿科就诊，诊为干燥综合征。刻下症：神清，精神差，乏力，自觉口干，饮水不能缓解，进食时唾液减少，咀嚼吞咽困难，以晨起口干严重，夜间稍缓解。纳差，不欲进食，自觉胃中灼热感。大便黏腻臭秽，时有便秘，小便频数，夜间尤甚。睡眠差，夜间时口干致醒，起床饮水。舌质略红，苔黄腻而覆整舌，脉滑而有力。

【诊断】西医诊断：干燥综合征。

中医诊断：燥痹（痰湿阻滞证）。

【治疗】中药拟方：茯苓10g，白术10g，薏苡仁15g，法半夏8g，蒲公英10g，玄参10g，麦芽25g，苍术10g，豆蔻10g。7剂，水煎，每日1剂，早晚分服。

【二诊】患者口干较前明显好转，精神佳，大便时成形，胃中灼热感好转，纳增，夜间口渴作醒好转。小便次数减少，但自觉小便色黄。舌质边尖红，苔黄腻稍退，脉弦滑。

中药拟方：遂于原方加茵陈10g，继用前法。7剂，水煎，每日1剂，早晚分服。

【三诊】患者诉现进食时口中开始生津液，进食好转，小便色黄较前明显好转，口干好转，暂未出现夜间口干，睡眠明显好转。大便开始逐渐成形，夜尿次数减少。舌质红，舌苔黄而厚，苔腻好转。脉滑。患者诉时有胸部刺痛不舒。

中药拟方：二诊方去茵陈，加丹参10g。21剂，水煎，每日1剂，早晚分服。

【四诊】患者诉前方服后偶有腹泻，口干明显好转，食量大增，口中津液开始增多，夜间无口干出现，睡眠转佳。舌质淡红，苔薄黄。小便色黄较前未有好转。

中药拟方：三诊方去丹参，加赤小豆10g。21剂，水煎，每日1剂，早晚分服。

【五诊】患者诸症皆安，嘱清淡饮食，忌食生冷，辛辣刺激，油炸熏烤之品以损伤脾胃阳气，助长湿热之邪。

【按语】此患者主要症状为口干，大便溏。此皆由脾胃湿热之邪引起，方中茯苓甘淡利湿而健脾，白术补脾胃之气而逐湿邪。薏苡仁甘淡微寒，清脾胃之热而利湿。法半夏辛开苦降，燥湿化痰。蒲公英甘寒且利尿通淋，缓解患者胃部灼热感，使湿热之邪从小便而去。玄参清热凉血，泻火解毒，清上焦浮游之火，主腹中寒热积聚，有养阴之功，佐半夏、白术、苍术诸药而无滋腻之弊。生麦芽舒发肝气，能助胃气上升，行阳道而资健运。苍术、豆蔻燥湿化痰行气，行化湿健脾之功。二诊加茵陈，取其利湿退黄之功，待患者小便好转，胸中不舒，又患者久病入络，遂换为丹参以活血祛瘀，通络止痛。丹参性寒，患者脾胃久为湿热中阻，运化能力差，中病即止，四诊改为赤小豆，味甘酸而平，健脾利水而能退黄逐瘀，实为对症之佳品，故服药后诸症皆安。

医案7

刘某，女，72岁，2021年10月10日就诊。

【初诊】反复眼干、口干半年余于我科门诊就诊。患者于半年前起无明确诱因下出现明显口干、眼干，起初未予重视及诊治。刻下症：神清，精神萎靡，口干、眼干，偶有左肘、腰背等关节疼痛；饮食夜寐可，大便平素干燥，自觉排便时无力排除。小便多且清长，夜尿次数多。舌质淡红而少血色，苔少，脉细而数。拟用甘寒益气，健脾养阴之法。

抗nRNP/Sm抗体弱阳性，核仁型阳性（1∶1000），核颗粒型强阳性（≥1∶3200），抗Ro-52抗体强阳性，抗SSA抗体强阳性，抗SSB抗体强阳性，血常规示血小板$120×10^9$/L，血沉22mm/h。

【诊断】西医诊断：干燥综合征。

中医诊断：燥痹（脾阴亏虚证）。

【治疗】 中药拟方：太子参10g，山药10g，石斛10g，生地10g，香橼皮10g，芦根10g，北沙参10g，麦冬10g，甘草8g。7剂，水煎，每日1剂，早晚分服。

【二诊】 患者服药后口干、眼干较前好转。大便干燥改变，排便舒畅。小便次数减少。舌质血色始出，舌上渐起白苔。但患者自觉胃脘隐痛、反酸不适，饮食不易消化，皮肤时有瘙痒，关节有红肿疼痛。

中药拟方：此为前方甘寒碍胃，故加生麦芽以助运化，白鲜皮以祛风止痒，清热通痹。

【三诊】 患者自诉服药后无口干、眼干。二便调，舌质淡红，苔薄白。近日仍偶有心前区刺痛，2～3min后可自行缓解。皮肤瘙痒较前好转，关节仍有肿痛。气为血之帅，血为气之母，气虚患者多伴血虚且血行不畅，故加桃仁、红花、当归以补血行血，通经活络。患者又素有风邪所致皮肤瘙痒，故当行血以祛风。

中药拟方：太子参10g，山药10g，石斛10g，生地10g，香橼皮10g，芦根10g，北沙参10g，麦冬10g，甘草8g，生麦芽20g，白鲜皮15g，桃仁10g，红花10g，当归10g。7剂，水煎，每日1剂，早晚分服。

【四诊】 患者口干、眼干明显好转，无身痒，无胸中刺痛，关节痛好转。嘱平素当少食辛辣，不宜过量运动，以免耗气伤阴。

【按语】 干燥综合征属于中医的"燥证"范畴，燥有外燥、内燥之分，历代医家认为干燥综合征以内燥为多，病因多为先天不足、后天失养。"气虚""阴虚"是干燥综合征的重要病因，与肺、脾胃、肝肾的脏腑机能密切相关。气不足，脏腑气化不利使津液的生成、运行和分布异常，津液失道，形体失养。在干燥综合征的治疗过程中当滋阴润燥，同时应当结合益气助阳、补肺布津、健运中焦、养肝温肾的方法恢复脏腑气化功能，则燥象自除。太子参滋脾阴而健脾气，补气而不助邪；山药健脾胃而补营阴，润肺液而益肾精；石斛健脾开胃，清热生津，滋阴养血；生地清热凉血，养阴生津；共为君药。麦冬强阴益精安五脏，滋阴降燥除烦热；北沙参补肺益胃润燥，补中寓清；共为臣药。芦根利湿清热；香橼皮气香醒脾，辛行苦泄，入脾胃以行气宽中使养阴诸药而无滋腻之弊；共为佐药。甘草作使药，中正平和，具有补气益脾、调和药性、缓急止痛之能。全方从脾出发，健脾气补脾阴的同时，兼顾肺、肝、肾、胃脏腑与病理实邪，清补同调，补气而不助邪，滋阴而畅气机，药性亲和不阻胃，适用范围广泛，临证遣方时可在此基础上随症加减。

第七节　产后风湿病

产后风湿病，中医又名"产后风湿证""产后中风""风寒证"，以全身肌肉关节疼痛、畏风、怕凉、不耐劳累为主要表现，临床辅助检查常未见明显异常。

西医学将其归属为功能性风湿病，但无特效治疗方法，中医药对本病疗效颇佳。产后痹发病的关键是营卫不和，治疗当以调和营卫、补血益气为主，祛邪通络止痛为辅。正虚、邪侵、肝郁兼杂为致病原因，治疗分为三期重点分治，早期补虚，中期祛湿邪。古今医家对本病的认识基本概括为气血亏虚为主，治疗原则是补益气血。产后机体正虚，补忌太过以碍邪，祛邪忌太过而伤正，治疗上宜缓图之，药味应少，药量宜轻，重在治疗主因，兼顾次因。产后风湿病正气不足，气血亏虚，根本之源归于脾肾，治疗上多以健脾益气，固本培元为主。产后风湿是本虚标实之病，故在培补脾肾的同时，配以祛除外邪，恢复正气，临床疗效明显。

医案1

杨某某，女，44岁，2021年03月31日就诊。

【初诊】四肢关节疼痛4月余，自诉曾有产后受凉史，刻下症：四肢关节疼痛，以手指指间关节胀痛为主，呈游走性，遇风遇冷加重，伴心烦，月经量少，食欲下降，睡眠尚可，舌淡红，苔薄白，脉细弱，此风寒袭虚，肝气郁结。血常规未见明显异常，肝肾功能未见明显异常，血沉7mm/h，类风湿因子5.7U/mL，超敏C反应蛋白0.32mg/L，抗CCP抗体＜1.50U/mL，促甲状腺激素1.5113mIU/L，自身抗体全套：阴性。

【诊断】产后风湿病（风寒袭虚，肝气郁结）。

【治疗】芪黄健脾滋肾颗粒10g，一天1次。

中药拟方：黄芪15g，独活10g，白芍10g，当归10g，川芎10g，柴胡6g，郁金10g，枳壳10g，白蒺藜10g，合欢花10g，川牛膝10g，香附10g，桂枝10g，羌活10g，炙甘草6g，防风10g，麦芽15g。14剂，水煎服，每日一剂，早晚各1次。

【二诊】药后关节疼痛较前减轻，畏风寒较前好转，舌淡红，苔薄，脉细。肝肾功能、血常规未见明显异常。

中药拟方：上方去羌活、独活、白蒺藜、川牛膝，加鸡血藤15g，远志10g。14剂，水煎服，每日一剂，早晚各1次。芪黄健脾滋肾颗粒10g，一天1次。

【三诊】近来偶受风寒，疼痛加重，伴畏寒，寐差，舌淡，苔薄白，脉弦细。血常规、生化检查均未见明显异常。芪黄健脾滋肾颗粒10g，一天1次；

中药拟方：二诊方加酸枣仁20g，淫羊藿10g，22剂，水煎服，每日一剂，早晚各1次。

【四诊】药后诸症皆轻，舌淡红，苔薄白，脉细。肝肾功能未见异常。芪黄健脾滋肾颗粒10g，一天1次。

中药拟方：三诊方加红景天10g，白术10g，28剂，水煎服，每日一剂，早晚各1次。

后随访患者，未再出现明显的关节疼痛不适。

【按语】《素问》"风寒湿三气杂至，合而为痹也"，本案患者曾有产后受凉史，平素体虚，受风寒湿邪气侵袭，发为痹病，该患者症状明显，而实验室检查均未见异常，西医可能难以下手，而中医通过审证求因、辨证论治，取得显著的疗效。方中羌、独活同用，二药辛温，能祛风散寒止痛，且能通行上下。川牛膝长于祛寒湿，兼能强腰膝；白蒺藜祛风，兼能平肝疏肝；与柴胡、郁金、香附配伍，共奏疏肝解郁之功。白芍、当归、川芎养血活血，以防诸祛风药之辛燥，且寓"治风先治血，血行风自灭"

之义，疏肝用、养肝血并用。桂枝温通经脉以助阳，白芍养血柔肝以益阴，桂枝、白芍等量伍即为桂枝汤之主药，解肌发表而调营卫。炙甘草益气健脾以和中，麦芽健脾消食，防风祛风止痛，能疗诸风，为"风药中之润剂"，与益气固表之黄芪同用，能祛一身之风邪，而无伤正之弊端，全方共用，外散风寒以和营卫，内养肝脾以开郁结。

二诊时患者关节疼痛明显好转，故去羌、独活等祛风止痛之品，加鸡血藤、远志补血养心。

三诊时，患者因外受风寒而加重，加酸枣仁、淫羊藿，酸枣仁补益心脾、养血安神，淫羊藿补肾壮阳、祛风除湿。

四诊时患者诸症皆轻，加红景天、白术，以进一步巩固疗效，红景天益气活血通脉，白术益气健脾，补中宫土气，黄芪、白术、防风三药合用为玉屏风散。防风善祛风，得黄芪以固表，则外有所卫；得白术以固里，则内有所据。

医案2

刘某，女，27岁，2020年12月05日就诊。

【初诊】以全身关节游走性疼痛1月余于我科门诊就诊。以1个月前流产，受寒后出现全身关节游走性疼痛为主诉。患者全身疼痛，乏力，易疲劳，畏风，怕冷，时有心烦易躁、焦虑不安、情绪低落、纳食不佳，夜寐欠安，二便尚调，舌质淡，苔薄腻，脉濡细。

门诊查类风湿因子、C反应蛋白、血沉、抗核抗体等未见异常。

【诊断】西医诊断：风湿病。

中医诊断：产后痹（肝郁气滞，气血亏虚证）。

【治疗】补益气血，疏肝理气。

中药拟方：生黄芪15g，桂枝10g，川芎10g，白芍10g，炒麦芽25g，防风10g，忍冬藤15g，佛手10g，丹参10g，酸枣仁20g，白术10g。7剂，水煎，每日1剂，早晚分服。

【二诊】患者诉疼痛、乏力、疲劳较前缓解，仍有情绪不高，畏风怕冷，且汗出明显，食欲渐增，夜寐安，二便调，舌淡，苔薄微腻，脉濡。

中药拟方：药证相符，原方加煅龙骨10g，合欢皮10g。

【三诊】患者自觉诸症明显缓解，情绪仍时有反复，夜寐易惊醒，纳可，二便调，舌淡，苔薄，脉濡细。

中药拟方：在二诊方基础上减煅龙骨，白芍加量至12g，加制香附10g疏肝理气。21剂，用法用量同前。并给予心理疏导。

【四诊】三诊方隔日1剂，服用21天后，诸症缓解，现未见明显不适，舌脉平。嘱三诊方隔日服用1个月，巩固疗效，避风寒，畅情志，注意休息，适度锻炼。随访现已痊愈。

【按语】产后痹基本病机是气血虚弱，邪气易袭，弥久不愈，渐生痰瘀，发为痹痛；痹舍于肝，肝失条达，阻于脉络，碍行气机，发为气滞。治疗上以补益气血为主，兼顾次症。用药应选甘温之品，用量宜轻、宜少，以缓中寓补，补中祛邪，"补虚不滞邪，祛邪不害正"为其治疗目的。方中生黄芪味甘、微温，为补中益气之要药；川芎、防风行气活血、祛风止痛；忍冬藤通络止痛、清热；丹参活血、通经止痛；炒麦芽行气健脾、开胃；酸枣仁养心补肝，宁心安神；白芍养肝血，敛肝阴，柔肝止痛；佛手疏肝理气；白术益气健脾；桂枝调和营卫。全方共奏益气补血、祛风通络止痛、疏肝解郁安神之效。

二诊患者情绪不佳，畏风怕冷汗出明显，夜寐差。产后气虚失摄，腠理疏松，症见汗出畏风明显；情志不舒，气机阻滞，不通则痛，影响日常生活、工作。治疗上煅龙骨既能安神又能收敛固涩，合欢皮疏肝郁安神。

三诊汗出已解，情绪、睡眠仍不佳，产后情绪波动明显，肝主疏泄，调畅气机，肝气不疏，气滞血瘀，故治以行气开郁为主。《女科经纶》云，"凡妇人病，多是气血郁结。郁开气行"，故加大白芍用量，白芍归肝经，有养、柔、平、敛之效；香附为"气病之总司""气中血药"，既能疏肝解郁、理气宽中，又能止痛。

四诊不适已明显缓解，但机体仍虚，极易再次受到邪气侵犯，应继服以巩固正气，"正气存内，邪不可干"，正气渐复，邪气难犯。康复以后，也应进行健康生活指导，《素问·上古天真论篇》提出"法于阴阳，合于术数"，正确合适的生活方式才是预防疾病的重要基础。

第八节　纤维肌痛综合征

纤维肌痛综合征是一种病因不明的、以全身广泛性疼痛以及明显躯体不适为主要特征的一组临床综合征，常伴有疲劳、睡眠障碍、晨僵以及抑郁、焦虑等症状。

目前西医治疗主要致力于改善睡眠状态、降低痛觉感受器的敏感性等，采用的药物有抗抑郁药物（如黛力新）、抗惊厥药物（如普瑞巴林）、镇痛药（如曲马朵）、镇静催眠药物等。

患者多因先天禀赋不足，肝肾亏虚，阴阳失调，外邪乘虚而入，出现弥漫性疼痛，疼痛部位以督脉循行部位颈部、肩部、脊柱及双髋部最为常见。中医学将本病归属于"周痹、筋痹"等范畴，《灵枢·周痹》曰"周痹者，在于血脉之中，随脉以上，随脉以下，不能左右，各当其所"。《备急千金要方》曰："凡筋极者主肝也，肝应筋，筋与肝合，肝有病从筋生。"病位在筋骨，与脑、心、肝脏腑密切相关。现代各医家对该病病机有不同理解，有学者认为本病主要病机为内伤七情致使肝气郁滞，兼夹外感风寒湿邪，将本病归为"郁证"范畴；亦有学者根据本病的病位特点、临床核心症状等，治疗时当辨证论治。总以填精益髓、畅达气机、舒筋散邪为基本治则，配合调补其余脏腑，使脏腑精气得充，神志安定，筋脉得养，内外相合，身心共养。

医案1

王某某，女，24岁，2022年03月23日就诊。

【初诊】纤维肌痛综合征病史4月余，患者4月前出现颈腰椎疼痛，于我院行针灸推拿治疗，症状未完全缓解。刻下症：颈椎、腰椎疼痛，情绪较差，疼痛遇寒加重，得温痛减。腰膝酸软，疲乏无力，伴乳房胀痛，胸闷心慌，口干，双下肢怕凉，纳食一般，眠差，小便调，大便干，2～3天1次。舌暗红，苔薄白，脉弦细。

谷丙转氨酶11.2U/L，谷草转氨酶15.7U/L，肌酐43.1μmol/L，肌酸激酶

94U/L，免疫球蛋白 E 164.2IU/mL；游离三碘甲状腺原氨酸4.17pmol/L，血清游离甲状腺素13.13pmol/L，促甲状腺激素2.5591mIU/L。

【诊断】西医诊断：纤维肌痛综合征。

中医诊断：周痹（肝郁气滞，脾气亏虚，脉络阻滞证）。

【治疗】药用痹祺胶囊，每次3粒，早晚各1次，口服；氟哌噻吨-美利曲辛片，每天1次1粒。

中药拟方：黄芪15g，川芎10g，丹参10g，佛手10g，麦芽25g，合欢皮10g，威灵仙10g，红景天10g。7剂，内服，每日一剂，早晚各1次。

【二诊】药后颈项疼痛稍减轻，但腰部仍有酸胀疼痛，疲乏无力，纳可，睡眠较差，便调，月经正常，舌质红，苔薄白，脉沉细。

停痹祺胶囊、氟哌噻吨-美利曲辛片，予以芪黄健脾滋肾颗粒，一天2次，1次一袋冲服。

中药处方：黄芪15g，川芎10g，丹参10g，佛手10g，麦芽25g，合欢皮10g，香附6g，羌活10g，独活10g，白芍10g。7剂，内服，每日一剂，早晚各1次。

【三诊】患者颈项部、腰部疼痛缓解，活动后气短乏力，胃纳可，二便调，眠可，舌质淡红，苔薄白，脉沉弦。

血常规未见明显异常，谷丙转氨酶9.1U/L，谷草转氨酶14.9U/L，肌酐39.3μmol/L。

中药处方：黄芪15g，川芎10g，丹参10g，佛手10g，麦芽25g，合欢皮10g，香附6g，羌活10g，独活10g，白芍10g，红景天10g。14剂，内服，每日一剂，早晚各1次。

【四诊】患者前日稍受风寒，现见微咳，颈项部肌肉轻微僵硬酸痛，浑身乏力，胃纳可，二便调，眠差，舌质淡红，苔微腻，脉沉细。

谷丙转氨酶8.5U/L，谷草转氨酶13.6U/L，肌酐37.1μmol/L，肌酸激酶115U/L。

氟哌噻吨-美利曲辛片，每晚1粒。

中药处方：黄芪15g，川芎10g，丹参10g，佛手10g，麦芽25g，合欢皮10g，香附6g，羌活10g，独活10g，白芍10g，红景天10g，防风10g。14剂，内服，每日一剂，早晚各1次。

【五诊】肌肉僵硬酸痛好转，无肢体乏力，情志不畅时身体肌肉疼痛再发，纳可，便调，睡眠一般，舌质淡红，苔薄，脉弦。

血常规、肝肾功能检查正常。

中药处方：黄芪15g，川芎10g，丹参10g，佛手10g，麦芽25g，合欢皮10g，香附6g，白芍10g，红景天10g，防风10g，绿梅花6g。14剂，内服，每日一剂，早晚各1次。

【六诊】患者情绪较差，经期乳房胀痛，眠一般，纳可，便调，月经量少，舌质偏暗，苔薄，脉细。

血常规：血红蛋白114g/L；谷丙转氨酶17.1U/L，谷草转氨酶16.8U/L，肌酐39.5μmol/L，肌酸激酶95U/L，C反应蛋白0.52mg/L。

中药处方：黄芪15g，川芎10g，丹参10g，佛手10g，麦芽25g，合欢皮10g，香附6g，白芍10g，红景天10g，防风10g，绿梅花6g，当归10g。14剂，内服，每日一剂，早晚各1次。

【七诊】患者情绪好转，眠尚可，腰部偶有酸痛，纳可，二便调，舌质淡红，苔薄，脉弦。

血常规、肝肾功能正常。

中药处方：黄芪15g，川芎10g，丹参10g，佛手10g，麦芽25g，合欢皮10g，香附6g，白芍10g，红景天10g，防风10g，绿梅花6g，当归10g。14剂，内服，每日一剂，早晚各1次。

【八诊】患者情绪近期稳定，睡眠质量尚可，偶有乏力，纳可，舌质淡红，苔薄白，脉沉。

中药处方：黄芪15g，川芎10g，丹参10g，佛手10g，麦芽25g，合欢皮10g，香附6g，白芍10g，红景天10g，防风10g，绿梅花6g，当归10g，太子参15g。14剂，内服，每日一剂，早晚各1次。

【按语】本案患者病程初期，平素烦躁气急，木失条达，肝失疏泄，气机郁滞，血行不畅阻络，可见全身广泛性疼痛。气机阻滞，郁遏胸腹，可见胸闷心慌；足厥阴肝经循行乳房，肝气郁结，可见乳房胀痛。证属肝郁气滞，脾气亏虚，脉络失养。故治宜疏肝理气，补益脾肾，调畅气血。《黄帝内经》言："木郁达之。"方中佛手疏肝理气解郁，用以为君药。川芎辛温香窜，既能散血，又能行气，走而不守，称为血中之气药。二药合用，一以助佛手解肝经之郁，二以行脉中之血而止痛。黄芪、丹参、红景天补养气血，麦芽滋源，"持中央以通达四旁"。诸药合用，共奏疏肝理气，养阴柔肝，补益气血，通经活血之功。

医案2

王某，女，25岁，2022年03月26日就诊。

【初诊】主诉：全身多处疼痛6月余。患者6月前受凉后开始出现全身关节肌肉疼痛，以四肢关节、髋关节、颈肩部关节疼痛为重，畏寒、怕冷怕风，自行外用止痛膏药未见缓解，遂就诊于当地医院，完善相关检查，诊断为纤维肌痛综合征，予普瑞巴林50mg口服，每晚服用1次，症状仍未见明显改善。现症见：腰部、双下肢、双上肢、颈部、肩部疼痛，乏力神疲，头晕耳鸣，畏寒肢冷，情绪不佳，伴焦虑紧张，神疲乏力，时有夜寐早醒，纳少，大便溏稀，舌淡薄白腻，脉弦细。

【诊断】西医诊断：纤维肌痛综合征。

中医诊断：周痹（肝郁气滞，气血不足证）。

【治疗】治以疏肝通络，益气养血。

中药拟方：方选黄芪桂枝五物汤加减。

黄芪15g，桂枝9g，白芍10g，丹参10g，佛手10g，麦芽25g，香附6g，合欢皮10g，羌活10g，独活10g。7剂，水煎服，每日一剂，早晚分服。

【二诊】患者全身疼痛减轻，关节疼痛部位减少，肘关节、膝关节受凉后易发生疼痛、有吹风感。时有情绪不佳。

中药拟方：前方加防风10g，绿梅花6g，当归10g。7剂，水煎服，每日一剂，早晚分服。

【三诊】患者全身疼痛好转，畏寒进一步减轻，情绪明显改善，睡眠改善，偶尔劳累后自觉疲乏无力，舌脉同前。

中药拟方：二诊方去羌活、独活，加太子参15g。14剂，水煎服，每日一剂，早晚分服。

【四诊】诸症改善，仅右肩直吹受凉时还易作痛，其余全身关节肌肉均无疼痛；舌淡红、苔薄，脉细。偶有纳谷不香。

中药拟方：三诊方加扁豆花、白扁豆各10g。28剂，水煎服，每日一剂，早晚分服。

【五诊】诸症可，全身关节肌肉均无疼痛；纳寐可，二便调。舌淡红、苔薄白，脉缓。考虑患者病情平稳，嘱患者定期门诊复诊。

【按语】本例患者素体虚弱，饮食失调，使脾胃亏虚，气血生化乏源，筋脉肌肉失濡，加上外邪侵袭，受凉后可见全身多处疼痛。脾气亏虚，故见乏力神疲，纳差。方中黄芪补中益气，为君药；桂枝助阳，散风寒而温经通痹，白芍养血和营而通血痹柔肝止痛，共为臣药。羌活、独活行气活血、祛风止痛；丹参活血、通经止痛，共为佐药。炒麦芽行气健脾、开胃；佛手疏肝理气；香附疏肝解郁、理气宽中止痛；合欢皮疏肝解郁安神，共为使药。全方共奏甘温益气补血、温经通络止痛、疏肝解郁安神之效。诸药相合，益气健中，方可化源充足，气血乃生。

二诊时患者诉睡眠尚未好转，情绪不佳，膝关节受凉后有吹风感，考虑营卫失和，肝血不足，气机不畅，遂加防风祛风止痛，绿梅花理气开郁，当归养血和营。

三、四诊时患者病情大有好转，全身疼痛明显好转，畏寒进一步减轻，方去羌活、独活，防其辛温耗散气机，但机体仍虚，偶感劳累后自觉疲乏无力，予以太子参、白扁豆、扁豆花益气健脾，扶正补虚，邪去正自安。

第九节　未分化关节炎

未分化关节炎（undifferentiated arthritis，UA）目前尚无公认的定义和诊断标准，多数学者认为是一类有明确关节炎症状，但不符合任何关节炎的诊断标准，实验室检查亦不支持诊断为某一具体的风湿病。临床多以手、足、腕等关节肿胀、疼痛、僵硬为表现，可仅有关节肿痛症状，也可伴有关节外表现，如全身不适、疲劳等。医生须掌握全面的疾病信息，结合详细的问诊、查体及相应检查手段才能确定未分化关节炎诊断。未分化关节炎病程数天或数年不等，可进展为其他确定性疾病，如系统性红斑狼疮、反应性关节炎、类风湿关节炎、强直性脊柱炎、骨性关节炎等，部分患者随访数年仍不符合类风湿关节炎分类标准，也有部分患者长期随访依然不能明确分类。

目前国内外对于未分化关节炎的治疗研究较少，临床上对于未分化关节炎的治疗仍缺乏经验，现代医学治疗主要包括非甾体抗炎药（NSAIDs）、糖皮质激素治疗及抗风湿药（DMARDs），但由于未分化关节炎存在自限性，部分患者可在没有使用 DMARDs 的情况下症状可缓解。部分患者是否使用免疫抑制剂备受争议，因免疫抑制剂不良反应较多，主要表现为胃肠道反应、肝肾损害、骨髓抑制等，早期使用 DMARDs 可能使患者经受不必要的不良反应。

未分化关节炎在中医中属"痹病"范畴，中医治疗痹病历史悠久，疗效确切，《素问·痹论》曰："风、寒、湿三气杂至，合而为痹……五脏皆有合，病久而不去者，内舍于其合也。"是痹病病因病机及转归的经典论述。病机属本虚标实之证，多因禀赋不足，感受风寒湿热外邪所致，现代医家认为未分化关节炎主要分为风湿热痹、风寒湿痹、气血虚痹等几种证型，所以治疗时应秉持"急则治标，缓则治本"的原则，过程中需审证求因，结合机体邪正盛衰不同，在不同阶段用药各有侧重。疾病早期，以祛风除湿为主，防入里传变；病程迁延，补益为主，祛邪扶正，调节脏腑功能，以活血化瘀贯穿始终，防气血凝滞。同时根据患者症状、舌脉判断病势及脏腑功能盛衰，分清主次，祛邪实，补正虚，随症加减。

医案1

李某，女，55岁，2021年12月08日就诊。

【初诊】双手指及腕关节反复胀痛1年余。患者1年前无明显诱因突发双侧腕关节及近端指间关节疼痛，晨起僵硬，活动2h后减轻，患者未予重视及治疗。现反复疼痛并加重，为求进一步诊疗就诊于我科。刻下症：患者面色萎黄，偶有头晕乏力，腰酸耳鸣，畏寒，偶有心悸，口黏纳差，多梦，小便可，大便溏软，舌暗淡，边有齿痕，苔薄白微腻，脉细弱。双侧腕关节及近端指间关节肿胀压痛（+）。

血常规：白细胞9.58×10^9/L，中性粒细胞百分比75%，血红蛋白105g/L，

血小板 $265×10^9$/L，类风湿因子45U/mL，血沉35mm/h，C反应蛋白12mg/L，抗环瓜氨酸肽抗体阴性，抗核抗体谱阴性。双腕关节超声示：腕关节间隙滑膜增厚，考虑滑膜炎。

【诊断】西医诊断：未分化关节炎。

中医诊断：痹病（肝肾亏虚证）。

【治疗】西药予以塞来昔布0.2g，必要时或症状出现时为控制症状用药，口服。

中药拟方：生杜仲10g，牛膝10g，桑寄生10g，独活10g，续断10g，狗脊10g，鸡血藤15g，当归10g，山药15g，白术10g，黄芪15g，薏苡仁30g，麦芽20g，威灵仙10g，菟丝子10g，川芎10g，葛根30g。14剂，每日1剂，水煎2次，取汁300mL，分早、晚2次服。

【二诊】患者关节胀痛减轻，头晕畏寒症状改善，仍觉乏力，劳累后加重，晨僵、活动30min后缓解，患者自觉周身皮肤偶有发痒，偶有失眠。

中药拟方：生杜仲10g，牛膝10g，桑寄生10g，独活10g，续断10g，狗脊10g，鸡血藤15g，当归10g，山药15g，白术10g，黄芪15g，薏苡仁30g，麦芽20g，威灵仙10g，菟丝子10g，川芎10g，葛根30g，白鲜皮10g，远志10g，太子参30g。30剂。

【三诊】患者手指关节胀痛偶有发作，晨僵减轻，乏力、心悸明显减轻，头晕较前好转，纳寐可，二便调。

中药拟方：生杜仲10g，牛膝10g，桑寄生10g，独活10g，续断10g，狗脊10g，当归10g，山药15g，白术10g，黄芪15g，薏苡仁30g，麦芽20g，威灵仙10g，菟丝子10g，川芎10g，葛根30g，远志10g，太子参30g。30剂。

【四诊】患者周身无明显不适，面色较前改善，舌淡红，苔薄，脉濡，纳寐可，二便调。效不更方继服28付，后可随诊。

6个月后随访，患者关节胀痛发作不明显，乏力、头晕、腰膝酸软等诸症皆愈。

【按语】本例患者系中老年女性，结合病史及辅助检查诊断为未分化关节炎，病程为1年，既往未正规诊疗。结合患者的表现，系病位主要在肝、脾、肾，应以补益肝肾、健运脾气为主，祛风除湿、活血化瘀止痛为辅。初诊时因腰酸乏力等肾虚症状明显，故杜仲、狗脊、续断、牛膝、独活、桑寄生、菟丝子入肝肾经之品居多；有纳差、腹胀、便溏等脾虚之症，黄芪、白术、薏苡仁、山药健脾化湿，麦芽消积化滞，畅达中焦，使气机通上达下；当归、鸡血藤、川芎活血化瘀，使补而不滞；患者气虚证重加黄芪益气行血，威灵仙、葛根等祛风湿止痹痛。

二诊时患者关节胀痛，仍有劳累后头晕诸症，正气不足，加太子参益气健脾，扶正祛邪；远志交通心肾以安神；血虚则生风，故见皮肤发痒，加白鲜皮祛风止痒，清热燥湿。

三诊时患者诸症皆减，故去白鲜皮及鸡血藤。此方补益肝肾的同时配健运脾胃之药，同时祛风湿，活血通经，主次兼顾，贯彻始终。同时注意嘱咐患者自身的调护，避风寒，畅情志，慎起居，避免饮食辛辣苦寒之品，适当功能锻炼。

医案2

赵某，女，27岁，2020年12月15日就诊。

【初诊】游走性关节肿痛半年，加重1月。患者约于半年前无明显诱因出现双膝关节、双肩关节疼痛，活动不利，症状可自行缓解，活动后症状减轻。1月前再次出现全身多关节游走性疼痛，现右手掌指关节肿痛明显，屈伸不利，肤色红，肤温高，晨僵明显，双膝关节肿胀，外膝眼处可触及活动性包块，轻压痛，活动后减轻。大便干，小便黄，舌质红，苔滑润，脉濡数。

腕关节MRI示右侧腕关节符合类风湿关节炎超声声像图改变，右侧腕关节伸肌肌腱炎，膝关节MRI示双侧髌上囊积液，滑膜增厚、滑膜炎。类风湿因子14.1U/mL，血沉40mm/h，抗环瓜氨酸肽抗体＜1.50U/mL，抗链O 157IU/mL，血常规（-），肝功能（-）。

【诊断】西医诊断：未分化关节炎。

中医诊断：痹病（脾气虚弱，湿热痹阻证）。

【治疗】予以清热除湿，宣痹通络。

中药拟方：蒲公英30g，白花蛇舌草30g，薏苡仁30g，茯苓15g，山药15g，陈皮10g，泽泻15g，泽兰15g，青风藤15g，萆薢15g，车前草20g，麦芽10g，山楂10g，木瓜15g，甘草6g。7剂，每日1剂，水煎分早晚2次温服。

【二诊】患者右手拇掌关节、拇指关节肿痛有所缓解，双膝关节仍有肿胀，纳可，便调，月经正常，舌质红，苔微腻，脉滑数。

中药拟方：上方去泽泻、泽兰，加忍冬藤15g，豨莶草15g。14剂，煎服法同前。

【三诊】患者多关节肿痛较前明显好转，双膝关节肿胀明显消退，偶有夜间睡眠欠安，胃纳可，二便调，舌淡红，苔薄，脉濡数。类风湿因子9.4IU/mL，血沉27mm/h。

中药拟方：予二诊方加川牛膝15g，酸枣仁15g。14剂，煎服法同前。

此后患者每2周复诊1次，予健脾清热除痹方治疗。随诊至2022年5月，患者双膝关节疼痛肿胀明显好转。血沉13mm/h，抗环瓜氨酸肽抗体＜1.50U/mL。

【按语】患者肿痛关节肤色红，肤温高，大便干，小便黄，可知感于风湿之邪，郁而化热，或因脾湿内蕴，复感湿热外邪，证属湿热痹阻。治疗上一方面清热除湿，舒筋通络，另一方面健运脾胃，顾护中焦，予以健脾清热除痹方加减治疗。方中蒲公英、白花蛇舌草、车前草清热消肿，利湿通淋。萆薢、青风藤搜风通络，加以木瓜舒筋活络，和胃化湿。泽兰、泽泻活血通经，泄痹症湿热之邪。山药、薏苡仁、茯苓健脾利水渗湿，又加以陈皮、麦芽、山楂等健运脾胃，顾护中焦，避免寒药苦寒伤胃。脾主肌肉，四肢需脾气输送水谷精微，以维持肌肉丰满有力。若脾虚，四肢失养，不荣则痛。甘草调和诸药。全方共奏健脾祛风，清热除湿之效。

二诊时患者手小关节肿痛好转，但膝关节肿胀及湿热症状仍在，故加忍冬藤、豨莶草。忍冬藤清热解毒效佳，豨莶草长于祛风湿利关节，二药相伍，清热与通利相合，且二药均性寒，尤适于辨证属于热痹见局部关节红肿者。

三诊时患者诸症状较前有明显好转，偶有寐差，故加用酸枣仁养心安神，川牛膝补益肝肾，通利关节，以巩固疗效。未分化关节炎病程数周至数年不等，可以进展为类风湿关节炎，但部分患者随访数十年依然不符合类风湿关节炎的分类标准，也有部分患者自然缓解或多年症状没有变化。

第十节　成人斯蒂尔病

成人斯蒂尔病（adult-onset still's disease，AOSD）它是一种病因病机尚未明了的自身免疫性疾病，主要表现为长期间歇性发热、一过性皮疹、关节疼痛、淋巴结肿大等，严重者可伴有多系统损害。临床检查以类风湿因子及抗核抗体阴性、白细胞和中性粒细胞增高、血沉增快及血清铁蛋白水平升高为主要表现。成人斯蒂尔病表现复杂，又缺乏特异性诊断，临床上诊断比较困难，容易被误诊漏诊。本病属于排他性诊断，临床上首先排除感染、结核病、恶性肿瘤、血管炎及其他风湿免疫性疾病等。一般考虑由免疫异常和遗传因素引起，目前在临床上，AOSD 尚无根治办法。西医主要根据其发病时出现的症状，采取针对性治疗，运用非甾体抗炎药、糖皮质激素和抗风湿药等药物治疗。虽然这些药物的应用能取得良好的效果，但同时带来了肝肾损伤、骨质疏松、胃肠刺激等不良反应及病情控制不稳定等劣势，且停药后易反弹，增加了治疗的成本。而中医药治疗此病具有一定优势，既能控制病情发展，又能降低西药治疗此病带来的不良反应，同时可减少复发，提高治疗效果。

中医无成人斯蒂尔病的病名，根据其关节疼痛、肿胀等症状表现，可把其归类于中医"痹病""热痹""历节病""痹热"的范畴。而根据其发热、烦躁、皮疹等症状表现，又可归为"温病"范畴。清代《温热逢源》云："邪热郁于血络，不得外达，其在于肺，肺主皮毛则为疹，其在于胃，胃主肌肉则为斑。"本病临床表现复杂，证候多变，现代医家对 AOSD 病因病机的认识尚不统一。众多医家认为，风、寒、湿、热之邪，侵入人体之后，正气亏虚，无力驱邪外出，影响气血津液运行，津液凝聚成痰，而痰与热互结，阻碍气血运行，而成瘀血，瘀血流注于经脉关节之间，胶着不去，而出现发热、关节肿胀疼痛、皮下红斑等。中医治疗疾病尤重辨证，辨证论治是中医治病的精髓，是中医认识疾病和治疗疾病的基本原则。

现从中医辨证论治理论出发，区分内因外因，外为诱因，诱因远则病患可除，内为阴阳失衡，"邪火"内生，内调阴阳则疾患自熄。

医案

李某某，女，33岁，2022年04月09日就诊。

【初诊】"成人斯蒂尔病"病史21月余，现服用西药"甲泼尼龙8mg，一日2次；雷贝拉唑20mg，每晚1次；碳酸钙D3 0.6g，一日1次"治疗。刻下症：四肢淡红色皮疹散在分布，右腕关节、左肘关节疼痛，腰膝酸软，伴咳嗽、咳痰，口干，偶有心慌不适，纳食一般，夜寐一般，小便正常，大便稍稀溏。舌质淡红，苔少，脉沉细。

血常规：白细胞$4.64×10^9$/L，红细胞$3.82×10^{12}$/L，血红蛋白105g/L，血小板$160×10^9$/L；谷丙转氨酶28.6U/L，谷草转氨酶25.5U/L，肌酐47.9μmol/L，血沉14mm/h，超敏C-反应蛋白0.24mg/L，铁蛋白7.16ng/mL。

【诊断】西医诊断：成人斯蒂尔病。

中医诊断：痹病（阴血耗伤，正气亏虚证）。

【治疗】中药拟方：茯苓10g，金樱子10g，覆盆子10g，当归10g，徐长卿10g，白鲜皮15g，佛手10g，菟丝子10g，麦芽20g。14剂，水煎服，每日一剂，早晚各1次。

【二诊】药后皮疹稍减轻，但关节疼痛仍存在，肤温稍高，肘关节轻度疼痛，余症同前，神疲乏力，纳少，夜寐欠安，大小便正常，舌质淡红，苔薄白，脉沉细。

中药拟方：茯苓10g，金樱子12g，覆盆子12g，当归10g，白鲜皮15g，佛手10g，菟丝子10g，麦芽20g，酸枣仁20g，桑椹10g。10剂，水煎服，每日一剂，早晚各1次。

【三诊】患者关节疼痛减轻，肤温正常，偶有腰膝酸软，体倦乏力，余症同前，纳少，夜寐转正常，大小便正常，舌质淡红，苔薄白，脉细。铁蛋白6.92ng/mL。

中药拟方：茯苓10g，金樱子12g，覆盆子12g，当归10g，白鲜皮15g，佛手10g，菟丝子10g，麦芽20g，桑椹10g，蝉蜕6g。14剂，水煎服，每日一剂，早晚各1次。

【四诊】患者三月前就诊服药后诸症好转，遂继续服药巩固治疗，现出现双手腕、肘关节疼痛，四肢、颈部淡红色皮疹散在分布，体倦乏力，饮食胃口一般，夜寐尚可，大小便正常，舌质淡红，苔薄白，脉沉细。

血常规：白细胞4.57×10^9/L，红细胞4.19×10^{12}/L，血红蛋白117g/L，血小板174×10^9/L；谷丙转氨酶17.1U/L，谷草转氨酶18.6U/L，肌酐64.9μmol/L，血沉17mm/h，总胆红素16.10μmol/L，直接胆红素2.60μmol/L。

中药拟方：茯苓10g，金樱子12g，覆盆子12g，当归10g，白鲜皮15g，佛手10g，菟丝子10g，麦芽20g，桑椹10g，蝉蜕6g，赤芍10g，合欢皮10g。14剂，水煎服，每日一剂，早晚各1次。

【五诊】患者关节疼痛减轻，皮疹稍好转，纳寐尚可，大小便正常，舌质淡红，苔薄白，脉细弱。

中药拟方：茯苓10g，金樱子12g，覆盆子12g，当归10g，白鲜皮15g，佛手10g，菟丝子10g，麦芽20g，桑椹10g，蝉蜕6g，赤芍10g，合欢皮10g。14剂，水煎服，每日一剂，早晚各1次。

【六诊】患者偶尔劳累、休息较差后关节肿痛有所加重，四肢散在皮疹明显好转，偶尔感体倦乏力，情绪尚可，纳寐可，二便调，舌质淡红，苔薄，脉弦细。

血常规：白细胞5.73×10^9/L，红细胞4.27×10^{12}/L，血红蛋白125g/L，血小板164×10^9/L；血沉12mm/h；铁蛋白12.01ng/mL。

中药拟方：茯苓10g，金樱子12g，覆盆子12g，当归10g，白鲜皮15g，佛手10g，菟丝子10g，麦芽20g，桑椹10g，蝉蜕6g，赤芍10g。14剂，水煎服，每日一剂，早晚各1次。

【按语】本案患者由于感受外邪日久伤阴，阴血不足，故出现神疲乏力，口干，低热不退等症。邪气阻滞经络关节，日久也导致血液运行不畅，虽经治疗热势减退，也可留有关节肌肉疼痛、皮疹不消、气短等症，后期伤及正气，可导致本虚标实之症，见腰膝酸软、大便溏薄、沉细脉象等脾肾亏虚之征象。故治宜养阴退疹，补养脾肾。方中茯苓味甘、淡，性平，归心、脾、肾经，具有利水渗湿，健脾，宁心等功效，现代药理学表明茯苓主要含多糖类和三萜类化合物，具有抗炎、免疫调节等作用。金樱子味酸、甘、涩，性平，具有固精护肾之功效，现代中药学研究表明，金樱子具有肾保护、抗菌抗炎、调节免疫等作用，二者共为君药。当归味甘而重，故专能补血，其气轻而辛，故又能行血，补中有动，行中有补，为血证之要药。当归及其萃取物阿魏酸钠和当归多糖对单核-巨噬细胞系统有明显的刺激作用，对免疫功能低下的机体也有免疫调解和恢复作用。当归对健康人的淋巴细胞转化也有促进作用。覆盆子为滋养真阴之药，味带微酸，能收摄耗散之阴气而生精液。菟丝子是一味平补肾、肝、脾之良药，甘味一般具有滋补作用，其甘辛微温，禀气中和，既可补阳，又可益阴，具有温而不燥，补而不滞的特点。三者共为臣药，可辅助君药更好地发挥治疗作用。麦芽甘、平，健脾和胃，行气消食；白鲜皮清热利湿，祛风止痒，可解除患者湿疹、皮疹瘙痒等症状；徐长卿有较好的祛风止痛作用，可缓解关节疼痛等症状，另外还有祛风止痒之功效；佛手辛、苦、酸，性温，归肝、脾、胃、肺经，其传统功效为疏肝理气，现代药理研究显示，佛手具有消炎抗菌、抗氧化等作用。上述药物皆为佐药。患者就诊的主症辨为阴血耗伤，正气亏虚证，遂以滋养阴血，顾护正气为主方对症治疗。因患者病情日久，需长期稳固治疗，四诊与三诊时间间隔太久，导致症状尚未完全消除，正气仍未完全恢复以抵御外邪，遂再发皮疹，关节疼痛加重，后续患者稳固连续进行滋养阴血、补养脾肾、顾护正气治疗，疗效可观。

第十一节　脊柱关节炎

脊柱关节炎（spinal arthritis，SpA）是血清学阴性，以脊柱和外周关节病变为主的一组疾病，包括强直性脊柱炎（AS）、银屑病关节炎、反应性关节炎、炎症性肠病性关节炎及未分化型脊柱关节炎。分为中枢型和外周型，以炎性腰背痛为主要临床表现，伴或不伴外周关节炎，具有一定特征的关节外表现，严重者可致畸、致残。目前，本病的病因和发病机制尚不明确，临床上主要应用生物制剂、激素、非甾体抗炎药等，尚无公认的、可明确改善病情的口服药物。长期应用经济压力较大，不良反应明显。中医药治疗本病颇有特色，在缓解疼痛及控制骨破坏进展方面有一定优势。

中医学将其归为"痹病""大偻""脊痹"等范畴。本病病因为先天禀赋不足或后天失调，而致肾督亏虚为本，复感六淫外邪为标，常见虚实夹杂之候。据临床所见分析，湿邪、风邪、热邪是主要的致病外邪，治疗也需以祛邪为主，但究其病因病机大多数医家认为其主要在于肾督亏虚，肝筋失养，经络不通，因此出现颈项部、腰背部等僵硬、疼痛、活动不利等症状。故临证时，若无表证、无里实热证者，可加狗脊、菟丝子、鹿角霜、补骨脂、续断、盐杜仲、枸杞子等补肾壮督之品，滋而不腻，以达扶正固本之效。

医案

赵某某，男，27岁，2022年06月08日就诊。

【初诊】外院诊断为"脊柱关节炎"，服用西药，效果不明显。刻下脊柱关节疼痛，夜间为甚，时能痛醒，纳可，寐差，大小便正常，舌暗红，苔白，脉沉涩。

【诊断】痹病（肝肾虚损，络脉瘀阻）。

【治疗】补益肝肾，化瘀通络。

拟方：杜仲10g，骨碎补10g，牛膝10g，桑寄生10g，海螵蛸15g，薏苡仁15g，山楂15g，麦芽15g，千年健10g，鹿衔草10g，狗脊10g，淫羊藿10g，红花10g，桃仁10g。10剂，水煎服，每日一剂，早晚分服。

【二诊】服上方后疼痛减轻，夜间痛醒次数明显减少，睡眠亦有好转，纳可，大小便正常，舌暗红，苔白，脉沉涩。上方加菟丝子10g。7剂，水煎服，每日一剂，早晚分服。

【三诊】疼痛明显减轻，夜间基本无痛醒，纳寐可，大小便正常，舌暗红，苔白，脉涩。二诊方继用，14剂，水煎服，每日一剂，早晚分服。

【四诊】已无明显疼痛，未开药，随访。

后随访患者半年，均无明显疼痛。

【按语】本案以自拟经验方重骨颗粒加减，补益肝肾，强筋壮骨，化瘀通络。杜仲、骨碎补共为君药，共奏补益肝肾、强筋壮骨之效。牛膝、桑寄生共为臣药，共奏活血止痛、补肾强骨之效。海螵蛸、千年健、鹿衔草为佐使药，可增强君药祛风湿、壮筋骨之功效，薏苡仁健脾祛湿、通络除痹。痛处固定不移，且夜间为甚，为瘀血阻滞脉络，不通则痛，故以桃仁、红花活血化瘀，山楂、麦芽均能消食健脾和胃，山楂兼能活血，狗脊、淫羊藿温肾强脊，患者因疼痛而睡眠较差，故未予以安神之品，重在治病求本，使疼痛除而睡眠自安。

二诊时，患者症状改善，仍原方继用，加菟丝子10g，《神农本草经》言其"补不足，益气力"，为药性平和之补阳药。

三诊时，原方继用以巩固疗效，后诸症悉除。

第十二节　银屑病关节炎

银屑病关节炎（psoriasis arthritis，PsA）是银屑病的一种特殊类型，由遗传及环境共同作用、免疫介导的慢性炎症性骨骼肌肉疾病。患者除有典型的关节受累症状外，还可出现附着点炎、指趾炎、银屑病皮损以及指趾甲病变等，且常伴有炎症性肠病、眼病、心血管疾病、代谢综合征（如肥胖、糖耐量升高及血脂异常）、高尿酸血症、肝病、抑郁以及焦虑症等。本病的具体表现形式复杂、多变，且致残率非常高，严重影响了患者的生活质量和身心健康。

目前本病的治疗包括JAK抑制剂、生物制剂以及传统合成的改善病情抗风湿药等。但治疗效果因人而异，不良反应较大，治疗成本较高。传统医学虽无银屑病关节炎论述，多分开论述银屑病与关节炎这两种疾病，但现代研究发现，中医药在银屑病关节炎的诊疗中可发挥明确治疗作用。

银屑病在中医学中属于"干癣""白疕""疕风"，关节炎则是"痹病"的范畴。隋代巢元方在《诸病源候论·干癣候》中论述："干癣，但有匡郭，皮枯索痒，搔之白屑出是也。"该文描述了银屑病导致的皮肤瘙痒，干屑的特点。银屑病关节炎主要病因为先天不足、情志内伤、饮食不节致脾胃失和；内热复受外毒，内外攻注，血热夹风溢于肌肤；外毒攻注关节，气血凝滞于经络。临床上以湿热蕴结证多见，也有风寒阻络型、血热风燥型、热毒炽盛型、肝肾亏虚型等，治疗时强调以清热解毒法贯穿疾病治疗始终，同时注重配合应用清营凉血、祛风除湿、活血化瘀、顾护脾胃之品。

医案

方某，男，35岁，2020年12月09日就诊。

【初诊】反复皮疹2月余，多关节疼痛1个月。患者2020年10月在无明确诱因下双肘内侧出现圆形淡红色斑块，上覆银白色鳞屑伴有皮肤瘙痒，遂就诊于当地医院皮肤科，诊断为"银屑病"，予以药膏外用（具体不详），患者自觉症状改善。11月患者斑疹再发且遍及躯干、四肢，伴有右手手指肿胀疼痛就诊于当地医院确诊为"银屑病关节炎"，予以塞来昔布（1次1粒，1天2次），疼痛稍好转，后患者自行停药。现关节疼痛发作频率增加且伴有腰骶部及右踝跟部疼痛，特来就诊。病程中患者时有低热、关节红肿热痛，遇热痛剧，腰骶部疼痛、皮肤干燥，多发口腔溃疡，纳尚可，夜寐不安，烦躁易醒，小便色黄，排尿时有灼热感，大便干结，2～3日/次。舌质红，苔黄，脉弦数。

查体：右手第2、3远端指间关节肿胀、压痛（+），肤色暗红，触之肤温稍高，双肘、躯干、头皮处散在皮疹，颜色鲜红，指甲甲下增厚且有皱襞，右踝跟肤色稍红，压痛（+）。血常规（-），血沉45mm/h，类风湿因子（-），超敏C反应蛋白11.25mg/L，人白细胞抗原B27（+），骶髂关节CT示右侧骶髂关节炎。

【诊断】西医诊断：银屑病关节炎。

中医诊断：痹病（血热风燥证）。

【治疗】西药予以塞来昔布0.2g，一日1次；雷贝拉唑20mg，每晚1次口服。

中药拟方：蝉蜕8g，独活10g，桑叶10g，竹茹10g，忍冬藤15g，生地黄20g，蒲公英15g，地肤子20g，牡丹皮10g，赤芍10g，紫草10g，石斛10g，知母10g，当归10g，片姜黄10g，炒山药25g。14剂，每日1剂，分早晚2次，水煎内服，同时嘱患者日常多饮水，少食辛辣刺激、海鲜等食品。

【二诊】患者诉近2周无新发皮疹且原有皮疹颜色减淡，右手指间关节疼痛较前改善，仍存在肿胀，腰骶部疼痛，夜寐稍改善，大便2～3次／日，便溏。舌质淡红，苔白腻，脉濡。谷丙转氨酶23U/L，谷草转氨酶32U/L，血肌酐52.7μmol/L。

中药拟方：蝉蜕8g，独活10g，桑叶10g，竹茹10g，忍冬藤15g，生地黄10g，蒲公英15g，地肤子20g，牡丹皮10g，赤芍10g，紫草10g，石斛10g，知母10g，片姜黄10g，炒山药25g，烫狗脊10g，丹参10g，茯神10g，薏苡仁15g，炒白术10g，酸枣仁25g。21剂，每日1剂，分早晚2次，水煎内服。佐以芙蓉膏和消瘀接骨散（由木芙蓉、藤黄、生南星、薄荷油、冰片等中药组成，安徽中医药大学第一附属医院院内制剂）外敷右手指间关节。

【三诊】患者现无关节红肿热痛，既往皮疹缓慢消退，腰骶部偶有疼痛，且疼痛程度及发作频次较前改善，夜寐尚可，二便调。血常规（-），谷丙转氨酶26U/L，谷草转氨酶29U/L，血肌酐55.4μmol/L，血沉18mm/h。二诊方继服21剂，中药内服的药渣可用来浸泡手足，嘱患者少食辛辣发膻之物，保持情绪舒畅。

【按语】患者系青壮年，素体阳盛，内有蕴热加之外感六淫、饮食不节，伤及脾胃，郁而化热，多因素相合，导致血热内生，热盛则生风化燥，外发于肌肤则为红斑、丘疹等症，热邪痹阻关节肌肉经络等处，"不通则痛"，故关节红肿热痛，屈伸不利。患者秋季发病，"风为百病之长且善行而数变"，外受风邪或夹杂燥热之邪客于皮肤，则见斑疹瘙痒伴皮肤干燥。结合舌苔脉象，治法当宜"清热凉血、疏风润燥"，初诊时患者属于疾病新发期，斑疹颜色鲜红，关节红肿热痛，故重用清热凉血之品，兼以润燥。方中蝉蜕、地肤子祛风定惊，解毒止痒；桑叶、蒲公英、知母清热解毒；生地、牡丹皮、赤芍、紫草凉血活血，生津解毒透疹；忍冬藤、独活、片姜黄祛风通络止痹痛；竹茹清热除烦；石斛滋阴清热；当归补血活血。方中以当归佐桑叶、蝉蜕等疏风散热之品，取自"治风先治血，血行风自灭"之意，兼可润肠通便；加炒山药益气养阴，防寒凉药物过于伤脾。考虑银屑病关节炎也属于炎性关节炎，故在临床中加入具有抗炎镇痛双重功效的中药。目前银屑病关节炎西医的治疗多选择为激素、免疫抑制剂、非甾体抗炎药等药物，此类药物只暂时缓解症状，且对糖皮质激素的应用剂量要严格把控，谨慎使用，擅自停用糖皮质激素后可能"反跳性"加重银屑病皮损，并且长期大剂量地使用激素会伤津耗液，加重阴虚内热症状，甚至可能造成病情的恶化，故予以临时服用塞来昔布抗炎镇痛，雷贝拉唑护胃，定期监测肝肾功能。

二诊时，原有症状较前改善，肝肾功能正常，出现便溏，舌苔脉象此时已为舌质淡红，苔白腻，脉濡，现患者血热已渐消，恐寒凉之药过多，伤中影响脾胃的运化功能，故大便稀溏，故凉血药物减量，加用健脾化湿之药，以恢复脾胃功能。患者大便已溏故改当归为丹参，活血祛瘀。此时疼痛渐缓，停用塞来昔布，予以本院院内制剂芙蓉膏联合消瘀接骨散外敷，内外合用。

三诊时，患者急性症状基本消失或偶有再犯，实验室检查炎症指标也较一诊时逐渐下降，证实之前诊疗思路有效，嘱患者门诊继续随访监测病情发展，并做好健康宣教，叮嘱患者饮食清淡，注意避免银屑病关节炎的诱发因素如呼吸道感染、染发剂、吸烟、饮酒等，注意皮损处的护理，尽量保持皮损处干燥。在衣物穿着上选择宽松且舒适的棉质衣物，居住环境湿温度适宜。

第十三节　结缔组织病

结缔组织病（connective tissue disease，CTD）是一组具有自身免疫性、累及全身结缔组织的多系统疾病，可侵犯多种脏器，使结缔组织发生黏液性水肿、类纤维蛋白变性、小血管炎性坏死或组织损伤等病理改变，其病因机制尚不完全明确。本病是临床一类常见的疾病的总称，主要包括系统性红斑狼疮、类风湿关节炎、硬皮病、多发性肌炎/皮肌炎、干燥综合征及血管炎等，可累及多个系统，病情复杂，缠绵难愈。广义的结缔组织病还包括一组遗传性的结缔组织病，即由于先天性的缺陷使结缔组织中某种成分（如胶原、弹性蛋白或糖胺聚糖）的生物合成或降解发生异常而引起的疾病。

中医痹病涵盖很广，既有气血、津液病变，又有皮肤、肌肉、筋骨、脏腑病变，因此本病多归属于痹病范畴。该病多见痰、瘀、气虚、阴虚等病理因素的兼夹转化复合，病位可涉及肺脾肾多个脏腑及经络，病性属虚实夹杂，临床表现多以气阴两伤、痰瘀阻肺为主证，也常以脾虚肺弱，风湿痹阻等为兼证。临床常根据受累脏器的不同辨证论治，例如心、肺、脾、肾等，其本质为本虚标实，治疗可分发作期和缓解期，"急则治其标，缓则治其本"，祛邪除痹兼顾扶正固本，从整体入手，根据疾病不同阶段、感邪性质、正邪状况进行有效的中西医协同，提高疗效，降低致残率，提高生活质量。

医案1

刘某，女，29岁，2021年11月20日就诊。

【初诊】结缔组织病7年余，长期服用中药、西药（羟氯喹、甲泼尼龙、骨化三醇等），症状控制尚可。刻下症：患者全身多处关节疼痛，四肢肿胀酸痛，以左膝酸痛、无力为甚，下肢有散在点状紫斑，不高出皮面，无瘙痒肿胀，口干、乏力，纳食可，夜寐尚可，二便正常。舌质暗红，苔微黄，脉细。

血沉46mm/h↑，谷丙转氨酶15U/L，谷草转氨酶20U/L，肌酐57.5μmol/L，超敏C反应蛋白1.3mg/L↑，血红蛋白94g/L↓。

【诊断】痹病（瘀热内阻证）。

【治疗】黄芩10g，白鲜皮20g，炒黄柏6g，麦芽20g，蝉蜕6g，连翘8g，白术10g，茯苓10g，赤芍10g，金银花10g，酸枣仁20g，当归10g，太子参15g。14剂。

【二诊】患者双肘、双腕、胸胁部仍有疼痛，口干、乏力较前明显好转，近期温度骤变，偶有咳嗽。舌质淡红，苔微黄，脉细。

血沉45mm/h↑，谷丙转氨酶16U/L，谷草转氨酶19U/L，肌酐66.3μmol/L，血红蛋白98g/L↓。

中药拟方：上方加半枝莲12g，紫菀10g，去当归、太子参。14剂。

【三诊】患者膝关节疼痛较前好转，下肢点状紫斑未消，小便减少，自觉下肢有沉重感，舌质淡红，苔薄白，脉细。

血沉27mm/h↑，谷丙转氨酶16U/L，谷草转氨酶19U/L，肌酐64.3μmol/L，血红蛋白114g/L↓。

中药拟方：二诊方去紫菀，加车前草10g，赤小豆10g。21剂。

【四诊】患者四肢关节疼痛好转，下肢点状紫斑减消，纳可，二便调，近日睡眠欠佳，偶有头晕。舌质淡红，苔薄白，脉细。

谷丙转氨酶9U/L，谷草转氨酶17U/L，肌酐61.3μmol/L。

中药拟方：三诊方加生龙骨15g。21剂。

【五诊】患者近日双腕、双肘时有肿胀疼痛，下肢点状紫斑消减大半，睡眠较前好转，偶有心烦、多梦，二便调。舌质淡红，苔薄白，脉细。

中药拟方：四诊方加生龙骨至20g。16剂。

【六诊】患者双肘、双腕关节肿胀疼痛，纳食不香，寐可，二便调，舌质淡红，苔薄白，脉细。

中药拟方：五诊方去半枝莲、车前草、赤小豆、生龙骨，加徐长卿10g，紫花地丁10g，谷芽20g。21剂。

【按语】本案临床主症为全身多处关节疼痛，四肢肿胀酸痛，以左膝酸痛、无力为甚。下肢有散在点状紫斑，不高出皮面，无瘙痒肿胀，口干、乏力，青年患者病程长达7年，故证属瘀热内阻证。患者素有内热，致血不循经，血溢脉外，形成瘀血，络脉不畅，发为痹病，治疗上当清热凉血祛瘀为主。故方中用黄芩、白鲜皮、炒黄柏、连翘、金银花、赤芍等一派寒凉之药，黄芩、白鲜皮、炒黄柏清热燥湿、泻火解毒，黄芩兼有止血之效，赤芍清热凉血、散瘀止痛，连翘清热同时兼有消肿散结之功，金银花、蝉蜕具有疏散之性，麦芽、白术、太子参健脾补中，茯苓健脾利水，兼有宁心之效。脾为后天之本，气血生化之源，脾胃内伤，百病由生，若脾的功能失调，气血虚少，四肢百骸失于濡养，则肢体疼痛。故再辅以酸枣仁、当归、茯苓补血宁心安神。诸药合用，共奏清热凉血祛瘀之功。

医案2

孙某某，女，56岁，2020年08月22日就诊。

【初诊】结缔组织病病史10年余，患者10年前无明显诱因下出现乏力，肌肉疼痛，关节酸痛，否认腮部肿痛，咳嗽咳痰，胸闷气促，光过敏，发热等不适。刻下症：面色萎黄，神疲乏力，肢体肌肉酸痛，疼痛遇寒加重，得温痛减。偶有自汗，口干，食后腹胀，饮食一般，情绪较焦虑，眠差，小便调，大便干，2～3天1次。舌质暗淡，舌苔薄黄，脉沉滑。

血沉5mm/h，谷丙转氨酶26U/L，尿素氮2.73mmol/L，肌酐41μmol/L，

尿酸373μmol/L，甘油三酯5.21mmol/L；血常规：红细胞2.82×10^{12}/L，血红蛋白99g/L，血小板105×10^9/L。

【诊断】西医诊断：结缔组织病。

中医诊断：痹病（证属气血两虚，脾肾亏虚证）。

【治疗】予以白芍总苷胶囊0.3g，早晚各1次，口服。

中药拟方：茯神10g，白术10g，炒薏仁15g，茯苓10g，山药15g，川芎10g，丹参10g，合欢皮15g，杜仲10g，酸枣仁20g，麦芽20g，山楂12g，稻芽20g，郁金10g，太子参10g，白鲜皮15g。14剂，内服，每日一剂，早晚各1次。

【二诊】患者服药后自述乏力，自汗，肌肉酸痛症状缓解。血常规：红细胞3.70×10^{12}/L，血红蛋白110g/L，血小板135×10^9/L。

中药拟方：原方继服。28剂，内服，每日一剂，早晚各1次。

【三诊】患者自述近期天气变化，肌肉酸痛，神疲乏力再发。舌质暗淡，舌苔厚，脉沉滑。

予以芪黄健脾滋肾颗粒，一日2次。二诊方去白鲜皮，加白芍10g。28剂，内服，每日一剂，早晚各1次。

【四诊】患者服药后神疲乏力，肌肉酸痛缓解，仍有情绪较差，纳眠可，大小便正常。血常规、肝肾功能正常。

三诊方加密蒙花10g。28剂，每日一剂，早晚各1次。

【五诊】患者述近期服药后感觉尚可，无任何周身不适。血常规、肝肾功能正常。

四诊方继服。28剂，每日一剂，早晚各1次。

【六诊】患者药物服用完后，自行停药半月余，未行复诊。偶见肌肉关节酸痛。血常规、肝肾功能正常，尿酸370μmol/L，甘油三酯2.23mmol/L。

四诊方继服。28剂，每日一剂，早晚各1次。

【七诊】患者感觉尚可，病情无变化。六诊方加桑椹10g，28剂。

【按语】患者老年女性，正气本亏，10余年应用激素及免疫抑制剂，疗效欠佳，正气愈亏，脏腑功能减退，气血阴精不足，辅助检查可明确为贫血、血小板降低。脾肾不足，肾不纳气，故乏力，自汗。脾气亏虚，无以运化，消化不利，故见食后腹胀。血气亏虚，阴精耗损，故见面色萎黄，眠差。证属气血两虚，脾肾亏虚证，法当健脾益肾，益气养血。首诊选用茯神、合欢皮、酸枣仁、郁金安神，缓解患者焦虑心态，并达到养肝理气之功。白鲜皮祛风燥湿。白术、炒薏仁、茯苓、山药益气助运，健脾渗湿。杜仲补肾养精，太子参平补之功，达到"治病必求于本"，脾为后天之本，气血化生之源，肾为先天之本，藏精生髓化血，脾肾为气血所主，故一切虚证"独主脾肾"。丹参养血活血，化瘀通络，又借川芎辛行之长而使营血畅于周身，补中寓行。麦芽、山楂、稻芽健胃助消化，使气血生化有源。有形之血不能速生，中药治疗循序渐进，贵在坚持，长期服用方可收获良效。现患者病情平稳，仍于门诊随诊。

医案3

王某，女，32岁，2020年12月12日就诊。

【初诊】结缔组织病病史4年，长期服用中药、西药（羟氯喹、阿司匹林、利可君等）治疗。刻下症：双手指遇冷变白变紫，双手指肿痛，晨僵，双膝发凉，偶觉胸闷不舒，疲劳、乏力，舌质淡胖，边有齿痕，苔薄白，脉细弱无力。

抗核抗体、抗RNP抗体（+），血沉19mm/h，类风湿因子22.2U/mL，血白细胞下降。

【诊断】西医诊断：结缔组织病。

中医诊断：痹症（脾肾亏虚，气血不足，风湿痹阻证）。

【治疗】中药拟方：黄芪15g，当归10g，太子参15g，山药15g，白术10g，茯苓10g，覆盆子10g，金樱子10g，佛手10g，炙甘草8g，玫瑰花8g，丝瓜络10g。14剂，水煎服。

【二诊】服上方后，患者偶有肢体麻木，腰膝酸痛，因天气寒凉，仍觉关节冷痛伴有晨僵。

中药拟方：于原方去玫瑰花、丝瓜络，加川芎10g，桂枝8g，鸡血藤15g，改太子参为生晒参10g。续服14剂，煎服法同前。

【三诊】血沉18mm/h，类风湿因子22.1U/mL，血常规（-），超敏C反应蛋白2.18mg/L。

中药拟方：于原方加桑椹15g，益智仁10g。

续服30剂后诸症均平，四肢关节无明显肿痛，余无明显不适。随访1年余，其间仅发作1次，服三诊方5剂后症状皆得到控制。

【按语】本案立足结缔组织病发病本质：脾肾阳虚，阳虚则阴盛，寒邪凝滞，气虚无力推动血流，以致络脉阻滞，四末失于温煦，伴发雷诺现象。故从脾肾论治，以固本培元、健脾滋肾为原则。方中黄芪益气固表，健脾通络。现代药理研究，黄芪含有多种苷类、多糖、氨基酸等成分，能提高免疫和抗肾损伤。当归活血止痛，补血调经；太子参具有益气补脾和生津润肺的功效；白术、山药补脾养胃益肾；茯苓健脾利湿养胃；金樱子、覆盆子益肾固精。上药共奏健脾通络、益肾生髓之效。佛手温阳行气、辛温发散，助脾运化以行津液。玫瑰花行气解郁、和血止痛，丝瓜络祛风通络活血，二者相伍，可增宽胸行气之效。炙甘草缓急止痛，调和诸药。

二诊方中，川芎辛散温通，能祛风通络止痛，配伍桂枝同用，温通经脉，助阳化气。鸡血藤补血行血，使得补而不滞。本病病人免疫功能大多低下，尤以细胞免疫降低较为明显，相关补益药研究表明，生晒参对提高细胞免疫作用最为明显。四药合用，益气补血温通力佳。

三诊方中，余无不适，故加桑椹、益智仁温肾暖脾，先后天并补以巩固疗效。

医案4

刘某，女，33岁，2021年11月24日就诊。

【初诊】患者2016年10月无明确诱因出现皮肤多发瘀点，牙龈出血、鼻出血，就诊于安庆市立医院，诊为"结缔组织病，免疫性血小板减少性紫癜（继发性），人工流产术后"，予以"泼尼松、雷贝拉唑钠肠溶片、益气维血胶囊、维生素D_2钙"口服治疗后症状好转。2017年9月患者上述症状反复，多处就诊效果不显。皮肤瘀点瘀斑、牙龈出血症状反复出现，监测血小板计数仍低下，伴反复腰酸不适，活动后有双膝关节疼痛，病程中无皮疹、发热、口腔溃疡、心慌胸闷、胸痛腹痛、尿频急痛等症状，纳寐可，二便调。

查体：四肢、胸腹部散在瘀点瘀斑，双膝关节被动活动时可触及骨擦感。舌质淡红，苔薄黄，脉弦细。

抗核抗体核颗粒型阳性（1：1000）；血常规：白细胞计数$4.24×10^9$/L，红细胞计数$3.74×10^{12}$/L，血红蛋白125g/L，血小板计数$40×10^9$/L；血沉13mm/h；补体3 73.7mg/dL；谷丙转氨酶14U/L，谷草转氨酶19U/L，肌酐53.5μmol/L，超敏C反应蛋白0.23mg/L，类风湿因子7.2U/mL；抗环瓜氨酸肽抗体＜1.5U/mL。

【诊断】痹病（气阴两虚证）。

【治疗】西药予以环孢素早50mg，晚25mg；泼尼松45mg，一日1次；硫酸羟氯喹0.3g，一日1次；雷贝拉唑钠肠溶片10mg，每晚1次；碳酸钙D3 1.2g，一日2次。

中药拟方：太子参15g，黄芪15g，山药15g，仙鹤草15g，茜草10g，白术10g，连翘8g，侧柏叶10g。14剂，水煎服，一日1剂，早晚分服。

【二诊】患者牙龈时有出血症状，腰酸不适，双膝关节仍有痛感，无明显口干、眼干，纳可，寐可，二便调。查体：四肢、胸腹部散在瘀点瘀斑，双膝关节被动活动时可触及骨擦感。舌质淡红，苔薄白，脉细。查血常规：白细胞$3.72×10^9$/L，血红蛋白127g/L，红细胞$3.8×10^{12}$/L，血小板$142×10^9$/L；谷丙转氨酶10U/L，谷草转氨酶17U/L。

西药沿用前方。

中药拟方：上方加熟地黄10g，金樱子10g，覆盆子10g。14剂，水煎服，一日1剂，早晚分服。

【三诊】患者自诉牙龈出血症状发作减少，腰酸有所好转，双膝关节疼痛减轻，无明显口干、眼干，纳寐可，二便调。查体：四肢、胸腹部散在瘀点瘀斑，颜色变淡，双膝关节被动活动时可触及骨擦感。近几天，自觉胃部不适。纳食一般，寐安，二便调。舌质淡红，苔薄白，脉沉细。血常规：白细胞$3.92×10^9$/L，血红蛋白126g/L，红细胞$3.71×10^{12}$/L，血小板$34×10^9$/L；血沉16mm/h；补体3 74.1mg/dL；补体4 18.1mg/dL；谷丙转氨酶20U/L，谷草转氨酶29U/L，肌酐44.4μmol/L。

西药沿用前方。

中药拟方：继用二诊方。14剂，水煎服，一日1剂，早晚分服。

【四诊】患者近来有咳嗽咳痰、咽干，双膝关节疼痛明显减轻，牙龈未出现出血症状，无明显口干、眼干，胃纳可；睡眠欠安，小便正常，大便成形。查体：胸腹部瘀点瘀斑渐消，四肢瘀点瘀斑变浅，双膝关节被动活动时可触及骨擦感。舌质淡红，苔薄白，脉细。查白细胞$3.7×10^9$/L，血红蛋白123g/L，红细胞$3.64×10^{12}$/L，血小板$32×10^9$/L；谷丙转氨酶13U/L，谷草转氨酶17U/L，肌酐43.6μmol/L。

西药甲泼尼龙减量至4mg，一日1次，余沿上继服。

中药拟方：三诊方加薏苡仁15g。7剂，水煎服，一日1剂，早晚分服。

【五诊】患者咳嗽咳痰明显好转，双膝关节疼痛症状不明显，纳可，寐可，二便调。查体：四肢、胸腹部瘀点瘀斑消退，双膝关节被动活动时可触及骨擦感。舌质暗红，苔薄白，脉细。查白细胞$3.11×10^9$/L，血红蛋白117g/L，红细胞$3.44×10^{12}$/L，血小板$22×10^9$/L；血沉16mm/h；补体3 85.8mg/dL，补体4 20.8mg/dL；谷丙转氨酶11U/L，谷草转氨酶18U/L，肌酐45.1μmol/L。

西药沿上继服。

中药拟方：四诊方加党参10g。14剂，水煎服，一日1剂，早晚分服。

【六诊】患者无腰酸不适，无明显关节疼痛，胃纳可，睡眠欠安，小便正常，大便成形。查体：皮肤黏膜未见明显瘀点瘀斑，双膝关节被动活动时可触及骨擦感。舌质淡红，苔薄白，脉细。血沉11mm/h；血常规：红细胞$3.68×10^{12}$/L，血红蛋白125g/L，血小板$23×10^9$/L，白细胞$7.88×10^9$/L；总胆红素13.20μmol/L，谷丙转氨酶31U/L，谷草转氨酶20U/L，肌酐49.1μmol/L。

西药甲泼尼龙减量至2mg，一日1次，余药继服。

中药拟方：茯苓10g，白术10g，黄芪10g，山药10g，熟地黄12g，覆盆子10g，菟丝子10g，金樱子10g，山茱萸10g，乌梅10g，赤芍10g，酸枣仁15g，远志10g。14剂，水煎服，一日1剂，早晚分服。

【按语】本案患者临床主症为反复出现皮肤瘀点瘀斑、牙龈出血，伴反复腰酸不适，活动后有双膝关节疼痛，纳寐可，二便调。舌质淡红，苔薄黄，脉弦细。证属气阴两虚证。治宜益气健脾，养阴清热。方中黄芪甘温、太子参味甘，补气健脾，白术、山药健脾养阴，佐以仙鹤草、茜草、侧柏叶清热凉血止血，辅以连翘清热。随患者病程延长，渐加滋肾填精之药，熟地黄、金樱子、覆盆子以维护人体正气，清热凉血止血药渐减，加用少许赤芍活血散瘀，防止收敛太过，余药可随证加减。鉴于患者夜寐欠安，加用酸枣仁、远志养血安神、宁心静气，激素服用日久，虚火内灼，煎熬津液，加用乌梅养阴生津。

医案5

文某，女，80岁，2020年11月23日就诊。

【初诊】反复多关节肿痛5年，腰骶部疼痛5月余。患者5年前不慎扭伤后出现右手第3远端指间关节剧烈疼痛，至某医院就诊，完善相关检查未见明显异常，未予以处理，后关节症状自行缓解。后右手第3指间关节、左踝关节疼痛反复出现，自行服用"非甾体抗炎药（具体不详）"口服，症状有所改善。5月前患者出现腰骶部疼痛，一直未予以重视，现为求进一步治疗就诊我科门诊。刻下症：右手第3指间关节、左踝、腰骶部疼痛，活动不利，腰膝酸软，乏力，无发热、脱发、口腔溃疡等症状，纳寐尚可，小便清长，大便溏；舌质淡，苔薄白，脉沉细。

ESR15mm/h，hs-CRP1.98mg/L，RF5.6U/mL，CCP（−），ANA（1∶320），SSA（±）。

【诊断】西医诊断：结缔组织病。

中医诊断：痹病（肝肾亏虚证）。

【治疗】拟方：忍冬藤15g，骨碎补10g，牛膝10g，川芎10g，枸杞子15g，狗脊10g，桑寄生10g，熟地15g，当归10g，山药12g，垂盆草15g，菟丝子15g，赤芍10g。14剂。

【二诊】服药2周后，患者全身多关节疼痛缓解，腰膝酸软、乏力较前好转，无其他不适，纳寐可，二便尚调，舌淡红，苔薄白，脉沉。前方加茯苓15g，杜仲15g，去桑寄生。14剂。

【三诊】全身多关节疼痛缓解，腰膝酸软、乏力较前明显缓解，偶有纳差，寐尚可，二便调，舌淡红，苔薄白，脉沉。二诊方去熟地，加佛手10g，白术10g，生麦芽25g。14剂。

【四诊】多关节疼痛明显缓解，仍有腰膝酸软、乏力，纳寐可，二便调，舌淡红，苔薄白，脉细。三诊方继服，14剂。

【五诊】全身多关节疼痛明显缓解，仍有腰膝酸软，余症尚可，纳寐可，二便调，舌淡红，苔薄白，脉细。

拟方：忍冬藤15g，骨碎补10g，牛膝10g，川芎10g，枸杞子15g，狗脊10g，桑寄生10g，白术15g，当归10g，山药12g，山茱萸15g，菟丝子15g，佛手10g。14剂。

【按语】本案为结缔组织病患者，表现为右手第3指间关节、左踝、腰骶部疼痛，活动不利，腰膝酸软，乏力，无发热、脱发、口腔溃疡等症状，纳寐尚可，小便清长，大便溏；舌质淡，苔薄白，脉沉细。肾藏精、生髓、主骨，为作强之官，肝藏血而主筋，为罢极之本，肝肾亏虚则真气衰弱，髓不能满，筋骨失养，血气不行，痹阻经络，渐至关节疼痛、僵硬、屈伸不利。故出现腰膝酸软，乏力症状，同时伴有小便清长，大便溏；舌质淡，苔薄白，脉沉细。治法以补益肝肾，活血通络。方中牛膝、枸杞子补益肝肾，共为君药，狗脊、桑寄生、骨碎补菟丝子、助君药补益肝肾、散寒通络；山药健脾益气，改善全身乏力症状；当归、川芎、赤芍活血化瘀通络，诸药合用，共奏补益肝肾，活血通络之功。

医案6

唐某，女，56岁，2021年06月08日就诊。

【初诊】诊断为结缔组织病、反复双手遇冷变白变紫5年余。患者5年前开始出现双手遇冷变白变紫，握拳稍不固，伴晨僵＜1h/d，活动后缓解，起初未予重视及诊治。后症状逐渐加重，活动受限，遂至某医院就诊，考虑"结缔组织病"，予以"羟氯喹"口服，症状改善不明显，遂来我科门诊就诊。刻下症：双手遇冷变白变紫，双膝、腰背部酸胀疼痛，无发热、脱发、口腔溃疡等症状，纳寐尚可，小便多，大便尚可；舌质暗，苔白腻，脉弦涩。ESR 64mm/h，hs-CRP 15.26mg/L，RF 1.5U/mL，CCP（－），ANA（1：1000），HLA-B27（－）。

【诊断】西医诊断：结缔组织病。

中医诊断：痹病（痰瘀痹阻证）。

【治疗】拟方：法半夏10g，桃仁10g，川芎10g，茯苓15g，豨莶草10g，佛手10g，白扁豆15g，鸡血藤15g，桂枝10g，薏苡仁15g。14剂。

【二诊】服药2周后，患者全身多关节疼痛缓解，双手变白变紫未见明显好转，纳寐可，二便尚调，舌暗，苔腻，脉弦涩。前方加延胡索15g，羌活10g。14剂。

【三诊】全身关节疼痛缓解，双手雷诺现象较前好转，偶有纳差，胃脘部不适，夜寐尚可，二便调，舌暗淡，苔白腻，脉弦。二诊方去延胡索，加红花10g，白术10g，生麦芽25g。14剂。

【四诊】腰背部、双膝关节疼痛明显缓解，仍有雷诺现象，纳寐可，二便调。舌暗，苔腻，脉弦涩。三诊方继服，14剂。

【五诊】患者雷诺现象明显好转，关节疼痛明显缓解，余症尚可，纳寐可，二便调，舌淡红，苔薄白，脉弦。

拟方：法半夏10g，桃仁10g，红花10g，川芎10g，茯苓15g，豨莶草10g，佛手10g，白扁豆15g，鸡血藤15g，白术10g，柴胡10g。14剂。

【按语】本案辨证为痰瘀痹阻证。痰瘀痹阻经络，津液不行，水湿内停，则聚而生痰，痰湿内阻，血流不畅滞而为瘀。痰浊瘀血乃有形之邪，留阻于经络、关节、肌肉，瘀阻脉络，故关节疼痛。痰瘀痹阻肌肤、经络，脉络不通，出现双手变白变紫。法半夏、白扁豆、茯苓、薏苡仁燥湿健脾利湿，桃仁、川芎活血化瘀通络，鸡血藤活血通滞，桂枝温经通络，佛手理气通络。诸药合用，共奏活血化瘀，化痰通络之功。

医案7

夏某，女，40岁，2020年09月11日就诊。

【初诊】反复全身肌肉酸胀5年余，加重3周。患者约5年前受凉劳累后出现咳嗽、汗出明显、乏力、口眼干，后出现后背及双上臂酸痛，为求进一步治疗入住我科，完善相关检查，诊断为"结缔组织病"，予以改善循环、免疫抑制等对症处理，口服"硫酸羟氯喹、白芍总苷"。3周前患者肌肉酸胀感加重，伴有咳嗽。刻下症：全身肌肉酸胀，伴有咳嗽，口眼干，双手无晨僵，无发热、脱发、口腔溃疡等症状，纳寐尚可，小便多，大便尚可；舌质淡红，苔薄白，脉沉细。辅检：ESR 38mm/h，hs-CRP 7.26mg/L，RF 2.8U/mL，CCP（-），ANA（1∶1000），HLA-B27（-）。

【诊断】西医诊断：结缔组织病。

中医诊断：痹病（气阴两虚证）。

【治疗】拟方：黄芪20g，白术12g，茯苓10g，麦冬15g，太子参15g，枸杞子15g，白芍10g，紫菀10g，当归15g，熟地10g，山药10g。14剂。

【二诊】服药2周后，患者全身肌肉酸胀稍有缓解，乏力汗出较前减轻，仍有口眼干，纳寐可，二便尚调，舌质淡红，苔薄白，脉沉细。前方加薏苡仁15g，苍术10g，密蒙花15g。14剂。

【三诊】患者全身肌肉酸胀较前好转，乏力汗出、口眼干好转，纳寐可，二便尚调。上方加红花10g，石斛10g。14剂。

【四诊】患者肌肉酸胀较前明显缓解，乏力汗出、口眼干明显缓解，余症尚可。上方去熟地、薏苡仁，加鸡血藤15g。14剂。

【五诊】患者肌肉酸胀、口眼干明显好转，纳寐可，二便调，舌质淡红，苔薄白，脉沉细。前方继服。14剂。

【按语】本案为结缔组织病患者，表现为全身肌肉酸胀，伴有咳嗽，口眼干，双手无晨僵，无发热、脱发、口腔溃疡等症状，纳寐尚可，小便多，大便尚可；舌质淡红，苔薄白，脉沉细。气阴两虚则肌肉筋骨关节失于濡养，病邪留恋，闭阻经脉，深伏关节故肌肉酸胀；气虚失运，生化乏源，则见乏力、肌肤酸楚、口眼干燥。黄芪、白术、茯苓、山药健脾益气通络；太子参、当归益气健脾，生津养血；白芍、麦冬、熟地、枸杞子滋养肾阴，养血通络；紫菀化痰止咳。诸药合用，共奏益气养阴，舒筋通络之功。

第十四节　系统性硬化病

系统性硬化病（systemic sclerosis，SSc）又称为硬皮病，是一种伴有多系统受累的结缔组织病，其特点为广泛的血管功能障碍，以及皮肤和内脏器官的进行性纤维化。其特点是多系统受累，临床表现多样，慢性病程，常进展至严重残疾和死亡。SSc早期阶段有显著的炎症特征，随着疾病进展，大量血管床功能和结构的改变以及纤维化导致的进行性器官功能减退成为该病的主要临床表现。目前已知免疫激活、血管损伤及细胞外基质合成过多致使胶原沉积是该疾病发展的关键因素。西医目前治疗以控制患者临床症状，延缓SSc对一些靶器官造成的损害等方面为主，但存在临床疗效不理想、不良反应较多等问题。

SSc属于中医"皮痹""肌痹"等疾病的范畴，最早记载见于《素问·痹论》："风寒湿三气杂至，合而为痹也……以夏遇此者为脉痹，以至阴遇此者为肌痹，以秋遇此者为皮痹"。《诸病源候论·风痹候》曰："长夏遇痹者为肌痹，在肉则不仁……秋遇痹者为皮痹，则皮肤无所知。皮痹不已，又遇邪者，则移入于肺，其状，气奔痛"。肺主皮毛，脾主肌肉，肾藏一身之气，为五脏阴阳之本，因此SSc的发病与肺、脾、肾功能失调均密切相关。目前，中医对SSc辨证尚无统一认识，辨证分型暂未统一，但一般将本病分为虚实两个方面。实证包括血瘀证、寒湿证、湿热内阻证、痰瘀阻络证，虚证包括脾肾阳虚证、气血亏虚证。临床需辨证论治，对症治疗。

医案1

范某某，女，57岁，2021年02月20日就诊。

【初诊】双手及双下肢皮肤肿胀、发硬、麻木10年余，诊断为"系统性硬化病"，予以抑制免疫、改善循环等综合治疗，症状时轻时重。刻下症：患者出现双手指端、双足跟肿胀、发硬，局部破溃，双手指垫组织丧失、部分指骨溶解、吸收，伴有咳嗽、咳黄痰、喘息，吞咽稍困难，乏力、视物模糊、脱发、张口受限；无口干眼干、发热、口腔溃疡等症状；纳少，夜寐欠安，二便尚调，舌质暗红，苔薄，脉沉细涩。

白细胞$11.18×10^9$/L↑；肌酐38.5μmol/L↓；血沉21mm/h↑；肝功能未见明显异常。

【诊断】皮痹（气血亏虚，痰瘀阻络证）。

【治疗】西药予以吗替麦考酚酯胶囊0.5g，一日2次；醋酸泼尼松7.5mg，一日1次；贝前列素钠片40μg，一日3次。

中药拟方：黄芪20g，当归10g，白芍10g，陈皮10g，麦芽25g，白鲜皮15g，半枝莲10g，落得打10g，酸枣仁25g。14剂，内服，每日一剂，早晚各1次。

【二诊】患者手指端、双足跟肿胀稍减轻，咳嗽、咳黄痰、喘息明显，吞咽稍困难，乏力、视物模糊、脱发、张口受限；纳少，夜寐欠安，二便尚调，舌质暗红，苔薄，脉沉细涩。白细胞10.39×10⁹/L↑；白蛋白38.4g/L↓；血沉18mm/h↑；肝肾功能未见明显异常。

中药拟方：上方加紫菀10g。14剂，内服，每日一剂，早晚各1次。

【三诊】患者除二诊症状外，自觉胸胁部、胃脘部胀满、喘闷；纳差，夜寐欠安，二便尚调，舌质暗红，苔薄，脉弦细涩。

中药拟方：二诊方去陈皮，加佛手10g。14剂，内服，每日一剂，早晚各1次。

【四诊】患者双手指端、双足跟肿胀、破溃减轻，咳嗽、咳黄痰、喘闷伴呕逆，吞咽稍困难，乏力稍缓解，视物模糊、脱发、张口受限；纳少，夜寐欠安，二便尚调，舌质暗红，苔薄，脉弦细涩。白蛋白37.4g/L↓；血沉14mm/h↑；血常规、肝肾功能未见明显异常。

中药拟方：三诊方加枇杷叶10g。14剂，内服，每日一剂，早晚各1次。

【五诊至八诊】患者双手指端、双足跟肿胀、发硬逐渐缓解，局部破溃基本痊愈，咳嗽、咳黄黏痰、喘闷逐渐好转，乏力、吞咽困难、视物模糊、脱发改善，张口受限未见进展；纳可，夜寐尚可，二便尚调，舌质暗红，苔薄，脉沉细。血白细胞8.75～10.69×10⁹/L；白蛋白35.7～37.0g/L；血沉8～16mm/h。

八诊时醋酸泼尼松改为甲泼尼龙片早上4mg，晚上2mg。

中药拟方：五诊至八诊中药均由四诊方加浙贝母10g。内服，每日一剂，早晚各1次。

【九诊】患者双手指端、双足跟肿胀、发硬好转，局部破溃痊愈，咳嗽、咳黄黏痰、喘闷明显控制，吞咽可，无乏力，视物模糊、脱发改善，张口受限未见进展；纳可，夜寐尚可，二便尚调，舌质暗红，苔薄，脉沉细。血常规、肝肾功能未见明显异常。

中药拟方：八诊方去紫菀。14剂，内服，每日一剂，早晚各1次。

【按语】本案患者为中年女性，患者系因正气亏虚，致外感六淫病邪乘虚而入，侵袭肌表，留滞不去，致皮肤肿胀；久痹经络不通，津液运行不畅，瘀自内生，津停成痰，痰瘀互结致皮肤硬化、纤维化。久病者耗气伤血引起肺脾亏虚；肺主气司呼吸，外合皮毛，肺失所养可见干咳、动辄喘息、皮肤硬化或者萎缩、毛发脱落；脾主肌肉为后天之本，气血生化之源，化源失养、四肢不得濡养可见乏力、吞咽稍困难、末梢皮肤破溃；舌质暗红，苔薄，脉沉细涩，皆属气血亏虚、痰瘀阻络证之象。故治宜益气养血、化痰通络。初诊，方中黄芪、当归、白芍共为君药。其中黄芪味甘，性微温，具有补气固表、生津养血、行滞通痹、托毒排脓、敛疮生肌的功效。现代药理研究发现，黄芪有效成分具有抗炎、调节免疫、抗菌等作用。当归味甘、辛，性温，可补血活血，调经止痛。现代药理研究发现，当归具有调节免疫、抗炎、造血、平喘等作用。黄芪与当归合用可降低血液黏度、抗氧化应激、抗炎、保护血管壁、干预血管生成、抗器官组织纤维化等。白芍味苦、酸，性微寒，具有养血调经、柔肝止痛的功效。研究发现，白芍苷具有抗炎、镇痛、促进造血、抗氧化等功能；在一项关于硬皮病的研究中发现，白芍苷可以有效缓解硬皮病皮肤硬化程度，减轻皮肤的纤维化。白鲜皮、半枝莲、落得打、陈皮为臣药。其中白鲜皮味苦，性寒，具有清热燥湿，祛风解毒的功效。其主要化学成分具有抗菌、抗炎、抗溃疡、舒张血管等作用。半枝莲味辛、苦，性寒，具有清热解毒、化瘀利尿的功效。其主要化学成分具有抗炎症反应、抗菌等作用。落得打又称六月雪，味苦、辛，性凉，具有清热利湿，舒筋活络的功效。现代临床药理发现，六月雪因其具有抗炎、抗菌、解热作用，常被用于治疗支气管扩张、支气管哮喘等。陈皮味苦、辛，性温，具有理气健脾，燥湿化痰的功效。药理学研究表明，陈皮具有抑菌、抗炎、抗氧化、促消化、祛痰、松弛支气管平滑肌等作用。麦芽、酸枣仁共为佐药。其中麦芽味甘，性平，可行气消食，健脾开胃，回乳消胀。麦芽含有多种活性成分，主要包括多糖类、酶类、生物碱类及维生素等，具有活血化瘀、行水消肿的功效。酸枣仁味甘、酸，性平，具有养心补肝，宁心安神，敛汗，生津的功效。临床常用于治疗失眠症。诸药合用，共奏益气养血、化痰通络之效。

二诊，患者咳嗽、咳黄痰、喘息明显，故加用紫菀润肺、消痰、止咳。

三诊，患者胸胁部、胃脘部胀满、喘闷，故去陈皮，加佛手理气和胃，燥湿化痰。

四诊，患者咳嗽、咳黄痰、喘闷伴呕逆，故加用枇杷叶清肺止咳、和胃。

五诊至八诊，患者病情逐渐趋于好转，实验室检查指标时有小幅度反复，在五诊时开始加浙贝母清热化痰止咳，效果满意，故未更方。八诊时为减少肝脏负担，醋酸泼尼松改为甲泼尼龙。

九诊，患者临床症状以及实验室指标均得到有效控制，中药继续巩固一疗程，嘱其继续随访观察。

医案2

许某，女，51岁，2021年05月03日就诊。

【初诊】反复雷诺现象20年，皮肤紧绷8年，关节痛5年余。患者约20年前在无明显诱因下出现双手指、双足趾遇冷发白发紫，8年前出现面部、双手指皮肤紧绷，且渐出现鼻翼变尖、口唇变薄，后出现双手近端指间关节、掌指关节、双腕肿痛，双肘、双肩、颈项、双侧胫骨疼痛，伴部分关节活动受限。诊断为"系统性硬化病"，予以"甲泼尼龙、硫酸羟氯喹"等治疗，现为求进一步治疗就诊我科门诊。刻下症：面部、双手皮肤紧绷，双膝、双踝、双足背肿痛不适，口干口苦，无发热、脱发、口腔溃疡等症状，纳寐尚可，小便黄，大便难解；舌质红，苔黄腻，脉沉细。血沉52mm/h，超敏C反应蛋白6.2mg/L，抗环瓜氨酸肽抗体（-），抗核抗体（1∶100）。

【诊断】西医诊断：系统性硬化症。

中医诊断：皮痹（湿热痹阻证）。

【治疗】拟方：黄芩10g，黄柏10g，豨莶草15g，车前草10g，伸筋草10g，白扁豆10g，茯苓10g，山药10g，大血藤12g，当归12g，苍术15g。14剂。

【二诊】服药2周后，患者全身多关节疼痛较前减轻，仍有雷诺现象，面部、双手皮肤紧绷感，纳寐可，小便黄，大便难解，舌质红，苔黄腻，脉沉细。前方加薏苡仁15g，茵陈12g，厚朴15g。14剂。

【三诊】患者全身多关节疼痛减轻，雷诺现象好转，面部、双手皮肤紧绷感好转，纳寐可，二便调，舌质红，苔腻，脉沉细。二诊方去厚朴，加牛膝12g。14剂。

【四诊】患者全身多关节疼痛明显减轻，雷诺现象、皮肤紧绷感好转，纳寐可。三诊方继服。14剂。

【五诊】患者肌肉酸胀、口眼干明显好转，纳寐可，二便调，舌质淡红，苔薄，脉缓。

拟方：黄芩10g，黄柏10g，豨莶草15g，车前草10g，伸筋草10g，茯苓10g，山药10g，当归12g，苍术15g，薏苡仁20g。14剂。

【按语】本案患者素体阳气偏盛，内有蕴热，感受风寒湿热之邪，湿热交阻于经络、关节、肌肉等处，引起关节疼痛；湿热蕴结皮肤，造成皮肤紧绷不适，舌质红，苔黄腻。故用黄芩、黄柏、车前草燥湿除痹，茯苓、白扁豆、苍术健脾燥湿通络，伸筋草、豨莶草祛风除湿、舒筋活络，大血藤活血化瘀，当归养血通络，山药气阴双补、肺脾肾兼顾，全方共奏清热燥湿、通络止痛之功。

医案3

龚某，女，47岁，2021年11月12日就诊。

【初诊】双上肢及躯干部皮肤硬化1年余。患者于1年前在无明显诱因下出现遇寒后双手手指变白、变紫，双手及双上肢皮肤弹性减退，伴木胀，刺痛感，起初一直未予以重视及诊治。后症状逐渐加重，受累范围逐渐扩大，渐及颜面部、躯干部、双上肢皮肤紧绷，偶有瘙痒，双手手指肿胀、僵痛；双手及双上肢明显活动受限，诊断为"系统性硬化病"，予以"吗替麦考酚酯"治疗后，症状有所减轻。为求进一步治疗现来就诊。刻下症：颜面部、双上肢、颈前、后背、腹部、臀部皮肤紧绷，有刺痛，伴有皮肤干燥，无发热、脱发、口腔溃疡等症状，纳寐尚可，二便尚可；舌质暗红，苔腻，脉弦涩。血沉32mm/h，超敏C反应蛋白17.2mg/L，抗环瓜氨酸肽抗体（−），抗核抗体（1∶100）。

【诊断】西医诊断：系统性硬化症。

中医诊断：皮痹（湿热痹阻证）。

【治疗】拟方：法半夏10g，丹参10g，桃仁10g，川芎10g，茯苓15g，豨莶草10g，佛手10g，白术15g，鸡血藤15g，薏苡仁15g。14剂。

【二诊】服药2周后，患者全身皮肤紧绷感未见明显减轻，关节疼痛有所缓解，纳寐可，二便调，舌质暗红，苔腻，脉弦涩。前方加桂枝10g，红花10g。14剂。

【三诊】患者全身多关节疼痛减轻，皮肤紧绷感好转，纳寐可，二便调，舌质暗红，苔腻，脉弦涩。二诊方加伸筋草12g，白芍12g。14剂。

【四诊】患者全身多关节疼痛明显减轻，皮肤紧绷感好转，纳寐可。三诊方继服。14剂。

【五诊】患者皮肤紧绷较前明显缓解，关节无明显疼痛，无活动受限，纳寐可，二便调。

拟方：藿香10g，莲子10g，山药10g，丹参10g，桃仁10g，泽泻10g，川芎10g，茯苓15g，豨莶草10g，佛手10g。14剂。

【按语】本案证属痰瘀痹阻证。痰瘀痹阻经络，津液不行，水湿内停，则聚而生痰，痰湿内阻，血流不畅滞而为瘀。痰浊瘀血乃有形之邪，留阻于经络、关节、肌肉，瘀阻脉络，故关节疼痛肿胀。痰瘀痹阻肌肤、经络，脉络不通，出现皮肤干燥、紧绷不适。故用法半夏、白术、薏苡仁、茯苓燥湿健脾利湿，桃仁、川芎、丹参活血化瘀通络，鸡血藤活血通滞，佛手理气通络，豨莶草祛风湿、通经络，当归养血通络。诸药合用，共奏活血化瘀，化痰通络之功。

第十五节　贝赫切特综合征

医案1

夏某，男，50岁，2021年12月04日就诊。

【初诊】反复出现咽喉部弥散性溃疡半年，加重1周。诊断为白塞综合征。刻下症：口腔上腭及咽喉部多发溃疡，进食吞咽时痛苦难忍，小便涩痛，大便秘结。舌质红，苔黄厚，脉弦。

【诊断】西医诊断：贝赫切特综合征。

中医诊断：狐惑（湿热内蕴，毒火熏蒸证）。

【治疗】中药拟方：垂盆草10g，土茯苓15g，白鲜皮10g，黄芩10g，生地黄10g，牡丹皮10g，赤芍10g，甘草9g，淡竹叶10g，大黄6g。14剂，水煎，每日1剂，早晚分服。

【二诊】咽喉部红肿较前改善，小便仍涩痛，大便干。舌质红，苔黄厚，脉弦。

中药拟方：前方改为淡竹叶12g，大黄8g，加蒲公英12g，黄柏10g，苦参10g。14剂，水煎服，每日1剂，早晚分服。

【三诊】患者口腔及咽喉部溃疡较前改善，仍红肿，小便涩痛、大便干较前改善。舌质红，苔黄略厚，脉弦。

中药拟方：垂盆草12g，土茯苓15g，白鲜皮10g，黄芩10g，生地黄12g，牡丹皮10g，赤芍10g，甘草10g，淡竹叶12g，大黄10g，蒲公英12g，黄柏8g，紫花地丁10g，败酱草10g。14剂，水煎服，每日1剂，早晚分服。

【四诊】口腔及咽喉部溃疡较前进一步改善，仍红肿，小便涩痛、大便干较前改善。舌质红，苔黄略厚，脉弦。

中药拟方：垂盆草12g，黄芩10g，牡丹皮10g，赤芍10g，甘草10g，淡竹叶12g，蒲公英12g，薏苡仁15g，紫花地丁10g，白鲜皮15g，大黄6g。14剂，水煎服，每2日1剂，早晚分服。

【五诊】口腔及咽喉部溃疡较前明显改善，红肿面缩小，小便正常、大便小干。舌质红，苔薄黄，脉弦。

中药拟方：垂盆草15g，黄芩10g，牡丹皮10g，赤芍10g，甘草10g，淡竹叶12g，蒲公英12g，玉米须15g，白及6g，土茯苓10g。14剂，水煎服，每2日1剂，早晚分服。

【按语】本病多为湿热化生虫毒所致，上蚀于咽喉，下侵于阴部。蚀于上者为惑，表现为咽喉肿痛、溃疡、声音嘶哑等症，湿热得除，则溃烂得愈，多用甘草泻心汤获效。但此证患者多有郁热，且热入血分，故需清透血分之湿热。药用生地黄、牡丹皮、赤芍清透血热，垂盆草、白鲜皮、土茯苓、黄芩、大黄清利湿热，充分展现气血并治的学术主张。养阴和苦燥药同用，惟扶真阴，祛邪而不伤正。淡竹叶和甘草同用，清心除烦，改善患者痛苦。湿为阴邪，与热邪胶结，病势迁延，故复诊时加用蒲公英、黄柏、苦参、紫花地丁、败酱草之清热甘寒之品，加强清利除湿之力。

医案2

刘某，男，39岁，2021年06月08日就诊。

【初诊】反复口腔、二阴溃疡发作3年余。患者3年前无明显诱因反复出现口腔及二阴溃疡，诊断为白塞综合征，予以"泼尼松、沙利度胺"口服，症状较前缓解。现患者口腔舌体黏膜常发溃疡，肿痛，糜烂，反复发作，二阴亦有溃疡，为求进一步诊疗，就诊于我科。病程中患者无头晕头痛，无恶心呕吐，无皮肤瘙痒，皮肤无明显红斑，无腹痛，偶有口干阴痒，大便成形，苔黄腻质暗红，脉细。抗核抗体弱阳性，抗中性粒细胞胞浆抗体（−）。

【诊断】西医诊断：贝赫切特综合征。

中医诊断：狐惑病（湿热下注证）。

【治疗】西医继续予以"泼尼松10mg，一日1次；沙利度胺1粒，每晚1次；雷贝拉唑20mg，每晚1次"，中医予以清热利湿之剂口服。

中药拟方：土茯苓15g，百合10g，黄芩10g，黄柏10g，知母10g，白鲜皮10g，苦参10g，生地黄10g，地肤子10g，生蒲黄（包煎）10g，淡竹叶10g，栀子10g，甘草5g。7剂，每日1剂，水煎分早晚饭后服用。

【二诊】患者口腔溃疡较前稍好转，二阴亦有溃疡，口干苦，阴下潮湿。苔黄质暗红，脉细涩。

中药拟方：土茯苓15g，百合10g，黄芩10g，黄柏10g，知母10g，白鲜皮10g，苦参10g，生地黄10g，地肤子10g，淡竹叶10g，甘草5g，赤芍10g，丹参10g，牡丹皮10g。14剂，每日1剂，水煎分早晚饭后服用。嘱患者忌辛辣刺激之品。

【三诊】患者口腔溃疡及二阴溃疡改善明显，阴下仍有潮湿，口干阴痒。调整泼尼松为7.5mg，一日1次。

中药拟方：土茯苓15g，百合10g，黄芩10g，黄柏10g，知母10g，白鲜皮15g，苦参10g，生地黄10g，地肤子10g，淡竹叶10g，甘草5g，赤芍20g，丹参10g，牡丹皮10g。继服14剂，每日1剂，水煎分早晚饭后服用。

【四诊】患者口腔溃疡好转，食纳较香，二阴溃疡明显好转收口。调整泼尼松为5mg，一日1次。

中药拟方：土茯苓15g，百合10g，黄芩10g，黄柏10g，知母10g，白鲜皮15g，苦参10g，生地黄15g，地肤子10g，淡竹叶10g，甘草5g，赤芍20g，丹参10g，牡丹皮10g，太子参20g。继服28剂，随访。

【按语】该患者病史3年余，病程日久，常年口服西药，湿热之邪日久伤阴，湿热之邪易阻滞中焦，结合患者四诊，首辨湿热下注证。方中选用黄芩、黄柏、苦参清利湿热；知母、百合、生地黄、淡竹叶、栀子清热泻火，养阴生津，亦可清热解毒；生蒲黄凉血消肿；土茯苓、白鲜皮、地肤子利湿祛热止痒；甘草调和诸药。

二诊治疗时，加赤芍、丹参、牡丹皮活血祛瘀，使血行、津液输布通畅，有泻火消肿之功。

二诊过后，患者症状明显改善，因考虑到本病的典型病位分别为目、口舌和外阴，根据中医理论，肝开窍于目，脾开窍于口，心开窍于舌，"外阴"正是肝经循行路线。病位所在，归属所伤，在治疗时重视健脾益气，补益肝肾以正其本，故四诊加太子参健脾益气，加大生地黄剂量养阴补益肝肾。

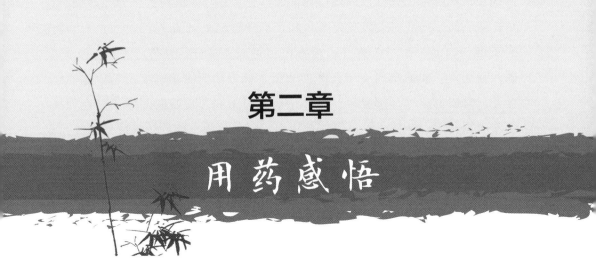

第二章

用药感悟

本篇从药物的性能特点、功效应用、用法用量、使用注意等几个方面对临床上治疗风湿病常用中药进行了阐述，语言通俗易懂，共分为九节，第十节为笔者临床常用药对。

第一节　痛症用药

疼痛是患者的主观感受，临床上，风湿病患者常常以疼痛为主诉前来就诊，中医将其归属于"痹病"范畴，认为疼痛产生的原因不外乎"不通则痛"与"不荣则痛"，不通则痛是指感受外邪、寒凝、气滞、痰阻、血瘀等致经脉闭阻不通，气血运行不畅而出现疼痛；不荣则痛是指因各种原因导致的气、血、阴、阳虚损，使脏腑、经脉、形体官窍等失于温煦、滋润、濡养而发生的疼痛。疼痛以部位分头痛、胸痛、胁痛、腹痛、肢体疼痛等。痹病指正气不足，风、寒、湿、热等外邪侵袭人体，痹阻经络，气血运行不畅所导致的，以肌肉、筋骨、关节发生疼痛、麻木、重着、屈伸不利，甚至关节肿大灼热为主要临床表现的病证。故本篇介绍的药物以治疗风湿病肢体关节、肌肉疼痛为主。中医治疗方法主要有祛风化湿、消肿通络、活血化瘀、温经止痛、解毒化瘀、补益气血等，而具有上述功效的中药多分布在祛风湿药：如羌活、独活、青风藤、海风藤、忍冬藤、威灵仙、延胡索等；热性疼痛主选祛风湿热药：如黄芩、苦参、白鲜皮、秦艽、桑枝、海桐皮、络石藤、老鹳草；血瘀疼痛多选用活血化瘀、通络止痛之类：如川芎、鸡血藤、红花、丹皮、赤芍、郁金等。具体用药又可根据部位及时间的不同而使用，上肢痛用羌活、桂枝、姜黄等；颈项部疼痛用葛根、伸筋草；腰部疼痛用淫羊藿、杜仲、狗脊等；下肢痛用独活、牛膝等；白天疼痛明显用延胡索等；夜间疼痛明显用川芎、赤芍等。

忍冬藤

为忍冬科植物忍冬的干燥茎枝。

【性味归经】甘，寒，归肺、胃经。

【基本功效】清热解毒，疏风通络。

【临证感悟】忍冬藤可清热解毒，通利关节，可用于治疗风湿热痹或热痹导致的关节红肿疼痛，筋骨疼痛等，常配伍豨莶草、络石藤等。现代研究表明忍冬藤具有抗风湿、抗氧化、免疫调节、抗菌、抗病毒、抗炎、解热等作用，本品在治疗风湿性疾病中有显著的止痛之功。临床煎服用量9～30g。亦可外用，可用至50g。因本品性寒，脾胃虚寒之下利者，不宜使用。

独　活

为伞形科植物重齿毛当归的干燥根。

【性味归经】辛、苦，微温。归肾、膀胱经。

【基本功效】祛风湿，止痹痛，解表。

【临证感悟】本品为治风湿痹痛要药。凡风寒湿痹，无问新久皆可用。又因性善下行，尤以腰膝、腿足关节疼痛属下部寒湿重者为宜，常与当归、牛膝、杜仲、白术等配伍使用。本品又能发汗解表、散风祛湿，用于外感风寒夹湿表证，多与羌活、防风、荆芥等配伍使用。现代研究表明独活有抗炎、镇痛、镇静、抑制血小板聚集、降压等作用。临床上用量多为3～10g；或浸酒；或入丸、散。阴虚血燥者慎服。

羌　活

为伞形科植物羌活或宽叶羌活的根茎和根。

【性味归经】辛、苦，温。归膀胱、肾经。

【基本功效】解表散寒，祛风除湿，止痛。

【临证感悟】本品辛温苦燥，气味雄烈，主入足太阳膀胱经。"能上达巅顶，横行肢臂"（《本草正义》），具有较强的解表散寒、祛风除湿、止痛之功。与独活主治下部的风寒湿不同，羌活专主在表、在上之风寒湿邪，尤以治风寒夹湿之表证，头痛项强、上半身之风湿痹痛、肩背酸痛者为佳。用于风寒表证夹有湿邪，症见恶寒发热、无汗、头痛项强、肢体酸痛等。常与防风、细辛、川芎等同用，如九味羌活汤。又可用于痹病肢体疼痛，症见肩项臂痛，举动艰难，手足麻木等，常与防风、姜黄、当归等同用，如蠲痹汤。现代研究表明羌活有解热、抗炎、镇痛、抗心律失常、抗病原微生物等药理作用。临床上用量多为 3～10g。使用时注意，本品气味浓烈，用量过多，易致呕吐，脾胃虚弱者不宜服。血虚痹痛，阴虚头痛者慎用。

青风藤

为防己科植物青藤及毛青藤的藤茎。

【性味归经】苦、辛，平。归肝、脾经。

【基本功效】祛风湿，通经络，利小便。

【临证感悟】青风藤味苦、辛，性平，有祛风湿，通经络，利小便的功效，主要治疗风湿痹痛，关节肿胀，麻疹瘙痒等。临床上用量多为煎服 6～12g。使用时注意脾胃虚寒者慎服，青风藤有毒，内服可出现瘙痒皮疹、头昏头痛、肚皮发红、腹痛等情况。

海桐皮

为豆科植物刺桐的干皮。

【性味归经】辛、苦，平。归肝经。

【基本功效】祛风湿，通经络。

【临证感悟】本品多用于治疗风湿痹痛、四肢拘挛、腰膝疼痛等，临床上常与老鹳草、青风藤、豨莶草等配伍应用。治疗四肢骨折后期关节功能障碍时常与鸡血藤、透骨草、伸筋草、续断等配伍应用，骨折见于上肢加姜黄、桑枝；骨折见于下肢加木瓜、牛膝。水煎熏洗患肢。此外，本品能杀虫止痒，可治疗疥癣、湿疹等，多煎汤外洗或研磨调敷，临床常用6～12g，外用适量。使用时注意本品有毒性蓄积作用，主要表现为心肌及心脏传导系统的抑制，大剂量使用可引起明显的心律失常及低血压。

大血藤

为木通科植物大血藤的干燥藤茎。

【性味归经】苦，平。归大肠、肝经。

【基本功效】清热解毒，活血，祛风，止痛。

【临证感悟】大血藤善于清热解毒散结，可治疗肠痈、乳痈等，配伍蒲公英、连翘、天花粉、夏枯草等；大血藤有祛风活血作用，可用于风湿痹痛，筋骨酸痛，跌仆伤痛等症。现代研究表明大血藤具有抗菌、抗病毒、抗炎、抗肿瘤、免疫抑制等作用，且大血藤能缓解类风湿关节炎的骨破坏。临床常用9～15g。孕妇慎服。

老鹳草

为牻牛儿苗科牻牛儿苗、老鹳草的干燥地上部分。

【性味归经】辛、苦，平。归肝、肾、脾经。

【基本功效】祛风除湿，舒筋活络，止泻。

【临证感悟】本品以祛风湿见长，兼有舒筋活络作用，适用于风湿病肢体麻木、筋骨酸痛等症。因其既具有祛风除湿功效，又具有抗炎、镇痛调节免疫作用，临床常用于治疗风湿性关节炎、类风湿关节炎、坐骨神经痛、椎间盘脱出症、麻风性神经痛。据临床报道老鹳草制剂对类风湿关节炎具有良好的治疗作用，并具有使RF因子转阴的作用，其酒浸剂疗效高于水煎剂。现代药理表明，其具有抗炎镇痛、调节免疫、抗氧化活性及抗肝纤维化作用，常用于干燥综合征及类风湿关节炎并发的肺纤维化或慢性肝病所致的肝纤维化。此外老鹳草的糅质成分具有很强的抗氧化、抑制诱变活性，可用于抗肿瘤的协助治疗。内服煎汤多用9～15g或浸酒；或熬膏。外用适量，捣烂加酒炒热外敷或制成软膏涂敷。使用时注意大剂量应用能促进肠蠕动而引起患者腹痛腹泻，若患者服药后出现腹痛腹泻，减量服用，症状即可消失。

川 芎

为伞形科植物川芎的根茎。

【性味归经】辛，温。归肝、胆、心包经。

【基本功效】活血行气，祛风止痛。

【临证感悟】本品辛温升散，既能活血，又能行气，为"血中气药"，能"下调经水，中开郁结"，本品能"旁通络脉"，祛风活血止痛，治风湿痹病，肢体疼痛麻木，常与独活、桂枝、防风等祛风湿通络药同用。又用治血瘀气滞的痛证。本品能"上行头目"，用于头痛、风湿痹痛。治头痛，无论风寒、风热、风湿、血虚、血瘀，均可随证配伍用之。又治疗妇女月经不调、经闭、痛经、产后瘀滞腹痛等，为妇科活血调经之要药，常与当归、桃仁、香附等同用。此外，伤科之跌扑损伤，外科之疮疡痛肿，亦可用之。另外，川芎能降低因脑缺血引起的血浆和脑脊液中强啡肽A含量，能改善脑缺血性损害，缓解肺动脉高压，近代以川芎及川芎为主的复方治冠心病心绞痛，有较好疗效。煎服，3～9g。使用时注意凡阴虚火旺，多汗及月经过多者，应慎用。

郁 金

为姜科植物温郁金、姜黄、广西莪术或蓬莪术的块根。

【性味归经】辛、苦，寒。归肝、胆、心经。

【基本功效】活血止痛，行气解郁，清心凉血，利胆退黄。

【临证感悟】本品既能活血，又能行气解郁而达止痛之效，用治气滞血瘀的胸、胁、腹痛，常配木香同用，偏气郁者倍木香，木香多为6～9g；偏血瘀者倍郁金，郁金多为3～9g。临床亦常与丹参、柴胡、香附等配伍同用。本品能解郁开窍，且兼有清心之功，用治热病神昏，癫病痰闭之证，可配伍石菖蒲、栀子等。用于肝胆湿热证用治湿热黄疸，宜配伍茵陈蒿、栀子；用治胆石症可与金钱草同用。此外，本品能顺气降火而凉血止血，用于吐血、衄血及妇女倒经等气火上逆之出血证，常配生地、栀子等；若热结下焦，伤及血络之尿血、血淋，亦可用之，常配生地、小蓟等。煎服用 5～12g；研末服 2～5g。使用时注意不宜与丁香、母丁香同用。

鸡血藤

为豆科植物密花豆的藤茎。

【性味归经】苦、甘，温。归肝、肾经。

【基本功效】行血补血，舒筋活络。

【临证感悟】鸡血藤既能活血，又能补血，对血瘀、血虚之证均适用，用治月经不调、经行不畅、痛经、血虚经闭等证，可与当归、川芎、白芍、香附等同用。本品能养血活血而舒筋活络，为治疗经脉不畅，络脉不和的常用药。用治风湿痹痛及手足麻木，肢体瘫痪，血虚萎黄等，可配伍独活、威灵仙、桑寄生等祛风湿药同用。近代以鸡血藤糖浆治白细胞减少症有一定疗效。临床中用量多为 10～15g，大剂量可用 30g，以内服为主，或浸酒服，或熬成膏服。阴虚火亢者慎用。

红 花

为菊科植物红花的筒状花冠。

【性味归经】辛，温。归心、肝经。

【基本功效】活血通经，祛瘀止痛。

【临证感悟】本品专入血分，功能活血祛瘀，善于通畅血脉，消肿止痛，用治血滞经闭，痛经，产后瘀滞腹痛等证，常与桃仁、当归、川芎等相须而用。本品具活血化斑之功，可用于斑疹色暗，热郁血瘀者。近代有以红花注射液肌注，治多型性红斑者。本品亦为治跌打损伤，瘀滞肿痛之要药。用治跌打损伤，常与木香、苏木、乳香、没药等配伍同用。其活血祛瘀止痛效著，善治心腹胁肋诸痛，如血府逐瘀汤中配伍桃仁、川芎、牛膝等治疗瘀滞腹痛等。本品常配伍三棱、莪术、香附等以祛瘀消癥瘕，用于治疗癥瘕积聚。内服煎汤，5～10g；入散剂或浸酒，鲜者捣汁。外用研末撒。使用时注意孕妇忌服，有出血倾向者不宜多用。

姜　黄

为姜科植物姜黄的根茎。

【性味归经】辛、苦，温。归肝、脾经。

【基本功效】活血行气，通经止痛。

【临证感悟】本品能外散风寒湿邪，内行气血，通经止痛，尤长于除肢臂痹痛，常配羌活、防风、当归等祛风湿活血之品同用。本品还能活血行气，使瘀散滞通而痛解，用于血瘀气滞的心、腹、胸、胁痛，经闭，产后腹痛及跌打损伤等。此外，本品配白芷、细辛可治邪痛；配大黄、白芷、天花粉外敷可治痈肿疔毒。姜黄可以抗肝损伤、降压降血脂、通经止痛，有极大的药用价值。从姜黄提取的天然药食两用物质——姜黄素，能够调节人体生理功能，还对肿瘤细胞有明显的抑制作用。近代临床还用于治疗高脂血症，对降低胆固醇、甘油三酯有一定作用。煎服用3～10g。外用适量。使用时注意血虚无气滞瘀血者慎用，孕妇忌用。

牛　膝

为苋科植物牛膝（怀牛膝）和川牛膝（甜牛膝）的根。

【性味归经】苦、甘、酸，平。归肝、肾经。

【基本功效】活血通经，补肝肾，强筋骨，引火（血）下行。

【临证感悟】本品制用能补肝肾、强筋骨，兼祛风湿，尤以怀牛膝为佳，用治肾虚腰痛及久痹腰膝酸痛乏力等，可配伍杜仲、续断、补骨脂等。还可用治瘀血阻滞的经闭、痛经、月经不调、产后腹痛及跌打伤痛等。其活血祛瘀作用有疏利降泄之特点，尤多用于妇科经产诸疾及跌打伤痛。如治瘀阻经闭、痛经、月经不调、产后腹痛，常配伍当归、桃仁、红花等。如治跌打损伤、腰膝瘀痛，可与续断、当归、乳香、没药等同用。亦用于淋证、水肿、小便不利等。此外本品引火（血）下行，用治头痛眩晕、吐血、衄血等火热上炎、阴虚火旺之证。煎服用6～15g。活血通经、利水通淋、引火下行宜生用；补肝肾、强筋骨宜酒炙用。使用时注意孕妇及月经过多者忌用。

秦 艽

为龙胆科植物秦艽、麻花秦艽、粗茎秦艽或小秦艽的根。前三种按性状不同分别习称"秦艽"和"麻花艽",后一种习称"小秦艽"。

【性味归经】辛、苦,平。归胃、肝、胆经。

【基本功效】祛风湿,通络止痛,退虚热,清湿热。

【临证感悟】秦艽能祛风湿,舒筋络,通利关节,又为风药中之润剂,故各种风湿痹痛均可用,用于风湿痹痛,筋脉拘挛及手足不遂等。但性寒清热,以热痹更宜,多配伍丹皮、防己、络石藤等同用。本品既能祛风邪,舒筋络,又善"活血荣筋",还可用于治疗中风半身不遂,口眼㖞斜,四肢拘急,舌强不语等,单用大量水煎服即可。秦艽还能退虚热、除骨蒸,为治疗虚热之要药,用于骨蒸潮热,常与知母、地骨皮、鳖甲等同用。秦艽能清利肝胆湿热而退黄疸,用治湿热黄疸,常与茵陈蒿、栀子、猪苓等药配用,亦可单用。临床中用量多为3～9g。大剂量可用至30g。以内服为主,久病虚羸、溲多、便滑者忌服。

狗 脊

为蚌壳蕨科植物金毛狗脊的根茎。

【性味归经】苦、甘,温。归肝、肾经。

【基本功效】祛风湿,强腰膝,补肝肾。

【临证感悟】本品善祛脊背之风湿而强腰膝,用于风湿痹痛,腰痛脊强,不能俯仰,足膝软弱,常与杜仲、桑寄生、续断等同用。与萆薢、菟丝子同用,可治各种腰痛。本品温补肝肾,兼以固摄,用治肾气不固之遗尿、白带过多。治尿频、遗尿腰痛等,与五加皮、益智仁、桑螵蛸等同用。治冲任虚寒带下,多与鹿茸、白蔹等同用。此外,狗脊的绒毛有止血作用,外敷可用于金疮出血。煎服用6～12g。肾虚有热,小便不利,或短涩黄赤者慎用。

鹿衔草

为鹿蹄草科植物鹿蹄草或普通鹿蹄草的全草。

【性味归经】甘、苦，温。归肝、肾经。

【基本功效】祛风湿，强筋骨，止血，止咳。

【临证感悟】本品既祛风湿，又入肝肾而强筋骨。常与白术、羌活、防风、牛膝、杜仲等配伍，用于治疗风湿日久，痹痛而腰膝无力者。本品有收敛止血作用，用治月经过多崩漏、咯血、外伤出血等，可单用或随证配伍。本品能补益肺肾而定喘嗽，常与五味子、百合、百部等配伍，用治肺虚久咳或肾不纳气之虚喘。此外，本品还可用于泻痢日久之证。内服：煎汤，15～30g；研末，6～9g。外用：适量，捣敷或研撒；或煎水洗。

第二节　肿胀用药

关节肿胀是指关节周围浮肿而胀的一种症状。肿胀多因关节腔内积液或周围软组织炎症引起。关节肿胀以四肢关节为多，多见于肘、腕、掌指、指间、膝、踝、跖趾、趾间关节等处。肿胀可见于一个或多个关节，亦可对称性出现，常伴有疼痛症状。类风湿关节炎、强直性脊柱炎、银屑病性关节炎、骨关节炎、痛风、反应性关节炎等均可出现关节肿胀症状。《素问•阴阳应象大论》："寒伤形，热伤气。气伤痛，形伤肿。故先痛而后肿者，气伤形也；先肿而后痛者，形伤气也。风胜则动，热胜则肿，燥胜则干，寒胜则浮，湿胜则濡泻。"根据肿胀部位，大致分为两类：下肢肿胀常用茯苓、车前子、泽泻等；双手肿胀常用赤小豆等。

茯　苓

为多孔菌科真菌茯苓的菌核。

【性味归经】甘、淡，平。归心、肺、脾、肾经。

【基本功效】利水渗湿，健脾，宁心。

【临证感悟】茯苓是临床比较常用的一味中药，药性平和，应用广泛。茯苓利水渗湿，能够治水湿内停之水肿、小便不利，如五苓散、真武汤、猪苓汤等；健脾，能治脾虚湿盛之泄泻，常与白术、山药、薏苡仁等同用，如参苓白术散；脾气健旺则痰无以生，故茯苓还可用于治疗脾虚痰饮，如与半夏、陈皮等同用的二陈汤便为化痰的基础方，与桂枝、白术、甘草同用的苓桂术甘汤，被赞为"温阳化饮第一方"；茯苓可以宁心，能治心脾两虚，气血不足之心悸怔忡、健忘失眠，常与人参、当归、酸枣仁等同用，如归脾汤。茯苓利水而不伤阴，清补而不滋腻，"为补利兼优之品"，对于脾虚湿盛、痰饮内停、心神不宁诸证均可与它药配伍为用。现代研究表明茯苓有利尿，增强免疫，调节肠胃功能，抗肿瘤，保肝，镇静，抗菌等药理作用。煎服，9～15g。虚寒精滑或气虚下陷者忌服。

茯苓皮

为多孔菌科植物茯苓菌核的外皮。

【性味归经】甘、淡、平。归肾、膀胱经。

【基本功效】利水消肿。

【临证感悟】茯苓皮利水之效与茯苓相似，适用于水肿、小便不利。《本草纲目》："主水肿肤胀，开水道，开腠理。"茯苓皮善祛皮肤之水湿以消肿。临床煎汤内服，常用6～15g。

车前子

为车前科植物车前或平车前的成熟种子。

【性味归经】甘，寒。归肝、肾、肺、小肠经。

【基本功效】清热利尿通淋，渗湿止泻，明目，祛痰。

【临证感悟】车前子的临床应用比较广泛，首先《本经》言其："主气癃、止痛，利水道小便，除湿痹。"适用于淋证、水肿，尤为治热淋之要药，常与木通、滑石、瞿麦等同用，如八正散。又能通过利小便而消水肿，治湿痹，肢体水肿、胀满，伴有小便不利，可与猪苓、泽泻、茯苓等利水渗湿药同用。若患者大便溏，肢体虽未出现水肿，但自觉困重，舌苔水滑，可使用车前子利小便以实大便，使水液代谢归于正常。此外，车前子还能清肝热以明目，治疗由肝火上炎导致的目赤肿痛，常配菊花、密蒙花等；清肺热而化痰，治疗痰热咳嗽，痰黄难咯，常配伍瓜蒌、竹茹、黄芩等。现代研究表明本品有利尿排石、保肝、降胆固醇、祛痰、镇咳、预防肾结石形成、缓泻及抗炎等药理作用。煎服，9～15g。宜布包。本品甘寒滑利，凡内伤劳倦，阳气下陷，肾虚精滑及内无湿热者忌用。

附：车前草

本品为车前的全草。甘，寒，归肝、肾、肺、小肠经。功能清热利尿，祛痰，凉血，解毒。因其清热利尿之力较强，在临床上常用于历节病（痛风），关节红肿疼痛，常与玉米须、土茯苓等同用，起到清热利尿、泄浊解毒之功。煎服，9～30g。

泽　泻

为泽泻科植物泽泻的块茎。

【**性味归经**】甘、淡，寒。归肾、膀胱经。

【**基本功效**】利水渗湿，泄热，化浊降脂。

【**临证感悟**】《本草正义》载泽泻："最善渗泄水道，专能通行小便。"凡水湿内停之水肿、小便不利均可使用，常与茯苓、猪苓、白术等同用，如五苓散；《本经》称其"治风寒湿痹"，以轻能入络，淡能导湿，具有淡渗除湿通络之功用；淡能渗湿，又因其性寒，故能清热，对于湿热蕴结，小便灼热疼痛，可与车前子、竹叶等同用，如八正散；此外，泽泻能化浊降脂，可用于高脂血症，常与山楂、白术、红曲等配伍，如脂必泰胶囊便为临床治疗高脂血症的常用中成药。现代研究表明本品有抗肾结石形成、降糖、扩血管、抗肝损伤、利尿、降血脂、抗动脉粥样硬化、抗血小板凝聚、抗血栓、抗炎等药理作用。煎服，6～10g。肾虚精滑无湿热者禁服。

薏苡仁

为禾本科植物薏苡的成熟种仁。

【**性味归经**】甘、淡，凉。归脾、胃、肺经。

【**基本功效**】利水渗湿，健脾止泻，除痹，排脓，解毒散结。

【**临证感悟**】本品味甘入脾，药性和缓，补脾不滋腻，可用于脾虚湿盛之水肿，常与黄芪、白术、茯苓等同用；也可用于脾虚的泄泻，与人参、茯苓、白术、白扁豆等同用，如参苓白术散。薏苡仁具有除痹的功效，善治湿痹，《神农本草经》明确指出："主筋急拘挛，不可屈伸，风湿痹，下气。"《中医内科学》痹病一节中湿痹的主方便是薏苡仁汤，以薏苡仁为君，配伍独活、防风、桂枝等药，在临床治疗湿痹除了用薏苡仁、茯苓等利水除湿外，还配伍忍冬藤、豨莶草等通络止痛之品，若湿邪日久化热，可酌加赤芍、知母等清热除湿通络。薏苡仁能解毒散结，《药性论》提到"煎服之破毒肿"，可用于肺痈、肠痈，《千金方》中的苇茎汤、《金匮要略》的薏苡附子败酱散，均取薏苡仁排脓解毒之功。薏苡仁为药食同源之品，又称"薏米"，在梅雨季节，人们会煮薏米粥，以这种方式祛除体内的湿气。现代研究表明本品有调节胃肠道、抗肿瘤、降糖、镇痛、抑制溃疡、免疫调节、抗肥胖、抗癌等药理作用。煎服，9～30g。清利湿热宜生用，健脾止泻宜炒用。

赤小豆

为豆科植物赤小豆或赤豆的干燥成熟种子。

【性味归经】甘、酸，平。归心、小肠经。

【基本功效】利水消肿，解毒排脓。

【临证感悟】赤小豆性善下行，通利水道，使水湿下行而消肿，用于水肿胀满，痹病肢肿，可配伍茯苓、泽泻、薏苡仁等利水消肿药；赤小豆色红，兼有散瘀的作用，如《金匮要略》治疗便血的赤小豆当归散，其中赤小豆便能利水而散瘀；赤小豆能解毒排脓，用于疮痈肿毒等，可配赤芍、连翘等煎汤内服，或研末外敷；配伍麻黄、连翘等，如麻黄连翘赤小豆汤，临床可用治湿热在表的皮肤瘙痒、斑疹等；此外还能利湿退黄，用于湿热黄疸，常配伍茵陈。煎服，9～30g。外用适量，研末调敷。

滑　石

为硅酸盐类矿物滑石族滑石，主含含水硅酸镁。

【性味归经】甘、淡，寒。归肺、胃、膀胱经。

【基本功效】利尿通淋，清解暑热，收湿敛疮。

【临证感悟】本品性滑利窍，寒则清热，故能清膀胱热结，通利水道，是治湿热淋证常用药，用治小便不利，淋沥涩痛，常与木通、车前子、瞿麦等同用。本品既能利水，又能解暑热，是治暑湿之常用药，用治暑湿、湿温等证。本品外用有清热收湿敛疮作用，用于湿疮、湿疹，可单用或与枯矾、黄柏等为末，撒布患处。煎服，10～20g；宜布包。外用适量。脾虚、热病伤津及孕妇忌用。

瞿　麦

为石竹科植物瞿麦和石竹的带花全草。

【**性味归经**】苦，寒。归心、小肠经。

【**基本功效**】利尿通淋，破血通经。

【**临证感悟**】本品能清心与小肠火，导热下行，而有利尿通淋之功，为治淋要药，尤以热淋最为适宜，用治湿热淋证常与萹蓄、木通、车前子同用。用治血热瘀阻之经闭或月经不调，常与桃仁、红花、丹参、赤芍等同用。现代药理学研究表明其具有抗菌、肾保护、抗早孕、抗肿瘤、免疫抑制、神经保护及成骨细胞增殖等多种药理作用。煎服，9～15g。孕妇忌服。

萹　蓄

为蓼科植物萹蓄的地上部分。

【**性味归经**】苦，微寒。归膀胱经。

【**基本功效**】利尿通淋，杀虫止痒。

【**临证感悟**】本品清利下焦湿热，利尿通淋，多用于热淋、石淋等证，常与木通、瞿麦、车前子等同用。亦可与大蓟、小蓟、白茅根等同用治疗血淋。本品善"杀三虫"，又可燥湿止痒，用治蛔虫、蛲虫、钩虫所致虫积腹痛，用时宜煎汤空腹服，以提高疗效。本品单用或配伍地肤子、蛇床子、荆芥煎水外洗，还可用治湿疹、阴痒等证。煎服，9～15g，鲜品加倍。外用适量。多服泄精气。脾虚慎用。

萆　薢

为薯蓣科植物粉背薯蓣、福州薯蓣、绵萆薢的根茎。

【**性味归经**】苦，平。归肾、胃经。

【**基本功效**】利湿去浊，祛风除痹。

【临证感悟】本品能利湿而分清去浊，可用于风湿性疾病导致的肾损害，出现尿液浑浊如米膏或实验室检查尿蛋白阳性，常与乌药、益智仁、石菖蒲同用，如萆薢分清饮。尿酸为人体内嘌呤代谢的产物，若生成过多或排泄减少，便可导致高尿酸血症，中医认为尿酸升高为浊毒内聚，而萆薢能去体内诸浊。亦可用治妇女白带属湿盛者。本品能祛风除湿，通络止痛，用于风湿痹病，治疗腰膝疼痛，筋脉屈伸不利。现代研究表明萆薢具有调节骨代谢，改善骨质疏松，降尿酸，抗炎、抗菌、免疫调节等药理作用。煎服，9～15g。肾阴亏虚遗精滑泄者慎用。

茵 陈

为菊科植物滨蒿或茵陈蒿的全草。春季采收的习称"绵茵陈"，秋季采收的称"茵陈蒿"。

【性味归经】苦、辛，微寒。归脾、胃、肝、胆经。

【基本功效】清利湿热，利胆退黄。

【临证感悟】本品善清利脾胃、肝胆湿热，使之从小便出，为治黄疸要药，无论阴黄阳黄，皆可运用；本品有解毒疗疮之功，又可清利湿热，用治湿温、湿疹、湿疮等证。用治湿疮瘙痒，可与黄柏、苦参、蛇床子、地肤子等同用，也可煎汤外洗。现代研究表明茵陈具有保肝利胆、抗炎、抗肿瘤等药理作用。煎服，6～15g。外用适量。蓄血发黄及血虚萎黄者慎用。

虎 杖

为蓼科植物虎杖的干燥根茎和根。

【性味归经】微苦，微寒。归肝、胆、肺经。

【基本功效】利湿退黄，清热解毒，祛瘀止痛，化痰止咳。

【临证感悟】本品苦寒，善泄中焦瘀滞，降泻肝胆湿热，利胆退黄，又是清热利湿之良药。用治湿热黄疸，单用本品煎服即效，或与茵陈、黄柏、栀子配伍，则效力更佳。亦可用治湿热蕴结膀胱之小便涩痛、淋浊带下等证。本品入血分，有凉血清热解毒作用，用治烧烫伤，痈肿疮毒，毒蛇咬伤等。本品有活血祛瘀止痛之功，用治血瘀经闭，跌打损伤等证。本品既能苦降泄热，又能化痰止咳，用治肺热咳嗽。可单味煎服，也可与贝母、枇杷叶、杏仁等配伍。此外，还有泻下通便作用，用于热结便秘。现代研究表明虎杖具有抗病毒、抗炎、抗菌、抗氧化、神经保护等药理作用。煎服，9～15g。外用适量。孕妇忌服。

金钱草

为报春花科植物过路黄的干燥全草。

【**性味归经**】甘、咸，微寒。归肝、胆、肾、膀胱经。

【**基本功效**】利湿退黄，利尿通淋，解毒消肿。

【**临证感悟**】本品清肝胆之火，又能除下焦湿热；有清热利湿退黄之效。用于湿热黄疸，临床上可见实验室检查胆红素升高，而无身黄、目黄等表现，常与茵陈蒿、栀子、虎杖等同用。本品能利尿通淋，排除结石，故治石淋尤为多用。用于石淋热淋，可单用大剂量煎汤代茶饮或与海金沙、鸡内金、滑石等同用。解毒消肿，用于恶疮肿毒，毒蛇咬伤，可用鲜品捣烂取汁饮，并以渣外敷。现在教材上将金钱草归属为利湿退黄药，未提及其他作用，但《本草求原》记载："祛风湿，止骨痛"。故本品还可用于风湿性疾病之筋骨疼痛、肌肤麻木等。现代研究表明金钱草具有排石、抑菌、抗炎作用，对体液免疫、细胞免疫均有抑制作用。内服：煎汤，15～60g，鲜品加倍；或捣汁饮。外用：适量，鲜品捣敷。对本品过敏者禁用。

桑白皮

为桑科植物桑的干燥根皮。

【**性味归经**】甘，寒。归肺经。

【**基本功效**】泻肺平喘，利水消肿。

【**临证感悟**】桑白皮辛，寒，归肺经，能泻肺热而下气平喘，适用于肺热喘咳，常与地骨皮、生甘草等配合应用，如泻白散。桑白皮有利尿消肿作用，用治面目浮肿、小便不利等症，常与生薏苡仁、茯苓、泽泻、车前子等配合应用，因其擅去肌肤水湿，可配伍陈皮、茯苓皮、生姜皮、大腹皮等同用，如五皮饮。现代研究表明，桑白皮具有抗炎镇痛、镇咳平喘、降血糖、舒张心血管、抗癌、抗病毒、抗氧化、抗过敏、免疫调节等多种药理作用。煎服，临床常用6～12g。

第三节　斑疹用药

风湿性疾病常常有皮肤表现，比较常见的有皮肤红斑或斑疹。皮肤红斑是指皮肤出现红色斑样改变，红斑的大小不一，形态多种，如环形、蝶形、盘状等，常发生于四肢、胸背部及面部，常见的风湿性疾病如红斑狼疮、白塞综合征、风湿热、结节病等。皮肤斑疹是指皮肤局部颜色、形态异常改变的一种表现，特别是风湿性疾病皮肌炎的重要体征。发生在上眼睑的紫红色水肿性红斑具有特征性，称为"向阳疹"。皮疹可蔓延至面颊、颈部、前胸及暴露部位，在四肢主要位于大、小关节伸面，融合后形成斑块，其上面有细小鳞屑覆盖，逐渐萎缩，毛细血管扩张和色素减退，有时可破溃，称"Gottron征"，亦是该病的特征性皮疹之一。中医认为斑疹为热邪深入营分，郁而不泄，自内达外所致，因邪热已盛，治疗不宜辛透，宜清热凉血，化瘀消斑。临床上，对风湿性疾病出现皮肤红斑或斑疹，常使用一些具有凉血化瘀消斑作用的中药，如生地、丹皮、赤芍、紫草、大青叶等。

牡丹皮

为毛茛科植物牡丹的根皮。

【性味归经】苦、辛，微寒。归心、肝、肾经。

【基本功效】清热凉血，活血化瘀。

【临证感悟】牡丹皮性微寒，入血分，故能清热凉血，主治热入血分证，无论是温病热入营血，还是杂病血热证，均可选用，且常与赤芍同用，用于杂病血热证最为常用，多见于皮肤科疾患。一般较少用于血热出血证。牡丹皮入血分，且味辛能行，故具有活血化瘀之效，能用于多种血瘀证，如《金匮要略》主治肠痈的大黄牡丹汤，其中，牡丹皮便是活血散瘀之主药。此外，牡丹皮具有清虚热的作用，《本草备要》言其"退无汗之骨蒸"，治疗虚热证，如温病后期、邪伏阴分、夜热早凉、热退无汗者，常配伍青蒿、鳖甲、生地黄等，如青蒿鳖甲汤。治阴虚发热、骨蒸潮热，常配伍知母、黄柏、熟地黄等，如六味地黄丸、知柏地黄丸。风湿科病人由于自身免疫紊乱，正气不足，邪气容易内侵，浸淫血脉，此外有些病人还需长期使用激素，日久出现夜间盗汗、睡眠差等阴虚血热的表现，故牡丹皮尤为适用。现代研究表明牡丹皮具有抗血小板聚集、抗血栓、抗凝血、抗心肌缺血、抗菌等药理作用。煎服，6～12g，外用15～30g。清热凉血宜生用，活血祛瘀宜酒炙用。本品性寒，能活血化瘀，故血虚有寒、月经过多者及孕妇不宜用。

赤 芍

为毛茛科植物芍药或川赤芍的根。

【**性味归经**】苦，微寒。归肝经。

【**基本功效**】清热凉血，散瘀止痛。

【**临证感悟**】赤芍色红，归肝经，善入血分，又因其性寒，所以能清热凉血，可用于多种血热出血、温毒发斑，常与生地黄、牡丹皮等同用，如犀角地黄汤便是治疗热入血分的常用方，只是现在不用犀角或者用水牛角代替犀角。赤芍能散瘀，其机理可理解为入血分、清血热，防止热灼血液而为瘀，且兼有缓急止痛的作用，可用于多种血瘀疼痛。风湿性疾病如类风湿关节炎、骨关节炎、强直性脊柱炎等关节、肌肉疼痛，多数有血瘀为患，故以化瘀止痛为特点的赤芍较为常用。此外，赤芍还可以用于治疗目赤肿痛，因肝开窍于目，赤芍性寒，适合用治肝经热盛、肝火上炎导致的目赤肿痛、羞明多眵，或目生翳障，常配伍菊花、决明子等。凡"暴赤眼者，或洗或服，皆当用赤芍"（《本草约言》）。临床上遇到白塞综合征患者，无论有无眼炎均可用赤芍。现代研究表明，赤芍具有扩张血管、抗炎、抗溃疡、抗菌、解热、镇痛、镇静、抗惊厥等药理作用。煎服，6～12g。赤芍外用可用至30～50g。本品活血散瘀，故孕妇及月经过多者不宜用。赤芍反藜芦，不宜与其同用。

紫 草

为紫草科植物新疆紫草或内蒙紫草的干燥根。

【性味归经】甘、咸，寒。归心、肝经。

【基本功效】清热凉血，活血解毒，透疹消斑。

【临证感悟】本品善清热凉血，《本草纲目》载紫草"长于凉血活血"，用于血热毒盛，斑疹紫黑，麻疹不透，对于系统性红斑狼疮的红斑、银屑病及其他各种斑疹，颜色鲜红或紫红者，均可使用本品，常配伍丹皮、赤芍、蝉蜕等。紫草能活血解毒，常配伍金银花、连翘等清热解毒之品，治热毒炽盛导致的疮疡肿痛。紫草熬膏治疗水火烫伤是常用的验方。现在临床上有紫草油、膏、霜、液体喷雾、敷贴等形式的药品，如中成药紫草膏，有化腐生肌，解毒止痛之功效，用于疮疡肿痛、水火烫伤均有良效。有研究证实紫草膏对于烧伤症的治愈率高达91.77%。由于人们对紫草化学成分和药理作用的深入研究，紫草在化妆品中也有广泛的应用，如紫草提取物制成的有机口红和润唇膏等。现代药理研究表明紫草具有活血、抗病原微生物、解热、抗炎、抗肿瘤等药理作用。煎服，5～10g。外用适量，熬膏或用植物油浸泡涂搽局部。本品性寒滑利，故脾虚便溏者忌用。

白鲜皮

为芸香科植物白鲜的干燥根皮。

【性味归经】苦，寒。归脾、胃、膀胱经。

【基本功效】清热燥湿，祛风解毒。

【临证感悟】白鲜皮燥湿祛风止痒之力较强，可治疗湿疹湿疮，风疹疥癣等，与苦参、百部、花椒等燥湿止痒药同用，外搽或外洗患部；白鲜皮可祛风解毒，治风湿热痹、关节红肿热痛者，可与黄柏、秦艽、忍冬藤等同用。现代研究表明白鲜皮具有抗炎、抗真菌、抗动脉粥样硬化、止血、抗癌、神经保护以及抗氧化等药理作用。煎服，5～10g。外用适量。脾胃虚寒者慎用。

地肤子

为藜科植物地肤的干燥成熟果实。

【性味归经】辛、苦，寒。归肾、膀胱经。

【基本功效】利尿通淋，清热利湿，祛风止痒。

【临证感悟】地肤子善清下焦湿热，可与木通、瞿麦、冬葵子等同用，治疗湿热蕴结下焦之热淋涩痛，带下阴痒；地肤子可祛风止痒，为治风疹、湿疹等瘙痒性皮肤病的常用药，可与苦参、土荆皮、蛇床子等同用。现代研究表明，地肤子有降血糖、抗炎、抗瘙痒、抗病原微生物、抗氧化等药理作用。煎服，9～15g。外用适量，煎汤熏洗。

徐长卿

为萝藦科植物徐长卿的干燥根及根茎。

【性味归经】辛，温。归肝、胃经。

【基本功效】祛风化湿，止痛止痒。

【临证感悟】徐长卿辛香行散温通，有较好的祛风止痛作用，可广泛用于风寒湿、气滞、血瘀所致的各种痛证，还可治牙痛，外伤肿痛等。徐长卿能止痒，用于风疹、湿疹等皮肤瘙痒性疾病，可单用煎水外洗，或与苦参、黄柏、白鲜皮等同用。尚能解蛇毒，用于毒蛇咬伤。现代药理学研究表明，徐长卿具有广泛的镇痛、抗炎、抗病毒、神经保护等药理作用。煎服，3～12g，宜后下。外用适量。

蝉　蜕

为蝉科昆虫黑蚱若虫羽化时脱落的皮壳。

【性味归经】甘，寒。归肺、肝经。

【基本功效】疏散风热，利咽，透疹，明目退翳，解痉。

【临证感悟】蝉蜕甘寒质轻，入肺肝经。长于疏散清透，祛内外之风。能疏在表之风热，治风热表证，温病初起，发热头痛，麻疹不透，风疹瘙痒；能平息内风而止痉，治疗小儿惊风，破伤风。蝉蜕明目退翳，可治疗目赤翳障，目赤肿痛，视物昏花。此外，本品尚可用治小儿惊哭夜啼。药理实验证明蝉蜕有抗炎、镇咳祛痰平喘、镇静止痛解痉、抗惊厥、抗凝等作用。煎服，3～6g。孕妇慎用。

第四节　肢体僵硬用药

僵硬指肢体不能活动或者肢体运动不灵活，风湿病中出现肢体关节僵硬，以类风湿关节炎的晨僵症状最为明显。晨僵是指清晨起床后出现关节及其周围僵硬感，持续时间一般超过1h方有意义。大约有95%以上的类风湿关节炎患者出现晨僵，其他类型的关节炎也可出现晨僵，但一般持续时间较短。强直性脊柱炎可出现下腰背晨僵，伴有疼痛，症状在夜间休息时较明显，活动后可减轻。《素问·痹论》："风寒湿三气杂至，合而为痹也。"中医学认为关节疼痛，拘挛不舒，拘挛就是关节僵硬，运动不灵活，多与风寒湿闭阻，经络不通有关，故治疗多以祛风除湿，通络止痛为基本原则。

本节药物大多为祛风湿药，具有祛风除湿，通利关节、解除痹痛的作用，如桑枝、豨莶草等利关节可除僵硬；忍冬藤、威灵仙、土茯苓能通经络。

忍冬藤

为忍冬科植物忍冬的干燥茎枝。

【性味归经】甘，寒。归肺、胃经。

【基本功效】清热解毒，疏风通络。

【临证感悟】忍冬藤性寒可清热解毒，且善疏风通络，可用于治疗关节红肿疼痛，温病发热，热毒血痢，传染性肝炎，痈肿疮毒，筋骨疼痛等。现代研究表明忍冬藤具有抗风湿、抗氧化、免疫调节、抗菌、抗病毒、抗炎、解热等作用，因此本品治疗风湿性疾病较为适用。临床煎服用量9～30g。亦可外用，可用至50g。因本品性寒，脾肾虚愈之下利者，不宜使用。

豨莶草

为菊科植物豨莶、腺梗豨莶或毛梗豨莶的干燥地上部分。

【性味归经】辛、苦，寒。归肝、肾经。

【基本功效】祛风湿，利关节，解毒。

【临证感悟】豨莶草性寒，临床上以治风湿热痹为宜，症见肢体麻木、腰膝酸软、筋骨无力、关节疼痛，以及半身不遂等，也可与祛风寒湿药配伍，治疗风寒湿痹。还可与白蒺藜、地肤子、白鲜皮等同用，治疗风疹、湿疮、疮痛。现代研究表明豨莶草有抗炎、镇痛、降血压、调节免疫及抗血栓等药理作用。临床上煎服用量为9～12g。外用适量。本品苦寒，脾胃虚弱者慎用。

威灵仙

为毛茛科植物威灵仙、棉团铁线莲或东北铁线莲的根及根茎。

【性味归经】辛、咸，温。归膀胱经。

【基本功效】祛风湿，通经络，止痹痛，消骨鲠。

【临证感悟】威灵仙辛散温通，走而不守，常用来治疗痹病，如风寒湿痹、肢体麻木、筋脉拘挛、屈伸不利等。或可用本品煎汤，缓缓咽下，治疗诸骨鲠咽。现代研究表明本品有镇痛、抗利尿、抗疟、降血糖、降血压、利胆等药理作用。煎服，6～10g。本品辛散走窜，气血虚弱者及孕妇慎服。

桑 枝

为桑科植物桑的嫩枝。

【性味归经】微苦，平。归肝经。

【基本功效】祛风湿，利关节。

【临证感悟】桑枝能祛风湿，利关节，且药性平和，对于各类痹病，无论寒热、病程长短均可应用，偏寒者，多与独活、桂枝、防风等同用；偏热者，多与络石藤、忍冬藤等同用。桑枝为桑的嫩枝，喜向上伸展，其性上行，偏走上肢，故尤适用于上肢之痹痛，肩臂关节疼痛麻木者，善除人体上肢僵硬疼痛，如《本事方》中单用本品治风热痹痛，也可与其他祛风湿药配伍。现代研究表明本品有抗炎、降血糖、降血脂和增强免疫等药理作用。煎服，9～15g。外用适量。体内无湿人群不宜用桑枝。

络石藤

为夹竹桃科植物络石的带叶藤茎。

【性味归经】苦，微寒。归心、肝、肾经。

【基本功效】祛风通络，凉血消肿。

【临证感悟】络石藤善走经脉而祛风通络，临床常用来治疗筋脉拘挛、腰膝酸痛、屈伸不利的病症，又因络石藤性微寒，故治热痹尤宜，常与忍冬藤、秦艽、豨莶草等同用。还可用治热毒壅盛之咽喉肿痛，可单用水煎含咽。治痈肿疮毒，可与皂角刺、瓜蒌、乳香等同用。现代药理研究表明本品有抗炎、镇痛及抗肿瘤等作用。临床煎服用量6～12g。本品苦寒，不宜大量使用，以免损伤胃气。食欲不振及阴虚无湿热者忌用。

海风藤

为胡椒科植物风藤的干燥藤茎。

【性味归经】辛、苦，微温。归肝经。

【基本功效】祛风湿，通经络，止痹痛。

【临证感悟】海风藤具有良好的祛风湿，通经络，止痹痛的作用，《本草再新》"行经络，和血脉"，可用于风、寒、湿痹，症见筋骨、肌肤、关节酸痛、麻木、重着、筋脉拘挛、屈伸不利或关节肿大。临床煎服用量为6～12g；外用时，取适量海风藤煎汤熏洗。孕妇及阴虚火旺者不宜。

伸筋草

为石松科植物石松的干燥全草。

【性味归经】辛、微苦，温。归肝、脾、肾经。

【基本功效】祛风除湿，舒筋活络。

【临证感悟】本品辛散、苦燥、温通，临床用于治疗风寒湿痹，关节酸痛，屈伸不利，可与羌活、独活、桂枝、白芍等配伍；若肢体软弱，肌肤麻木，宜与松节、寻骨风、威灵仙等同用。本品辛能行散以舒筋活络，消肿止痛，还可用治跌打损伤，瘀肿疼痛，多配苏木、土鳖虫、红花、桃仁等活血通络药，内服外洗均可。临床煎服用量3～12g。孕妇及出血过多的病人禁服。

木　瓜

为蔷薇科植物贴梗海棠的近成熟果实。产于安徽宣城的为道地药材，称

"宣木瓜"。

【性味归经】酸，温。归肝、脾经。

【基本功效】舒筋活络，和胃化湿。

【临证感悟】木瓜对于痹病如湿痹、痛痹、筋脉拘挛有很好的疗效，可以与羌活、独活、秦艽、千年健等祛风湿药同用。亦常用于腰膝关节酸重疼痛。常与乳香、没药、生地黄同用，治筋急项强，不可转侧，如木瓜煎。与羌活、独活、附子配伍，治脚膝疼重，不能远行久立者，如木瓜丹。本品入中焦脾胃，能化湿和胃，湿去则中焦得运，泄泻可止；味酸入肝，舒筋活络而缓挛急，木瓜为治疗吐泻转筋之要药。本品温通，去湿舒筋，为脚气水肿常用药，治寒湿伤于足络，脚气水肿，足胫肿痛不可忍者，每与吴茱萸、紫苏、槟榔等同用，如鸡鸣散。现代研究表明木瓜有抗菌、抗病毒、促进造血，抗辐射、抗肿瘤、免疫抑制、保肝降酶、促进消化等多种药理作用。临床煎服用量6～9g。精血亏虚、真阴不足者不宜用。本品不能多食，《食疗本草》："不可多食，损齿及骨。"

秦　艽

为龙胆科植物秦艽、麻花秦艽、粗茎秦艽或小秦艽的根。

【性味归经】辛、苦，平。归胃、肝、胆经。

【基本功效】祛风湿，清湿热，止痹痛，退虚热。

【临证感悟】秦艽用于治疗风湿痹病，如周身或关节拘挛，及手足不遂等。秦艽虽辛，但不似其他祛风湿药温燥，性平偏润，《本草便读》载"然散风湿之药多燥，此独偏润，故又为风药中润剂"，大凡风湿痹痛，无问寒热新久均可应用秦艽。治风湿热痹，常与知母、忍冬藤、延胡索、川牛膝等同用。治风寒湿痹，常与独活、肉桂、细辛、桂枝等同用。若痹病日久，肝肾不足，与杜仲、牛膝、千年健、鹿衔草等补肝肾、健筋骨之品同用。秦艽还可退虚热，治疗骨蒸潮热，疳积发热。治骨蒸日晡潮热，常与青蒿、鳖甲、知母等同用，如秦艽鳖甲散。治小儿疳积发热，常与薄荷、炙甘草等同用，如秦艽散。现代研究表明秦艽具有抗炎镇痛、降压、抗菌等多种药理作用。临床煎服用量3～10g。久痛虚羸，溲多、便滑者忌用。

生薏苡仁

为禾本科植物薏苡的成熟种仁。

【性味归经】甘、淡，凉。归脾、胃、肺经。

【基本功效】利水渗湿，健脾止泻，除痹，排脓，解毒散结。

【临证感悟】参见本章第二节，薏苡仁生用偏于清利湿热，除痹，适用于风寒湿闭阻，因其性凉，尤适用于热痹，见关节肿痛，屈伸不利。煎服，9～30g。因此药力和缓，使用时用量应大于其他药。

第五节　血证用药

血瘀在风湿病发病过程中既可以是主要的致病因素，又可作为主要病理机制贯穿疾病的始终。瘀血的形成，与脏腑功能密切相关，心主血脉、肺朝百脉、肝主疏泄、脾主统血，五脏功能失调、血不循经而瘀血生成。痹病必挟瘀。临床各证型均可与血瘀证相关：正气不足，风、寒、湿三邪乘虚而入，或风寒为主，或寒湿为主，或风、寒、湿杂至，侵入经络，痹阻经脉，气血凝滞可成风、寒、湿挟瘀；外感邪气或脏腑功能失调，痰浊内生，痹阻经络、关节、肌肉、脉络瘀阻，而成痰浊挟瘀；久病不愈，反复感邪，脏腑功能虚弱，致气化不利，水湿内停，血行不畅可成水湿挟瘀；痹病日久，脏腑气虚，气虚则无力推动血脉，脏腑、经络生理功能减退，血瘀停聚发为气虚挟瘀；病久不愈，脏腑功能减弱，血生于脾，总统于心，归藏于肝，宣布于肺，施泄于肾，在病理状态下，血液生成匮乏，血脉不充，血流涩滞而成血虚挟瘀；素体阴虚或热毒灼伤阴液致阴液亏耗，脉道失充，血液黏稠度增加，血行缓慢可成阴虚血瘀；素体阳虚或久病不愈，脏腑虚弱，阳气衰微，不能温煦、鼓动血脉而致气血凝涩，瘀血内停而成阳虚血瘀。本节药物大多具有通畅血脉、消散瘀滞、活血止痛的作用，如赤芍、川芎、鸡血藤等药物。

赤　芍

毛茛科植物芍药或川赤芍的干燥根。

【性味归经】苦，微寒。归肝经。

【基本功效】清热凉血，散瘀止痛。

【临证感悟】临床适用于温病热入营血之身发斑疹，血热吐血、衄血者。赤芍苦寒入肝经血分，善清泻肝火，泄血分郁热而奏凉血、止血之功。治疗温病热入营血之身发斑疹，常与水牛角、生地黄、牡丹皮同用。治血热吐血、衄血，可与生地黄、黄芩等凉血止血药配伍。现代研究表明本品可使血小板形成时间和血栓形成时间显著延长，对冠心病患者也有改善血液流变性作用，能使增高的血小板表面活性和聚集性明显降低。因此本品可用于系统性红斑狼疮、类风湿关节炎、骨关节炎患者中属血热证，表现为肢体肿胀、紫红等。临床常用剂量为6～15g，内服外用皆可。注意此品不宜与藜芦同用。

川 芎

为伞形科植物川芎的根茎。

【性味归经】辛，温。归肝、胆、心包经。

【基本功效】活血行气，祛风止痛。

【临证感悟】川芎主要用于血瘀气滞诸疼痛症，所以凡血瘀气滞所致的疼痛皆可运用，例如类风湿关节炎、骨关节炎、皮肌炎、系统性红斑狼疮、强直性脊柱炎等诸病皆可运用。还可以治疗胸痹心痛，常与三七、红花同用；或治疗胸中瘀血，胸胁刺痛，常配桃仁、红花等；另外由于其辛温升散，祛风止痛，能"上达头目，直透巅顶"，也为治头痛之要药。川芎和丹参是常用的活血化瘀药对。在临床上该药对可以用于治疗心脑血管疾病，其能够抗动脉粥样硬化、保护血管内皮、抗炎、抗血栓、抗缺血等，在活血化瘀方面疗效显著。并且二者有效成分能够减轻氧化应激损伤、减轻炎症损伤、抑制细胞凋亡。川芎和当归是经典的活血药，始载于《太平惠民和剂局方》的芎归汤，由川芎和当归配伍而成，具有活血补血功效，可用于治疗脑血管、妇科等疾病。风寒、风热、风湿、血虚、血瘀等多种原因所致者均可配伍运用。临床中用量煎服多为8～15g，内外治为主，阴虚火旺，上盛下虚及气弱之人忌服。

鸡血藤

为豆科植物密花豆的干燥藤茎。

【性味归经】苦、微甘，温。归肝、肾经。

【基本功效】补血活血，舒筋活络。

【临证感悟】临床主要用于妇科疾病、风湿痹痛、肿瘤疾病等，例如治风湿痹痛，手足麻木，与独活、桑寄生等同用；若中风手足麻木，肢体瘫痪，常与黄芪、丹参、地龙等配伍同用；若用治血虚之肢体麻木，则配伍补益气血的当归、黄芪等同用。本品为治经脉不畅，络脉不和之病症的常用药物。据清代医学典籍《本草纲目拾遗》记载，其具有"暖腰膝"的功效，用于关节痹痛、遗精、小便不利等症，与杜仲配伍可益精补气、补肾壮骨。现代药理研究发现，鸡血藤还具有一定的抗肿瘤作用，能抑制细胞活性，以正丁醇萃取物活性最强，表明除黄酮类成分外，缩合鞣质也可能是其发挥抗肿瘤作用的药效物质基础。临床中用量多为9～15g，煎服为主。阴虚火旺者慎用，月经过多者不宜用、孕妇忌用。

茜　草

为茜草科植物茜草的根和根茎。

【性味归经】苦，寒。归肝经。

【基本功效】凉血活血，祛瘀，通经。

【临证感悟】临床可用于血热妄行之多种出血证。茜草性寒入血分，能凉血止血，且能化瘀。凡血热妄行之出血证均可选用，兼瘀者尤宜。例如吐血、衄血、崩漏下血、外伤出血、经闭瘀阻、关节痹痛、跌扑肿痛等症。茜草在风湿性疾病中的应用主要体现在如银屑病关节炎、皮肌炎、系统性红斑狼疮等疾病证属血热证，治疗需凉血活血时可应用。另外茜草活血通经，故亦治风湿痹痛，若属热痹者，常配忍冬藤、络石藤等药，以清热通络止痛；属风寒湿痹者，又当与川乌、独活、海风藤等同用，以祛风除湿、散寒通痹。现代药理研究显示其具有止血、抗血小板聚集、升高白细胞、抗菌、抗癌等多种药理学作用。内服煎汤用量为3～9g，或入丸、散。其行血通经宜生用；止血宜炒炭用。脾胃虚寒及无瘀滞者慎服。

白 及

为兰科植物白及的干燥块茎。

【性味归经】苦、甘、涩，微寒。归肺、肝、胃经。

【基本功效】收敛止血，消肿生肌。

【临证感悟】白及主要用于咯血，吐血，外伤出血，疮疡肿毒，皮肤皲裂、消化道溃疡等症。其中主要的活性成分有联苄类、多糖、三萜皂苷等，有止血、保护胃黏膜、抗真菌、抗氧化等药理作用。现代药理还表明白及多糖可以通过提高巨噬细胞吞噬功能、诱导免疫调节因子而增强机体免疫功能，对肝细胞有较好的抗损伤的保护作用。因此可以治疗白塞综合征、自身免疫性肝病以及其他出血性疾病。其内服宜入煎剂，或入丸、散，外用可研末撒或调涂。若研粉末用水调服，其止血效果较入汤剂为好。使用时注意白及性涩质黏，有敛邪之弊。凡肺痈初起，肺胃出血忌单味药服用，对于由瘀血等病理产物引起的出血症，不宜单味药应用。乌头（川乌、草乌）与白及一般不宜配伍，并反附子。

侧柏叶

为柏科植物侧柏的干燥枝梢及叶。

【性味归经】苦、涩，微寒。归肺、肝、脾经。

【基本功效】凉血止血，化痰止咳。

【临证感悟】目前临床上侧柏叶被广泛用于治疗各种内出血、胃十二指肠溃疡出血和便血等，止血效果确切，被视为中医临床之止血要药。侧柏叶属凉血、止血药，可用于血热妄行引起的各种出血症，多与鲜生地、鲜荷叶、白茅根等清热凉血药配伍使用。咳嗽痰中带血或牙龈出血的患者，以侧柏叶15g煎汤服用也有很好的疗效。血热引起的头发早白、脱发、头皮瘙痒或脱屑，经常用侧柏叶30～50g煎汤洗头能起到疏风清热、凉血止痒、乌发的作用。现代药理学表明侧柏叶含挥发油、椰皮素、维生素C、黄酮类等有效成分，具有镇咳、祛痰、平喘、镇静的作用。其内服宜入煎剂，用量5～15g，或入丸、散，也可研末吞服。外用可研末撒或调涂。侧柏叶性味苦寒，凡外感风寒、内伤生冷、脾胃虚寒、肾阳虚衰等证不宜单味药服，脾胃虚弱者慎用。

墨旱莲

为菊科植物鳢肠的干燥地上部分。

【**性味归经**】甘、酸，寒。归肝、肾经。

【**基本功效**】补肝肾阴，凉血止血。

【**临证感悟**】墨旱莲多应用于阴虚血热的各类出血，如咯血、衄血、便血、尿血、崩漏等症状。对于肝肾阴虚所致头晕目眩、须发早发、耳鸣、腰膝酸软等症状，常搭配女贞子，名"二至丸"，主补益肝肾，滋阴止血。对于便血、血痢可搭配地榆；搭配仙鹤草用于治疗眼底出血效果较好。现代药理表明其含烟碱质、维生素A及多种化合物，具有止血、保肝、增强免疫作用。内服煎汤用量为9～30g。其性寒，凡外感风寒、内伤生冷、脾胃虚寒、肾阳虚衰等证不宜单味药服用。

仙鹤草

为蔷薇科植物龙芽草的干燥地上部分。

【**性味归经**】苦、涩、平。归心、肝经。

【**基本功效**】收敛止血，截疟，止痢，解毒。

【**临证感悟**】因为仙鹤草味涩收敛，入血分，长于收敛止血，所以适用于全身各部位出血的症状，而且因为它的药性比较平和，大凡出血之症无论是寒热虚实都可以用仙鹤草配伍其他药来使用。而且仙鹤草具有涩敛之性，能涩肠止痢，它的药性比较平和，既能补虚又能止血，所以对于血痢以及久病的泻下痢疾尤其适宜。此外，仙鹤草还可以补虚强壮，治疗劳力过度所导致的脱力劳伤。仙鹤草主要含黄酮类成分，现代药理学研究也表明它具有抗炎、镇痛、止血、抗肿瘤、降压和降糖等作用。其内服，煎汤，9～15g，捣汁或入散剂。一般非出血不止者不用。

大　蓟

为菊科植物大蓟的地上部分。

【**性味归经**】甘、苦，凉。归心、肝经。

【基本功效】凉血止血，散瘀消痈，降压，利胆退黄。

【临证感悟】大蓟功善凉血止血，《本草经疏》论述："大蓟根最能凉血，血热解则诸证自愈矣。其性凉而能行，行而带补。补血凉血则荣气和，荣气和故令肥健也。"大蓟主要针对血热上行导致的吐衄，下行导致的妇人赤白带下、胎动不安。除此之外，在凉血的基础上，还可以治疗热毒引起的各类疮痈痛肿。现代药理表明，大蓟的药理作用丰富，多表现在止血、降压、抗肿瘤、调节免疫、抑菌等方面。临床中煎服用量为9～15g。外用适量，研末涂敷患处。使用时注意其性寒凉，凡外感风寒、内伤生冷、脾胃阳衰等证不宜单味药服用；慢性胃肠炎长期腹泻、慢性肝炎而无瘀滞者禁大量久服。

赭　石

为氧化物类矿物赤铁矿的矿石。

【性味归经】苦，寒。归肝、心、肺、胃经。

【基本功效】凉血止血，平肝潜阳，重镇降逆。

【临证感悟】临床主要用于治疗血热吐衄、崩漏、肝阳上亢，头晕目眩以及呕吐、气逆、嗳气。其中配伍旋覆花、鸡内金、麦芽、半夏、黄连、竹茹等治疗胆汁反流性胃炎、呕吐、胃溃疡、出血等胃肠道疾病；如配伍磁石、牛膝、蔓荆子、决明子、牡蛎等治疗脑出血后遗症、急慢惊风、失眠、高血压等疾病；如消肿止痛，治疗目赤红肿，常配伍石膏。现代药理证实代赭石有抗炎、止血、镇静、抗惊厥等作用；临床运用代赭石安全范围较广，汤剂常用量10～30g，未见明显不良反应。使用时注意其性寒凉，凡外感风寒、内伤生冷、脾胃虚寒、肾阳虚衰等证不宜单味药服用；质重，功善下行，脱肛子宫脱垂等中气下陷者忌单味药长期服用。

地　榆

为蔷薇科植物地榆或长叶地榆的干燥根。

【性味归经】苦、酸，微寒。归肝、大肠经。

【基本功效】凉血止血，解毒敛疮。

【临证感悟】临床主要运用于血热所致的便血，尤宜于下焦血热所致的出血证；烫伤、痈肿疮毒等，为治烫伤要药；湿疹皮肤烂疮。《本草约言》中提到地榆"性沉寒，惟治下焦"，因此地榆常被用于治疗下焦出血。地榆主要含有萜类及皂苷、鞣质及酚酸、黄酮类、木脂素类等化学成分，其药理活性具有抗炎、抗氧化、抗过敏、抗衰老、抗菌抗病毒、抗肿瘤、影响血液系统、抗溃疡、免疫调节等作用。其内服用量为5～15g。使用时注意其性寒凉，凡外感风寒、内伤生冷、胃寒虚弱等证不宜单味药服用；久病体虚、慢性尿血、功能性子宫出血日久未愈者禁大量久服。

藕　节

为睡莲科植物莲根茎的节部。

【性味归经】甘、涩，平。归心、肝、胃经。

【基本功效】收敛止血，化瘀。

【临证感悟】藕节收敛之中兼能活血祛瘀，止血而无留瘀之弊，可用于治疗吐血、衄血等多种出血证，热证出血宜生用，虚寒性出血宜炒炭用。也因藕节甘涩性平，既能收敛止血，又能散瘀血，具有止血不留瘀之特点，惟药力较缓，常作辅助止血药用。现代药理表明其含大量淀粉棉子糖、天门冬酰胺、维生素C等，能缩短出血时间。临床中其内服可煎汤，用量为9～15g。使用时注意其性凉，凡外感风寒、内伤生冷、脾胃虚寒、肾阳虚衰等证不宜单味药服用；痛经患者忌用；味涩收敛，各种出血症若有瘀血阻络或气血两亏者不宜单味药大量服用。

第六节　雷诺病用药

雷诺病又称肢端动脉痉挛症，主要是由于寒冷刺激、情绪激动以及其他因素下血管神经功能紊乱引起的阵发性小动脉痉挛性疾病，是临床上较少见的周围血管疾病。中医学无"雷诺氏综合征"（或"雷诺氏病"或"雷诺氏现象"）相关病名记载。但关于其临床表现，文献中有类似的记载。如《素问·厥论》曰："阳气衰于下，则为寒厥……"故本病当属"脉痹""血痹""厥证"范畴。西医认为本病病因尚未明确。中医学认为先天禀赋不足、后天饮食失调、气血虚弱、体虚受寒、情志不畅等为发病的重要条件。先后天同病，心脾肾阳虚，肝郁血虚，气血失荣失畅，寒邪痹阻脉络或阳损及阴，阴虚内热，煎灼血中精液，血液运行不畅，四肢失于濡养，从而导致本病的发生，当属本虚标实。根据疾病发展的不同阶段、临床表现，甚则患者根据体质、性情、居住环境、饮食习惯等综合辨证，整体合参，根据证型选择不同的治疗方法。根据该病的病因病机，中医治疗秉承的治则以祛瘀、散寒、补虚为主。祛瘀以活血化瘀药为主，如桃仁、红花、丹参、川芎、鸡血藤等；散寒药以温经散寒药为主，如肉桂、桂枝、艾叶等；补虚药包括黄芪、淫羊藿、菟丝子等。

桃　仁

为蔷薇科植物桃或山桃的干燥成熟种子。

【性味归经】苦、甘，平。归心、肝、大肠经。

【基本功效】活血祛瘀，润肠通便，止咳平喘。

【临证感悟】桃仁善泄血滞，祛瘀力强，为治疗多种瘀血阻滞病症的要药。大多学者认为雷诺病是由于寒冷刺激和神经兴奋等因素的作用，导致肢端小动脉痉挛和血流量减少。而桃仁其药理作用主要包括增加局部血流量、降低血液黏度、改善血液流变、免疫调节、神经保护等。临床内服用量5～10g，孕妇及便溏者慎用。

红　花

为菊科植物红花的干燥筒状花冠。

【性味归经】辛，温。归心、肝经。

【基本功效】活血通经，散瘀止痛。

【临证感悟】本品入心、肝血分，秉辛散温通之性，活血祛瘀、通经止痛之力强。红花中包含的化学成分较多，主要有黄酮类、生物碱、有机酸类、色素类、挥发油、多糖等，具有调节血液状态、抗缺氧、抗自由基损伤、扩张血管等作用。因其能够改善血液流变性异常，扩张外周血管，使血液流动加快，缓解微循环障碍，被用于治疗雷诺病。临床中内服和外洗均可，内服用量8～10g，外洗用量15～20g，有出血倾向不宜多用，孕妇慎用。

丹　参

为唇形科鼠尾草属植物丹参的干燥根和根茎。

【性味归经】苦，微寒。归心、肝经。

【基本功效】活血祛瘀，通经止痛，清心除烦，凉血消痈。

【临证感悟】丹参主入血分，功善活血化瘀，祛瘀生新，作为唇形科药用的典型代表，具有极高的药用价值，是临床治疗心脑血管疾病不可或缺的活血化瘀药。丹参的化学成分具有保护心血管、改善微循环、抑制和解除血小板聚集、提高机体耐缺氧能力、抗炎、抗氧化、保护肝细胞、抗肿瘤等多种生物活性。雷诺病发病机制之一是由于血小板的聚集和活化，血管收缩剂和血小板聚集因子增加，引起血管痉挛。因此，本品多用于雷诺病。临床中内服用量10～12g，孕妇慎用。

川　芎

为伞形科藁本属植物川芎的干燥根茎。

【性味归经】辛，温。归肝、胆、心包经。

【基本功效】活血行气，祛风止痛。

【临证感悟】川芎辛温香燥，走而不守，既能行散，上行可达巅顶；又入血分，下行可达血海。既能活血祛瘀，又能行气通滞，为"血中气药"，是治气滞血瘀诸痛证之要药。临床应用效果甚佳，可治头风头痛、风湿痹痛等症。研究证实，川芎所含的川芎嗪和阿魏酸均具有较好的抗血栓形成、促进血管舒张的作用，对多种疾病的治疗亦产生积极的影响，同样适用于雷诺病的治疗。临床中内服用量10g，有出血倾向者不宜使用，孕妇慎用。

鸡血藤

为豆科藤本植物密花豆的干燥藤茎。

【性味归经】苦、甘，温。归肝、肾经。

【基本功效】活血补血，调经止痛，舒筋活络。

【临证感悟】鸡血藤既能活血通络止痛，又能养血荣筋，为治疗经脉不畅、络脉不和病证的常用药，被称为"血分之圣药"；适用于平素气血虚弱而患有慢性风湿的老人和妇女，可治老人手足萎弱、麻木瘫痪、眩晕等。其有效活性成分在促进红系造血、抗血小板聚集、抗血栓、促进血液循环等方面作用突出，适用于雷诺病的治疗。临床中内服用量9～15g，孕妇及月经过多者慎服。

肉　桂

为樟科樟属植物肉桂的干燥树皮。

【性味归经】辛、甘，大热。归肾、脾、心、肝经。

【基本功效】补火助阳，引火归原，散寒止痛，温经通脉。

【临证感悟】肉桂辛甘而热，温补行散，气厚纯阳。入肾经，缓补肾阳而补火助阳或引火归原。入肝、心、脾经，消沉寒痼冷而散寒止痛，温通经脉而活血散瘀。既长于益阳消阴、缓补肾阳与引火归原，为补火助阳之要药；又入血分，善温通经脉，改善微循环，血瘀有寒者宜用；雷诺病阳虚寒凝较甚可加以配伍。临床中内服用量1～5g，孕妇及里有实热、血热妄行者忌服。

桂　枝

为樟科植物肉桂的干燥嫩枝。

【性味归经】辛、甘，温。归心、肺、膀胱经。

【基本功效】发汗解肌，温通经脉，助阳化气，平冲降气。

【临证感悟】桂枝辛散温通，甘温助阳。温通流畅，温助一身之阳气，流畅一身之血脉。入肺、膀胱经，善散风寒而解在表之风寒或风邪。入心经与血分，善温通助阳、散寒邪、通血脉、温化水湿、止疼痛。研究表明，桂皮醛有中枢和外周性血管扩张作用，能增强血液循环，具有明显的抗凝作用，由此可见桂枝的药用价值。临床中内服用量6～10g，孕妇慎用。

艾　叶

为菊科植物艾的干燥叶。

【性味归经】辛、苦，温。归肝、脾、肾经。

【基本功效】温经止血，散寒止痛；外用祛湿止痒。

【临证感悟】艾叶临床上主要用于治疗"少腹冷痛、寒凝经脉、宫冷不孕"等病证。药理研究证实，艾叶具有促凝血和抗血小板聚集作用，提示艾叶可能具有促凝血和抗凝血双向调节作用。此外，艾叶中的倍半萜类化合物可抑制血管的收缩，舒张血管。因此，将其用于雷诺病的治疗较为适用。临床中内服和外洗均可，制作成条可用灸法，内服用量8～9g，外洗用量15～20g。

黄　芪

为豆科植物蒙古黄芪或膜荚黄芪的根。

【性味归经】甘，微温。归脾、肺经。

【基本功效】健脾补中，升阳举陷，益卫固表，利尿，托毒生肌。

【临证感悟】黄芪临床应用较广泛，主要用于脾气虚证、肺气虚证、气虚自汗证、气血亏虚导致疮疡难溃难腐或溃久难敛、痹病或中风后遗症等。而血管调控失衡是雷诺病的重要病理基础，黄芪在循环系统、免疫系统、神经系统、血液系统等均发挥出良好的药理作用，故临床可将其用于雷诺病的治疗。临床中内服用量15～30g。表实邪盛，内有积滞，阴虚阳亢，疮疡初起或溃后热毒尚盛等证，均不宜用。

淫羊藿

为小檗科植物淫羊藿、箭叶淫羊藿、柔毛淫羊藿或朝鲜淫羊藿的干燥叶。

【性味归经】辛、甘，温。归肝、肾经。

【基本功效】补肾阳，强筋骨，祛风湿。

【临证感悟】淫羊藿的药用价值极为丰富。既补肾阳而强筋骨，又祛风湿而蠲痹痛，常用于肾阳虚衰、筋骨痿软、风湿痹痛等。其主要活性成分具有调节细胞代谢、调节机体免疫功能等作用。在男科疾病、妇科疾病以及风湿类疾病应用较多。雷诺病脾肾阳虚证较为适用。临床内服用量8～10g，阴虚火旺者不宜使用。

菟丝子

为旋花科植物南方菟丝子或菟丝子的干燥成熟种子。

【性味归经】辛、甘，平。归肝、肾、脾经。

【基本功效】补益肝肾，固精缩尿，安胎，明目，止泻；外用消风祛斑。

【临证感悟】菟丝子甘补辛润，性平偏温，平补阴阳，并兼固涩，双补肾之阴阳，不燥不腻，是中医补肾、壮阳、固精之要药。菟丝子包含多种活性成分，如黄酮类、酚酸类、多糖类、生物碱类、甾醇类、氨基酸及微量元素等。现代药理研究显示，菟丝子黄酮具有血管保护作用；菟丝子活性成分在抗炎、增强免疫力以及抑制氧化应激等方面作用显著，适用于雷诺病肾阳虚衰之证。临床内服用量6～12g，大便燥结、阴虚火旺不宜使用。

第七节　溃疡症用药

风湿性疾病的溃疡多表现为口腔溃疡或生殖器溃疡，口腔溃疡是指口腔黏膜出现的局限性糜烂的一种临床表现。口腔溃疡在中医学一般称为"口疮"。口腔溃疡可以出现在口唇黏膜、牙龈及舌体，大小不一，局部稍红肿，表面可有白色分泌物，常反复发作，初起为点状，逐渐可发展为浅表溃疡，偶见深部较大溃疡。生殖器溃疡是指生殖器黏膜出现的局限性糜烂的一种临床表现，男性多见于阴囊，也可在阴茎；女性多见于阴唇，也可出现于阴道。常见于系统性红斑狼疮、贝赫切特综合征、赖特综合征、干燥综合征等。

风湿病引起的溃疡与免疫病相关，多辨证为瘀热湿毒，故在临床中多选用苦寒之品，多具有清热化瘀、祛湿解毒之功效。因其溃疡的部位局限，在临床中不拘泥于内服中药，更强调外用治法及局部疗法（如中药泡洗、中药熏蒸或雾化疗法）。

根据中医病因病机，临床上治疗可选用清热解毒、凉血化瘀，具有免疫抑制相关的中药（土茯苓、生地黄、玄参、黄柏、苦参、马勃、地肤子等），或活血化瘀，具有扩张末梢微血管作用的相关中药。

土茯苓

为百合科植物光叶菝葜的干燥根茎。

【性味归经】甘、淡，平。归肝、胃经。

【基本功效】解毒，除湿，利关节。

【临证感悟】《本草正义》中言其能入络，搜剔湿热治蕴毒，专治关节疼痛，甚至腐烂，又治毒火上行，咽喉痛溃，一切恶症。在临床应用中土茯苓常与生地或苦参搭配使用。土茯苓性平，搭配甘寒质润的生地，清热凉血、解毒燥湿的同时，兼顾护津液；土茯苓祛湿、解毒能力较强，常与苦参搭配，出现下阴潮湿、流脓渗液等湿毒内盛的表现时多用之，内服常规用量为 10～15g。现代实验发现土茯苓具有抗炎、抗感染等作用，在一定程度上可以促进溃疡面的愈合，改善黏膜下层的炎性细胞，减少红细胞外渗，促进黏膜上层及固有层的恢复。因其溃疡的部位局限，在临床中不拘泥于内服中药，更强调外用治法及局部疗法（如中药泡洗、中药熏蒸或雾化疗法）。外用常规用量为 20～30g。

生地黄

为玄参科植物地黄的干燥块根。

【性味归经】甘、苦，寒。归心、肝、肾经。

【基本功效】清热凉血，养阴生津。

【临证感悟】《珍珠囊补遗药性赋》中言其："沉也，阴也，其用有四：凉心火之血热；泻脾土之湿热；止鼻中之衄热；除五心之烦热。"《圣济总录》用一味生地黄加蜜治疗口舌生疮。临床上常以生地黄治疗肝肾阴亏，虚火内盛者，并且与玄参、赤芍、牡丹皮，或黄柏、知母等配伍使用，取犀角地黄汤、知柏地黄汤之意，生地黄性寒，可以清热，且清热不伤阴。研究表明，地黄提取物能有效地调节免疫，一方面促进白介素-2的产生，提高因使用环磷酰胺及糖皮质激素而降低的免疫作用；另一方面生地黄所含甾醇类物质能抑制亢进的免疫机制。同时，生地黄还能抑制关节内滑膜炎症、降低体温。临床上根据患者热邪的程度，使用剂量有所增减，常规用量10～15g。

玄　参

为玄参科植物玄参的干燥根。

【**性味归经**】甘、苦、咸，微寒。归肺、胃、肾经。

【**基本功效**】清热凉血，滋阴降火，解毒散结。

【**临证感悟**】本品性寒，能入血分而清热凉血，兼能滋阴，且长于泻火解毒，故将其应用于血热明显、肝肾阴虚证，口疮红肿、疼痛者多用，临床中常与生地配伍使用，生地黄甘寒多汁，味苦，性凉而不滞，质润而不腻，长于清热凉血、生津止渴；玄参色黑入肾，质润多液，乃泻浮游之火的要药，既能养阴凉血，清热、除烦、止渴；又能利咽、解毒散结，二药合用，可增强凉血解毒、滋阴降火之力，此配伍常用于血热阴虚之证。玄参常规用量为10～15g。

黄　柏

为芸香科植物黄皮树或黄檗的干燥树皮。

【**性味归经**】苦，寒。归肾、膀胱经。

【**基本功效**】清热燥湿，泻火除蒸，解毒疗疮。

【**临证感悟**】黄柏常用于治疗口溃疮疡，如《用药心法》中言黄柏可"治疮痛不可忍者"。配合白芷、龙胆，可用于带下阴肿。用治湿热疮疡、湿疹之症，既可内服，又可外用。临床中常与知母合用，知母质润，苦寒不燥，沉中有浮，降中有升，上能清肃肺气，以泻肺火，润肺燥、除烦热、止咳嗽；中能清胃火；下能泻相火、滋肾燥。黄柏沉阴下降，既能清实热、退虚热，又能清热燥湿、泻火解毒。二药伍用，相互促进，滋阴清热、泻火解毒除湿之力益彰。此药对多用于肝肾阴亏，虚火内生灼伤脉络之溃疡。现代医学也证明黄柏及其水煎剂有明显的抗溃疡、抗菌、抗炎、解热等作用。黄柏常规用量为6～10g。

苦 参

为豆科植物苦参的干燥根。

【性味归经】苦，寒。归心、肝、胃、大肠、膀胱经。

【基本功效】清热燥湿，杀虫，利尿。

【临证感悟】临床中认为苦参与黄连、黄芩、龙胆功效相近，但苦参之苦愈甚、燥尤烈，故能杀湿热所生之虫，且比黄连、黄芩力量更强。临床中发现苦参清热燥湿之力较强，常以之与黄连、黄柏、土茯苓同用治疗湿毒久蕴者；另外临证中也可用于治疗皮肤瘙痒。在使用时需注意本品味苦气腥，乃阴燥之物，只有肾气实而湿火盛者宜服之；若元阳不足，胃虚气弱，则不宜用之。且在用药配伍上，不宜与藜芦同用；因其苦参苦寒、味极苦，适口性不佳，故内服多用小剂量，多为 3～6g，更倾向外用治法及局部疗法（如中药泡洗、中药熏蒸或雾化疗法）。外用常规用量为 20～30g。

马 勃

为灰包科真菌脱皮马勃的干燥子实体。

【性味归经】辛，平。归肺经。

【基本功效】清热解毒，利咽，止血。

【临证感悟】笔者认为马勃既能散毒，又能燥湿以疗湿疮，其味辛，能行能散，可以行气行血，故症见溃疡糜烂，兼有结节、毛囊炎、疖肿、咽喉肿痛时，常取之清轻宣散之性以清热、利咽、疗疮、散结。临床上常与僵蚕配伍，适用于溃疡红肿疼痛明显者。僵蚕辛咸，得清化之气，故僵而不腐，因其气味俱薄，故升多降少，长于息风止痉，散风止痛，化痰散结；马勃色紫成团，轻松多粉，干而扑之，轻粉四射，犹如烟雾，善清热解毒而利咽喉；二药合用升降调和，宣散解毒之力益彰。马勃的常规用量为 6～9g。

地肤子

为藜科植物地肤的干燥成熟果实。

【性味归经】辛、苦，寒。归肾、膀胱经。

【基本功效】清热利湿，祛风止痒。

【临证感悟】常用于治疗小便涩痛、阴痒带下、风疹、湿疹、皮肤瘙痒等。笔者常用地肤子伍以凌霄花、蝉蜕、浮萍等治疗风热、血热之疮疹，多外用配合熏蒸、熏洗患处溃疡。常规用量为20～30g。

鬼箭羽

为卫矛科植物卫矛的具翅状物的枝条。

【性味归经】苦，寒。归肝经。

【基本功效】破血通经，解毒消肿，杀虫。

【临证感悟】鬼箭羽主癥瘕结块，心腹疼痛，闭经，痛经，崩中漏下，产后瘀滞腹痛，恶露不下，疝气，历节痹痛，疮肿，跌打伤痛，虫积腹痛，烫火伤，毒蛇咬伤等，是常用血分药之一，临床上常与凌霄花配伍。凌霄花味辛性寒，辛能行血散瘀，寒能凉血清热；鬼箭羽味苦辛，性寒，有破血通经，解毒消肿之效；二者合用尤适于血分有热者。对于白塞综合征病久血络瘀阻，溃疡色暗，且斑疹隐隐、皮肤瘙痒者常配伍僵蚕、地肤子、苍耳草。常规用量9～12g。

第八节 脱发症用药

脱发是以毛发异常过度脱落、毛发稀疏为主要临床表现的常见皮肤疾病，与遗传、衰老、免疫、激素、感染、精神和心理等因素密切相关。系统性红斑狼疮（systemic lupus erythematosus，SLE）作为一种可累及全身多个系统的慢性弥漫性自身免疫性结缔组织病，脱发是其常见的临床表现之一，其发生率为5.0%～82.5%，主要是非瘢痕性脱发，且可以为该疾病的首发症状。对于SLE并脱发的狼疮病，西医主要以治疗原发病为主，如激素联合免疫抑制剂等。

中医学将脱发称之为"鬼剃头""油头风""蛀发癣"等，认为瘀血、湿热、热邪、外感等病邪引起脏腑功能失调，致使精血亏虚，虚实夹杂，本虚标实，缠绵难愈，最终导致毛发失养，出现脱落。针对病因病机的不同建立了"从肝肾论、从血论、从痰湿论"等分型标准，并强调虚实、内治及外治等方法的结合，表现出了中医辨病辨证防治脱发的特点。脱发的病理生理性变化能反映到机体的某一病灶，病位与肾、肝、脾、心、肺相关。中医治疗狼疮脱发主要与补益肝肾和"血"相关，其中"血"包括活血、养血、凉血、补血等，对应的治疗手段分别是化瘀、补气、祛风、健脾等。SLE总体病因病机归纳为素体禀赋不足，肝脾肾亏虚，SLE多发于青年女性，基于丹溪"阳常有余，阴常不足"，女子本易阴血亏虚，若先天禀赋不足，素体阴虚，劳倦过度，情志不畅，肝郁化火，灼伤肝肾阴血，致阴血愈亏而发病，故肝肾阴虚为SLE致病之本源，以阴虚血热最为多见，故阴虚血热为主要病机。临证强调治疗SLE并发脱发始终要抓"阴虚"这个本。"发为血之余，肾气之外候"，故本篇介绍治疗SLE伴脱发的药物以补肾类、清热类、活血化瘀类为主。

何首乌

为蓼科植物何首乌的干燥块根。

【性味归经】苦、甘、涩，温。归肝、心、肾经。

【基本功效】补肝肾，益精血，乌须发，强筋骨。

【临证感悟】临床中用于补肝肾、益精血、乌发生发；主治肝肾两虚、精血不足所致脱发，可伴有肢体麻木、头晕眼花、腰膝酸软等症。"发为血之余"，可配伍其他滋补肝肾、精血类药物，如当归、生地、白芍、菟丝子等。研究发现何首乌提取物可上调人毛乳头细胞中抗凋亡基因B淋巴细胞瘤-2、胰岛素样生长因子结合蛋白2基因、血小板衍生因子和血管内皮生长因子的表达，下调Bcl-2/Bcl-xL相关凋亡蛋白的表达，并减少雄激素受体的产生，进而增强线粒体酶活性，发挥抗凋亡作用，延缓毛囊退行性变。煎服，用量5～10g。另外何首乌不良反应主要有肝损伤、过敏反应、精神症状等，其中肝损伤发生率较高，临床上应注意其用法用量，密切监测肝功能情况。忌萝卜，如《本草必用》云："与萝卜同食，能令人须发早白。"

墨旱莲

为菊科植物鳢肠的干燥地上部分。

【性味归经】甘、酸，寒。归肾、肝经。

【基本功效】补肝肾，凉血止血。

【临证感悟】墨旱莲补益肝肾，能"乌鬓发，益肝阴"，为善补肝肾阴之品。常配伍女贞子，二者合用，即二至丸，既补肝肾之阴、养血生发，又凉血清热，滋而不腻，补而不燥。现代药理研究表明墨旱莲通过槲皮素、红车轴草素、紫铆素、木犀草素等关键成分，作用于ATK1、TNF、IL-6、PPARG、ERBB2、ESR1靶点，通过减轻毛囊炎症反应，降低毛囊细胞氧化应激、促进毛囊局部血流等机制发挥治疗脱发的作用，从而缓解脱发的症状。煎服，用量为10～20g。使用时注意非阳盛之体，不应多用，脾虚泄泻尤忌。

女贞子

为木犀科女贞属植物女贞的成熟果实。

【性味归经】甘、苦，凉。归肝、肾经。

【基本功效】补肝肾，乌须明目。

【临证感悟】女贞子甘润而苦，性寒凉，补中有清，滋而不腻，滋养肝肾之阴，为清肾火滋肾阴的要药。《本草备要》："益肝肾，安五脏，强腰膝，明耳目，乌髭发，补风虚，除百病。"与墨旱莲配伍即二至丸，滋补肝肾，乌发生发。《银海指南》记载二至丸可"补腰膝，壮筋骨，强肾阴，乌须发"。研究表明女贞子通过β-谷甾醇、山柰酚、二氢槲皮素等关键成分，减轻毛囊炎症反应，减少毛囊细胞的氧化应激以及毛囊细胞的衰老和凋亡，能够达到治疗脱发的目的。临床用量为10～20g。使用时注意脾虚泄泻、慢性肠炎、长期腹泻者不宜单味药大量长期服用。

侧柏叶

为柏科侧柏属植物侧柏的嫩枝叶。

【性味归经】苦、涩，寒。归肺、肝、脾经。

【基本功效】凉血止血，化痰止咳。

【临证感悟】《本草纲目》记载"头发不生，侧柏叶阴干，作末，和麻油涂之"。提示了侧柏叶外用可生发。《雷公炮制药性解》还提出侧柏叶能乌须黑发。临床用其凉血乌发，脱发源于肝血不足、肾精亏虚、虚火上炎、血热动风，从而引起脱发者。侧柏叶为治疗多种血热证的良药，脱发患者毛囊周围多有红斑，此多属血热，而侧柏叶味苦、涩，性寒，既止血以收敛、固脱，又凉血去血热，使阴血凉润。研究表明脱发患者皮质腺大量分泌皮质堆积于毛囊口周围，易导致炎症的发生，毛囊炎症影响毛囊的生长甚至导致脱发，而侧柏叶活性成分有明显抗炎作用，可抑制金黄色葡萄球菌、大肠埃希菌及四联球菌，从而可以促进毛发的生长。另外，侧柏叶醇提取物及其挥发油可以一定程度地延缓毛发脱落。临床多煎服，用量为 10～15g。使用时注意久服、多服易致胃脘不适及食欲减退。

丹　参

为唇形科鼠尾草属植物丹参的干燥根和根茎。

【性味归经】苦，微寒。归心、肝经。

【基本功效】活血调经，祛瘀止痛，凉血消痈，除烦安神。

【临证感悟】《本草便读》记载丹参，"功同四物，能祛瘀以生新，善疗风而散结，性平和而走血……味甘苦以调经，不过专通于营分。丹参虽有参名，但补血之力不足，活血之力有余，为调理血分之首药。"发为血之余，故血虚、血热、血瘀均可致头发脱落。丹参既可清热凉血，又可除烦安神，既能活血又能养血，还能安神定志，使神安则血养，心血得养则发生。丹参活血通窍，可通利毛窍，可使瘀血去，毛窍得通，发根得养。现代药理学表明丹参治疗脱发的有效成分是丹参酮，可明显抑制雄激素过度分泌，减少毛囊皮脂分泌，调节内分泌，抗炎抑菌，改变毛囊微型化，从而治疗脱发。用量为 5～15g，煎服。使用时注意中药配伍禁忌：反藜芦；饮食禁忌：忌醋、酸性食物。

赤　芍

为毛茛科芍药属植物芍药或川赤芍的干燥根。

【性味归经】苦，微寒。归肝经。

【基本功效】清热凉血，散瘀止痛。

【临证感悟】"脱发即为脱血"，故治脱发需从治血入手。赤芍善清泄肝火，凉血不留瘀，善清血分实热，清热祛脂从而减少发落。治疗脱发，赤芍可配伍白芍：赤芍以泻为用，具有清热凉血、活血的作用；白芍以补为功，具有养血敛阴、柔肝止痛之功。二药配用，一敛一散，一补一泻，共奏清热凉血、养血活血的作用。现代研究表明，脱发患者皮质腺大量分泌，皮质堆积于毛囊口周围，易导致毛囊炎的发生，毛囊炎症影响毛囊的生长导致脱发，赤芍有明显抗炎作用，从而可以促进毛发的生长。临床用量多为6～12g，煎服。使用时注意中药配伍禁忌：反藜芦。血虚者慎服。

金樱子

为蔷薇科植物金樱子的干燥成熟果实。

【性味归经】酸、甘、涩，平。归肾、膀胱、大肠经。

【基本功效】固精缩尿，固崩止带，涩肠止泻。

【临证感悟】金樱子可止吐血，衄血，生津液，收虚汗，敛虚火，益精髓，壮筋骨，补五脏，养血气等。其临床广泛应用于遗精滑精，遗尿尿频，崩漏带下，久泻久痢等症，但在临床应用中发现其对脱发的治疗效果也尤为明显，可通过补肾固肾而治疗肾虚脱发。药理学研究显示其含有黄酮、三萜、鞣质、苯丙素、多糖类等化学成分，具有收涩止泻、免疫调节、抗氧化、抗菌抗炎、抗肿瘤、保肝护肾等生物活性。其内服可煎汤，9～15g。使用时注意有实火、邪热者忌服。

覆盆子

为蔷薇科植物华东覆盆子的干燥果实。

【性味归经】甘、酸，温。归肝、肾、膀胱经。

【基本功效】固精缩尿，养肝明目。

【临证感悟】《开宝本草》中言其："补虚续绝，强阴健阳，悦泽肌肤，安和脏腑，温中益力，疗劳损风虚，补肝明目。"现临床广泛应用于阳痿早泄，遗精滑精，宫冷不孕，带下清稀，尿频遗溺，两目昏暗，须发早白等病症。现代药理学表明覆盆子中的抗氧化剂，如维生素C和其他相关化合物，可以保护头发免受自由基的伤害，强固毛囊，降低头发过早变白、分叉、掉发和头发干燥的风险。覆盆子中的锌、叶酸、镁和其他维生素B也有助于减少脱发。内服煎汤5～15g。注意肾虚有火，小便短涩者慎服。

菟丝子

为旋花科植物菟丝子的干燥成熟种子。

【**性味归经**】辛、甘，平。归肝、肾、脾经。

【**基本功效**】滋补肝肾，固精缩尿，安胎，明目，止泻。

【**临证感悟**】《本草汇言》言："菟丝子，补肾养肝，温脾助胃之药也……但补而不峻，温而不燥，故入肾经。"发为肾之华，发为血之余，血是指人体的肝血，肝血不足，头发得不到滋养，就会枯萎、脱落，因此发量与肾气、肝血密切相关。菟丝子滋补肝肾，养血补精，对于下元不足所致的须发早白、脱发，腰膝酸软等各种病症有较好的疗效。菟丝子中含有槲皮素、金丝桃苷及β-谷甾醇等多种活性成分，具有调节生殖内分泌激素水平，抑制细胞凋亡和自噬失衡，抑制氧化应激，改善线粒体功能以及调节免疫系统等药理作用。内服煎汤，用量6～12g。使用时注意孕妇、血崩、阳强、便结、肾脏有火、阴虚火动，六者禁用。

第九节　虚证用药

虚证有气虚、血虚、阴虚、阳虚之分，故使用补虚药时首先应针对虚证的不同类型分别选用不同功效的补虚药。由于人体的气血阴阳，在生理上相互依存，在病理上相互影响，故运用补虚药时，常需相兼为用。如阳虚多兼气虚，气虚可致阳虚；阴虚多兼血虚，血虚可致阴虚，故补气药与补阳药、补血药与补阴药常相须为用。气为血之帅，血为气之母。故治气虚证当配补血药，使气有所归；治血虚证当配补气药，使气旺则生血。《景岳全书》云："善补阳者必于阴中求阳，则阳得阴助而生化无穷；善补阴者必于阳中求阴，则阴得阳升而泉源不竭。"故治阳虚证常配补阴药，治阴虚证常配补阳药。至于气血两亏，阴阳俱虚，则当气血双补、阴阳兼顾。

一、补气药

党　参

为桔梗科植物党参、素花党参或川党参的根。

【**性味归经**】甘，平。归脾、肺经。

【**基本功效**】补脾益肺，养血生津。

【**临证感悟**】党参因其性平而甘补，不燥不腻，为培补脾肺之气的常用之品，且功似人参而力缓，故临床上较多使用党参。党参的临床应用主要有以下两个方面。①补脾益肺：治疗脾肺气虚证，脾肺之气不足，营卫不固，则易受到风寒湿邪气的侵袭，故痹病的治疗也应从脾肺着手，以党参补益脾肺之气，顾护肌表，偏于脾气虚，表现为身体乏力，食少腹胀，便溏等，常配伍白术、茯苓等健脾益气；偏于肺气虚，表现为畏寒，易感冒，语声低弱、咳嗽等，可配伍黄芪、防风、五味子等。②养血生津：治疗气血亏虚证，患者表现为面色萎黄，头晕心悸，肢倦乏力等，实验室检查可有血红蛋白或红细胞的下降，常将党参与黄芪、当归、熟地黄等同用以补气生血。党参还具有生津的作用，补气生津，治疗津气两伤证，表现为口干口渴、乏力等，可配伍麦冬、五味子等。现代研究表明党参有增强免疫功能、抗溃疡、镇静、镇痛、促进睡眠、升高红细胞和血红蛋白、抗菌、抗炎、辅助抗肿瘤等多种药理作用。

太子参

为石竹科植物孩儿参的块根。

【**性味归经**】甘、微苦，平。归脾、肺经。

【**基本功效**】益气健脾，生津润肺。

【**临证感悟**】本品性平偏凉，兼能清热，为补气药中"清补"之品。太子参又称"孩儿参"，其补益之力较为缓和，孩儿亦可使用，笔者在临床上多大量持续使用治疗干燥综合征或其他风湿性疾病具有口干表现的，可配伍沙参、麦冬等；在疾病后期，常使用少量太子参代茶饮以做调补之用。现代研究表明本品有增强机体免疫功能、抗疲劳、降糖、降脂、抗菌、抗病毒、抗炎等多种药理作用。

黄　芪

为豆科植物蒙古黄芪或膜荚黄芪的根。

【性味归经】甘，微温。归脾、肺经。

【基本功效】补气升阳，固表止汗，利水消肿，生津养血，行滞通痹，托毒排脓，敛疮生肌。

【临证感悟】黄芪的功效有很多，临床应用也非常广泛，但主要还是以补气为主，是补中益气之要药，黄芪的临床应用有以下几个方面：①气虚乏力，食少便溏：本品甘温，入脾经，为补益脾气之要药。治脾气虚弱，倦怠乏力，食少便溏者，可单用熬膏服，或与党参、白术等补气健脾药同用。因其善能升阳举陷，故尤长于治疗脾虚中气下陷的久泻，内脏下垂，常配伍升麻、柴胡等补中益气、升阳举陷药，本品既能补脾益气治本，又能利尿消肿治标，故亦为气虚水肿之要药。②肺气虚弱，咳喘气短：本品入肺经，又能补益肺气，治肺气虚弱，咳嗽无力，气短喘促，咳痰清稀，声低懒言者，常配伍人参、紫菀、五味子等药。③表虚自汗：本品能补肺脾之气，益卫固表以止汗，治脾肺气虚所致卫气不固，表虚自汗者，常与牡蛎、麻黄根等收敛止汗药配伍，如牡蛎散。若因卫气不固，表虚自汗而易感风邪者，又当配伍白术、防风等补气固表、祛风散邪药，如玉屏风散。临床上党参、黄芪均能补气，但党参补气之力较为平和，专于补益脾肺之气。黄芪补益元气之力不及人参，但长于补气升阳、益卫固表、托毒生肌、利水消肿，尤宜于脾虚气陷及表虚自汗等症。

西洋参

为五加科植物西洋参的根。

【性味归经】甘、微苦，凉。归心、肺、肾经。

【基本功效】补气养阴，清热生津。

【临证感悟】西洋参味甘能补，性凉可以清热，故西洋参为补气药中的"清补"之品。善于治疗气阴两虚证，《本草从新》："虚而有火者相宜"，《医学衷中参西录》："凡欲用人参而不受人参之温补者，皆可以此代之。"干燥综合征或其他结缔组织病患者表现口渴、乏力、心烦、舌尖边红等气阴两虚兼有一点热象尤为适宜，但是西洋参属于贵重药品，长期使用恐造成患者经济负担，因此在临床上常用西洋参、甘草等相伍以代茶饮，益气生津兼顾清热，使患者每日少量频饮，以充分吸收药效，较煎服简便且更经济。此外西洋参还可用于暑热及消渴，参类大多为甘温之品，具有温补之性，而西洋参却性凉，可在暑天使用，不仅不助热，反能清暑热，如王孟英的清暑益气汤。

二、补血药

本类药物大多甘温质润，主入心、肝经。具有补血的功效，主治血虚证，症见面色苍白或萎黄，唇爪苍白，眩晕耳鸣，心悸怔忡，失眠健忘，或月经量少色淡，甚则闭经，舌淡脉细等。有的兼能滋养肝肾，也可用治肝肾精血亏虚所致的眩晕耳鸣，腰膝酸软，须发早白等。使用补血药常配伍补气药，即所谓"有形之血不能自生，生于无形之气"。补血药多滋腻黏滞，故脾虚湿阻，气滞食少者慎用。必要时，可配伍化湿、行气、消食药，以助运化。

当　归

为伞形科植物当归的干燥根。

【性味归经】甘、辛，温。归肝、心、脾经。

【基本功效】补血活血，调经止痛，润肠通便。

【临证感悟】本品甘温质润，长于补血，为补血之圣药。治血虚萎黄、心悸失眠，常与熟地黄、白芍、川芎配伍。若气血两虚者，常配伍黄芪、人参等以补气生血。本品味甘而辛，既善补血，又能活血，"诚为血中之气药，亦血中之圣药"。因长于活血行滞止痛，故适用于血虚、血瘀证患者。生当归质润，长于补血，调经，润肠通便，常用于血虚证、血虚便秘、痈疽疮疡等。当归身偏于补血，当归头偏于止血，当归尾偏于活血，全当归偏于和血。常煎服，多用6～12g。湿盛中满、大便溏泻者忌服。

熟地黄

为玄参科植物地黄的干燥块根。

【性味归经】甘，微温。归肝、肾经。

【基本功效】补血滋阴，益精填髓。

【临证感悟】本品味甘滋润，入肝肾善于滋补阴血，为治疗肝肾阴虚证之要药。古人谓其"大补五脏真阴"，"大补真水"。能补肝肾，益精髓，用治肝肾阴虚之腰膝酸软、遗精、盗汗、耳鸣、耳聋及消渴等，常与山茱萸、山药等同用，适用于肝肾亏虚型的骨关节炎、脾肾亏虚型系统性红斑狼疮等病。本品性质黏腻，有碍消化，凡气滞痰多，湿盛中满、食少便溏者忌服。若重用久服，宜与陈皮、砂仁等同用，以免滋腻碍胃。常用量为9～15g。

白　芍

为毛茛科植物芍药的干燥根。

【性味归经】甘、酸，微寒。归肝、脾经。

【基本功效】养血调经，敛阴止汗，柔肝止痛，平抑肝阳。

【临证感悟】本品酸敛肝阴，养血柔肝而止痛，治疗血虚肝郁，胁肋疼痛，常配伍当归、柴胡等补血、疏肝药；风湿病患者易受情志影响，患者感受越来越成为临床关注的重点。故在临床中可配伍柴胡、白术等品，调肝理脾，柔肝止痛，治疗脾虚肝旺，腹痛泄泻；若治阴血亏虚，筋脉失养而致手足挛急作痛，常配伍甘草以缓急止痛。常用量为5～15g。本品性质黏腻，有碍消化，凡气滞痰多，湿盛中满、食少便溏者忌服。若重用久服，宜与陈皮、砂仁等同用，以免滋腻碍胃。

三、补阴药

本类药物大多味甘性寒凉质润，具有滋养阴液、生津润燥之功，兼能清热，主治阴虚津亏证。阴虚证主要表现为：一是阴液不足，不能滋润脏腑组织，出现皮肤、咽喉、口鼻、眼目干燥或肠燥便秘。二是阴虚生内热，出现午后潮热、盗汗、五心烦热、两颧发红；或阴虚阳亢，出现头晕目眩。针对风湿病中如干燥综合征疾病常表现为口唇及眼部干燥，病机多为气阴两虚，或疾病后期阴津损耗，出现阴虚内热症状，可选用补阴药物以生津润燥。

使用本类药物治疗热邪伤阴或阴虚内热证，常与清热药配伍，以利阴液的固护或阴虚内热的消除。用于不同脏腑的阴虚证，还应针对各种阴虚证的不同临床表现，分别配伍以标本兼顾。如阴虚兼血虚或气虚者，又需与补血药或补气药同用。本类药大多有一定滋腻性，故脾胃虚弱，痰湿内阻，腹满便溏者慎用。

北沙参

为伞形科植物珊瑚菜的根。

【**性味归经**】甘、微苦，微寒。归肺、胃经。

【**基本功效**】养阴清肺，益胃生津。

【**临证感悟**】北沙参入肺经，专补肺阴、清肺火，用于肺阴虚有热之咳嗽、咽干、痰少或干咳无痰等，常与川贝母、枇杷叶、麦冬等同用，如蜜炼川贝枇杷膏，是常用的中成药；入胃经，养胃阴，治胃阴不足所致的胃脘隐隐灼痛、口干舌燥、纳呆干呕，常与麦冬、石斛、白芍等同用，由此可知，无论肺阴虚、胃阴虚，均可使用北沙参以养阴生津。现代研究表明本品有镇咳祛痰平喘、抗胃溃疡、调节免疫等药理作用。临床配伍时不宜与藜芦同用，常用剂量为 5～12g。

附：南沙参

与北沙参的来源不同，为桔梗科植物轮叶沙参或沙参的根。甘，微寒。归肺、胃经。功用与北沙参相似，能养阴清肺，益胃生津，益气，化痰。适用于肺热燥咳，阴虚劳嗽，干咳痰黏，胃阴不足，食少呕吐，气阴不足，烦热口干。煎服，9～15g。不宜与藜芦同用。

石　斛

为兰科植物金钗石斛、鼓槌石斛或流苏石斛的栽培品及其同属植物近似种的新鲜或干燥茎。

【性味归经】甘，微寒。归胃、肾经。

【基本功效】益胃生津，滋阴清热。

【临证感悟】《得配本草》赞石斛"清中有补，补中有清"，入胃经，能益胃生津，除虚热，治疗胃阴不足所致的胃脘隐隐灼痛、口干舌燥、纳呆干呕等，常与北沙参、玉竹、麦冬等同用，也可单用或同时配伍少量麦冬或西洋参代茶饮以益气养阴。入肾经，能滋养肾阴，起到清虚热的作用，治阴火虚旺，骨蒸劳热者，可与知母、黄柏等同用。治肾虚精亏之筋骨痿软，常与牛膝、山茱萸、续断等同用。治肝肾阴虚之目暗不明、视物昏花等，常与枸杞子、菊花、决明子等同用，如石斛明目丸。现代研究表明本品有调节胃肠功能、降血糖、增强免疫、抗白内障、抗肿瘤、抗氧化等多种药理作用，煎服或代茶饮，6～12g。也可鲜用，多为15～30g。

枸杞子

为茄科植物宁夏枸杞的成熟果实。

【性味归经】甘，平。归肝、肾经。

【基本功效】滋补肝肾，益精明目。

【临证感悟】《医学衷中参西录》称其为"滋补肝肾最良之药"，本品主要用于肝肾阴虚证。临床见骨关节炎、强直性脊柱炎等患者表现为腰膝酸软、疼痛等肝肾阴虚之象，可用枸杞子滋补肝肾，配伍熟地黄、黄精等药。治肝肾阴虚之两目昏花、视物模糊，或眼睛干涩等，常与菊花、熟地黄、山茱萸等同用，如杞菊地黄丸。治肾虚腰痛，尿后余沥，遗精早泄，阳痿不育等，可与菟丝子、覆盆子、五味子等同用，如五子衍宗丸。枸杞子药性缓和，补而不峻，滋而不腻，为平补肝肾之品，需久服方能奏效，可嘱患者每日食用或代茶饮，也可在冬季将枸杞子熬成膏服用。现代研究表明本品有增强免疫、抗肝损伤、降血糖、降血脂、抗疲劳等药理作用。常用剂量为6～12g。

四、补阳药

本节药物多为甘温之品，能温助一身之阳气，可用于各个脏腑阳气亏虚的证候。因其主入肾经，主要适用于肾阳虚衰所致的腰膝酸冷，畏寒肢冷，下肢尤甚，性欲减退，男子阳痿早泄，滑精精冷，女子宫寒不孕，或久泄不止，完谷不化，五更泄泻，或小便清长，夜尿频多等。本类药物性多燥烈，易助火伤阴，故阴虚火旺者忌用。风湿病多由风寒湿邪侵袭人体所致，其中寒邪凝滞，易伤人阳气，且血液遇寒则凝，得温则行，"寒则涩而不流，温则行而去之"，所以针对临床患者畏寒肢冷等阳气不足症状，可选用本节中的补阳药以助人体阳气，温散寒邪，阳气得充，卫外得固。

杜　仲

为杜仲科植物杜仲的干燥树皮。

【性味归经】甘，温。归肝、肾经。

【基本功效】补肝肾，强筋骨，安胎。

【临证感悟】本品甘温，入肝肾经，以补肝肾、强筋骨见长，治肾虚腰痛有标本兼治之功，常与骨碎补等配伍；临床上自拟"重骨颗粒"，方中杜仲、骨碎补为君药，适用于肝肾亏虚型骨质破坏疾病，如骨关节炎、类风湿关节炎等疾病。现代药理学表明杜仲具有减少软骨破坏，促进软骨修复，延缓软骨退变的作用，不仅能够通过对软骨细胞的降解物质MMPs和TIMPs的表达进行调控，发挥关节软骨保护的作用，而且具有促进骨髓间充质干细胞成骨分化和抑制其成脂肪分化的双向调节作用，参与软骨下骨的骨重塑和骨代谢。炒用破坏其胶质有利于有效成分煎出，故比生用效果好。常用剂量为6～10g。本品为温补之品，阴虚火旺者慎用。

淫羊藿

为小檗科植物淫羊藿、箭叶淫羊藿、柔毛淫羊藿，或朝鲜淫羊藿的叶。

【性味归经】辛、甘，温。归肝、肾经。

【基本功效】补肾阳，强筋骨，祛风湿。

【临证感悟】擅于温补命门之火，并且能祛风湿、强筋骨。临床主要用于肾虚，阳气不足，及肝肾亏虚之筋骨痿软、风湿痹痛、麻木拘挛等。治肾阳不足所致的畏寒肢冷、腰酸腿软、精神倦怠等，可配伍肉苁蓉、补骨脂等；治疗风寒湿痹证属肝肾亏虚型，表现为筋骨痿软、关节疼痛、遇寒加重，常与熟地黄、骨碎补、枸杞子等配伍。现代研究表明本品有类激素样、增强免疫、保肝肾、抗骨质疏松、抗心肌缺血、抗老年痴呆、抗血栓、促进造血等药理作用。常用量5～15g。阴虚火旺者不宜服用。

第十节　常用药对

药对是在中医药理论的指导下，由2味相对固定的药物配伍组成，具有增效或减毒的作用，是单味中药与方剂之间的桥梁，现存最早的药物学专著《神农本草经》虽未直接提出药对之名，但书中提出的"七情"理论除"单行"外，余皆为两药配伍，可认为是药对之雏形。从痹病发生的病因病机出发，临床治疗时紧扣病机，遣方时善用药对，现将临床常用的药对总结如下。

一、祛风通络止痛类药对

1.川芎、忍冬藤

【单味功用】川芎功能为活血行气，祛风止痛，临床上常用于治疗血瘀气滞痛证，头痛及风湿痹痛。

忍冬藤具有清热解毒，疏风通络的功效。主要用于温病发热，热毒血痢，痈肿疮疡，风湿热痹，关节红肿热痛。

【配对应用】

川芎性味辛温，行气开郁，祛风燥湿，活血止痛；忍冬藤性味甘寒，有清热解毒通络之功。二药合用，寒温并用，主治风湿痹痛，筋脉拘挛。

【用法用量】煎服。川芎6～30g；忍冬藤8～20g。

【临床运用体会】川芎具有活血化瘀、祛风止痛、温经散寒的功效，能改善关节的血液循环，缓解关节炎症和疼痛，防止骨质破坏和畸形。川芎还能调节机体免疫功能，抑制类风湿因子、抗环瓜氨酸肽抗体等自身抗体的产生，减轻免疫反应对关节的损伤。

忍冬藤具有清热解毒、祛风除湿、活血通络的功效，能清除关节内的湿热邪气，消除关节红肿和热胀，减轻关节僵硬和运动障碍。忍冬藤还能抑制滑膜细胞增生和血管翳形成，阻止滑膜炎的进展和对骨质侵袭。

二者合用能够有效缓解关节肿胀和疼痛，防止关节畸形和功能障碍。川芎和忍冬藤都有抗炎、抗氧化、抗肿瘤等多种药理作用，能够改善类风湿关节炎患者的全身状况，提高生活质量；增强机体的免疫调节能力，抑制自身免疫反应过度，降低血沉、C-反应蛋白、类风湿因子、抗环瓜氨酸肽抗体等指标，减少关节滑膜的炎症和增生；促进骨质代谢和修复，防止骨质破坏和骨质疏松，保护关节软骨和骨结构，延缓关节畸形和功能障碍的发生。

2.桑枝、丝瓜络

【单味功用】桑枝性平，祛风湿而善达四肢经络，通利关节，痹病新久、寒热均可应用，尤宜于风湿热痹，肩臂、关节酸痛麻木者。

丝瓜络为葫芦科植物丝瓜的干燥成熟果实的维管束（果络）。味甘，性平。归肺、胃、肝经。具有祛风通络，解毒化痰之功，临床常用于治疗风湿痹病，胸胁胀痛及乳汁不通，乳痈等证。

【配对应用】

桑枝性平，祛风湿而善达四肢经络，通利关节，痹病新久、寒热均可应用；丝瓜络善祛风通络，药力平和，常用于治疗风湿痹痛，筋脉拘挛，肢体麻痹。二药合用，更增活血祛风、通络利关节功效。

【用法用量】煎服。桑枝9～30g；丝瓜络6～15g。

【临床运用体会】桑枝能够祛风散寒、活血通络、止痛消肿，适用于风寒湿痹型类风湿关节炎，尤其是上肢关节受累者。桑枝还能滋养肝肾、补血安神，对于血瘀型类风湿关节炎也有一定的辅助作用。桑枝药物性较平和，一般用在上肢的关节痛中。

丝瓜络能够清热解毒、利湿除痹、活血化瘀、消肿止痛，适用于类风湿关节炎，尤其是下肢关节受累者。丝瓜络还能抗氧化、抑制自身免疫反应，对于类风湿关节炎的全身状态也有改善作用。

桑枝和丝瓜络合用在类风湿关节炎中的作用主要是通过祛除经络中留滞的邪气，消除关节肿胀和疼痛，改善全身关节功能。

3.海桐皮、络石藤

【单味功用】海桐皮为豆科植物刺桐或乔木刺桐的树皮或根皮。味苦、辛，性平。入肝经。海桐皮能祛风湿，通络止痛，杀虫止痒，内服用于治疗风湿痹痛、四肢拘急、腰膝疼痛及外用治疗疥癣、湿疹瘙痒等证。

络石藤是夹竹桃科植物络石的干燥带叶藤茎。性味苦、辛，微寒，归心、肝、肾经。它有祛风通络、凉血消肿的功效，可用于治疗风湿痹痛、筋脉拘挛、痈肿、喉痹、吐血、跌打损伤、产后恶露不行等症。

【配对应用】

海桐皮味苦、辛，性平，苦可燥湿祛湿，辛可走窜行气，性平无寒热偏颇，因此寒痹、热痹均可应用；络石藤，气味平和，其功主筋骨关节风热痛肿，专于舒筋活络。二者合用专于祛风除湿、通络止痛之功。

【用法用量】煎服。海桐皮 6～15g；络石藤 6～12g。

【临床运用体会】海桐皮和络石藤均有祛风通络、止血消瘀、舒筋活络等功效，适用于风湿痹痛，筋脉拘挛，跌打损伤，喉痹等症。它们适用于类风湿关节炎的早期或活动期，也称为"热痹"。海桐皮和络石藤可以与其他中药配伍，如黄芪、当归、川芎等，组成清络饮等方剂。

海桐皮和络石藤的药理作用可能与它们的化学成分有关。海桐皮含有多种生物碱、黄酮、酚酸等，具有抗氧化、抗炎、抑制免疫球蛋白合成等作用。络石藤含有多种生物碱、三萜皂苷、黄酮等，具有抑制白细胞介素-1β、肿瘤坏死因子-α等促炎因子的分泌，抑制核因子-κB的激活，减少滑膜细胞增殖等作用。

4.川芎、鸡血藤

【单味功用】川芎功能为活血行气，祛风止痛，临床上常用于治疗血瘀气滞痛证，头痛及风湿痹痛。

鸡血藤有行血补血，调经，舒筋活络的功效，适用于手足麻木，肢体瘫痪，风湿痹痛，妇女月经不调，痛经，闭经等症。

【配对应用】

鸡血藤苦而不燥，温而不烈，行血散瘀，养血活血，性质和缓；川芎性味辛温，祛风燥湿，活血止痛。二者合用，使药力直达病所，增强行气、活血、温阳通痹之功效。

【用法用量】煎服。川芎6～30g；鸡血藤9～15g。

【临床运用体会】川芎和鸡血藤是中医常用的两味药物，可以配合其他药物组成方剂，治疗类风湿关节炎等风湿病。川芎的主要成分是川芎内酯，具有抗炎、抗氧化、抑制血小板聚集、扩张血管、降低血压等作用，川芎能够改善微循环，增加血流量，抑制血小板聚集，防止血栓形成，从而减轻关节的缺血缺氧和组织损伤。鸡血藤的主要成分是鸡血藤素，具有抗炎、抗风湿、抑制免疫球蛋白合成、类风湿因子的生成、抑制滑膜细胞增殖、保护软骨细胞、防止关节软骨和骨质的侵袭和破坏等作用。两者合用，可以有效改善关节功能，减轻关节炎症。

5.千年健、鹿衔草

【单味功用】千年健有祛风湿，壮筋骨的功效。用于风寒湿痹，腰膝冷痛，拘挛麻木，筋骨痿软。

鹿衔草功效为祛风湿、强筋骨、止血、止咳。可用于治疗虚弱咳嗽、劳伤吐血、风湿关节痛、崩漏、白带、外伤出血等症。

【配对应用】

千年健性味辛温，祛风湿，壮筋骨，止痛，消肿；鹿衔草入血分，祛风湿痹痛，强筋壮骨，治肢节酸疼，筋骨萎软，半身不遂；二者合用，主治风湿痹痛，肢节酸痛。

【用法用量】煎服。千年健4.5～9g；鹿衔草9～15g。

【临床运用体会】千年健有补血活血、祛风湿、抗炎等功效。有临床实验表明，千年健可以改善类风湿关节炎患者的关节功能和生活质量，降低血清类风湿因子和C反应蛋白水平，减少非甾体抗炎药的用量。鹿衔草有祛风湿、强筋骨、止血、止咳等功效，现代药理研究表明，鹿衔草水煎剂对炎症和肉芽肿有明显抑制作用。

二、降尿酸类药对

1.大黄、黄柏

【单味功用】大黄有泻热毒，破积滞，行瘀血的功效，可以治疗实热便秘，食积痞满，痢疾初起，经闭癥瘕，暴眼赤痛，吐血衄血，阳黄水肿等症。

黄柏功效为清热燥湿，泻火除蒸，解毒疗疮，临床常用于治疗湿热带下，热淋，湿热泻痢，黄疸，骨蒸劳热，盗汗，遗精及疮疡肿毒、湿疹瘙痒等。

【配对应用】

大黄泻热毒，破积滞，行瘀血；黄柏清热燥湿，泻火解毒，善除下焦之湿热。二者性味苦寒，共奏清热解毒、除湿止痛之功。

【用法用量】煎服。大黄5～15g。黄柏5～10g。

【临床运用体会】大黄的主要有效成分为大黄素、大黄酸等，对于高尿酸血症和痛风性关节炎有一定的降尿酸和抗炎作用。黄柏的主要有效成分为生物碱类的小檗碱等，对于湿重于热的痛风有较好效果。

2.金钱草、玉米须

【单味功用】金钱草有清热解毒、利尿通淋、除湿退黄、散瘀消肿等功效。它可以治疗黄疸、水肿、膀胱结石、疟疾、肺痈、咳嗽、吐血、淋浊、带下、风湿痹痛、小儿疳积、惊痫、痈肿、疮癣、湿疹等多种疾病。

玉米须有利尿消肿，清肝利胆，降压降脂，降糖，止血的功效，主要治疗水肿，小便淋沥，黄疸，胆囊炎，胆结石，高血压，糖尿病，吐血，鼻衄等症。

【配对应用】

金钱草性微寒，味甘、咸，尤善清利湿热，通淋，消肿；玉米须性平，味甘淡，长于泄热利尿，平肝利胆，宽肠下气。二者合用，可浓煎代茶饮，共奏利尿通淋，降酸止痛之功。

【用法用量】煎服。玉米须15～30g。金钱草15～30g。

【临床运用体会】金钱草含有大量的黄酮类化合物，如金钱草素、金钱草苷等，还含有多种氨基酸、维生素、矿物质等。金钱草具有清热利湿、通淋消肿、利尿排石的作用，可以增加肾小管对尿酸的分泌。玉米须含有大量的多糖类化合物，如玉米须多糖、玉米须多糖苷等，还含有多种氨基酸、维生素、矿物质等。玉米须具有利尿消肿、降血压、降血糖和消除结石的作用。

金钱草和玉米须可以单独或合并使用，一般以水煎或泡水代茶饮用，可以增加尿量和尿酸排泄量，降低血清尿酸水平，抑制尿酸结晶的形成，改善痛风患者的关节炎症状和肾功能。

3.白茅根、车前草

【单味功用】白茅根功效为凉血止血，清热利尿。临床常用于治疗热病烦渴，吐血，衄血，肺热喘急，胃热哕逆，淋病，小便不利，水肿，黄疸等。

车前草具有利尿清热、明目祛痰、祛除湿痹等功效。临床常用于治疗小便不利、淋浊带下、水肿胀满、暑湿泻痢、目赤障翳、痰热咳喘等。

【配对应用】

白茅根甘，寒，具有凉血止血、清热利尿的作用。临床可用于治疗红肿关节痛、急性肾炎等。车前草味甘，性寒，具有清热利尿、凉血解毒、祛痰的作用。临床常用其治疗痛风与高尿酸血症。二药配对，标本并治，共奏清热除痹、防微杜渐之功。

【用法用量】煎服。白茅根9～30g；车前草15～30g。

【临床运用体会】尿酸为人体嘌呤代谢的产物。机体功能障碍可导致尿酸在血中过度沉积进而形成高尿酸血症。血液本为人体之精微，但其成分异常则发为病，中医称其为"血浊"，如《脉因证治·痛疽》指出："津液稠黏，为痰为饮，积久渗入脉中，血之为浊"。血浊的发生与"湿在血脉"密切相关。车前子甘寒滑利，性善除泄，既能利水道、消水肿，又能别清浊、导湿热；白茅根甘寒，为凉血止血、清热利尿之品。两药合用，共奏利水通淋、凉血止血之功，用治水湿内停所致的小便不利、下肢水肿等，尤宜用于湿热内停，或水热互结所致的尿少、尿痛及尿血。如果存在痛风及高尿酸血症的可以采用这两种药物搭配进行服用，尿酸指标可得到有效的缓解。若患者表现为尿中有砂石、腰痛等症状时，常加用石韦、金钱草、萆薢等以增强清热利湿之功；若患者湿热痰阻之象明显时，则加陈皮、法半夏、黄芩、瓜蒌、浙贝母等以清热化痰泄浊。

4.垂盆草、车前草

【单味功用】垂盆草具有利湿退黄、清热解毒的功效。《本草纲目拾遗》中记载其善消痈肿。

车前草具有利尿清热、明目祛痰、祛除湿痹等功效。临床常用于治疗小便不利、淋浊带下、水肿胀满、暑湿泻痢、目赤障翳、痰热咳喘等。

【配对应用】

现代药理学研究表明，垂盆草可通过下调ALT、AST、MDA、SOD水平以及TGF-β_1 mRNA和蛋白的表达，上调miR-124表达，从而发挥保肝降酶和抗肝损伤的作用，垂盆草清热利湿、解毒消肿，车前草走下焦利水化湿，有利于排泄身体内的尿酸和肌酐，缓解高尿酸症状，二药合用，共奏化瘀泄浊、通利关节之功。

【用法用量】煎服。垂盆草10～30g；车前草10～30g。

【临床运用体会】痛风急性期，内伏之痰、湿、热、瘀之邪，遇感而发，痹阻经脉气血，局部红肿热痛，治宜利湿清热，主要目标为减轻患者剧烈疼痛等症状。笔者认为在痛风（高尿酸血症）初期，此时热毒为重，治疗上应着重清热解毒，以利湿消肿为主，如红肿较轻者，可配伍苍术、黄柏；如见关节肿痛明显者加金银花、连翘、蒲公英，连翘为疮家之圣药，对关节周围软组织红肿热痛疗效好，痛风性关节炎患者急性发作，红肿热痛严重，痛如虎咬之时，可将上述三个药对同时应用，临床上可以达到迅速消肿止痛的效果。但同样要注意，清热利湿药的苦寒之性易伤及脾胃，如果辨证不准，清热太过，则易伤阳气，导致疾病缠绵不愈。

5.六月雪、黄柏

【单味功用】六月雪具有清热利湿、舒筋活络的功效。

黄柏功效为清热燥湿、泻火除蒸、解毒疗疮，临床常用于湿热带下，热淋，湿热泻痢，黄疸，骨蒸劳热，盗汗，遗精及疮疡肿毒、湿疹瘙痒等。

【配对应用】

六月雪功善疏风解表，清热利湿，舒筋活络。现代应用发现六月雪在体内可活血解毒，在外可导热下泄，可用于降低蛋白尿、血尿素氮、肌酐水平，慢性肾衰竭等。黄柏沉阴下降，既能清实热、退虚热，又能清热燥湿、泻火解毒。以六月雪配黄柏，两者相须为用，以导浊毒从下而解。共奏健脾益气生津，清热利湿解毒之功。

【用法用量】煎服。六月雪10～30g；黄柏10～15g。

【临床运用体会】朱丹溪曰："黄檗，走至阴，有泻火补阴之功，非阴中之火，不可用也"；"得知母滋阴降火，得苍术除湿清热"。黄柏还常用于治疗口溃疮病，如《用药心法》中言黄柏可"治疮痛不可忍者"。配合白芷、龙胆，可用于带下阴肿。用治湿热疮病、湿疹之症，既可内服，又可外用。六月雪性凉，味辛，具有舒肝解郁、清热利湿、消肿拔毒、止咳化痰的功效，可用于治疗高尿酸血症、急性肝炎、风湿腰腿痛、痈肿恶疮、蛇咬伤、脾虚泄泻、小儿疳积、带下病、目翳、肠痈、狂犬病等。

三、降低疾病活动度类药对

1.豨莶草、桑枝

【单味功用】豨莶草功能祛风湿，利关节，清热解毒。世人皆谓其为祛风湿通经络辅佐之品，不知辛能散风，寒可除热，苦能燥湿，其用能宣散风湿而透热，是治疗肌表、上焦外感风湿热邪的佳品。

桑枝功能祛风湿，利关节。用于风湿痹病，肩臂、关节酸痛麻木。

【配对应用】

豨莶草具有祛风湿，补肝肾之功。桑枝含有桑素、环桑素、桑色烯、环桑色烯及白桦脂酸、鞣质等。现代药理学表明桑枝有较强的抗炎活性，可提高人体淋巴细胞转化率，具有增强免疫的作用。其可祛风湿而善达四肢经络，通利关节，痹病新久，寒热均可使用，尤宜于四肢关节酸痛麻木者。二者合用则祛风除湿之力倍增，可祛肌表、经络之风湿之邪，常用于治疗内感外伤之风湿之邪。

【用法用量】煎服。豨莶草9～15g；桑枝15～30g。

【临床运用体会】豨莶草古人有生熟两种用法。生用则苦寒之性较强，主要用于痈肿疮毒，湿疹瘙痒，内服外洗皆可。若加黄酒蒸制，则苦寒之性降，而温通之性加强，故可用于风湿痹病。其代表方剂如豨莶丸、豨桐丸。但目前药房所供者，大多属生品，用于治疗痈肿疮毒者较好。为加强治疗肝肾虚损，痹病等的疗效，应加黄酒蒸制为佳。桑枝苦平，药性平和，入肝经，故可舒筋利节。一般用量15～30g，今用至60g取得较好之效，实重用使之达肢利节之故。临床常用于治疗四肢风湿痹痛，尤其兼腰膝冷痛者，常配伍威灵仙、秦艽、桂枝、川芎、当归、乳香、没药等。对虚寒性的风湿痹痛可用黄酒蒸制，以加强温通之力。偏气血虚者，配伍黄芪、鸡血藤、当归、川芎；风毒之攻偏盛者，可配伍柳枝、杉枝、槐枝。脚气浮肿者用本品尚可行气利水。肌肤风痒者，配伍益母草等。

2.川芎、当归

【单味功用】川芎具有活血行气，祛风止痛之功。用于胸痹心痛，胸胁刺痛，跌仆肿痛，月经不调，经闭痛经，癥瘕腹痛，头痛，风湿痹痛。

当归可补血活血，调经止痛，润肠通便。用于血虚萎黄，眩晕心悸，月经不调，经闭痛经，虚寒腹痛，风湿痹痛，跌仆损伤，痈疽疮疡，肠燥便秘。

【配对应用】

当归辛温能通，甘润能补，功能养血活血，补肝益脾，调经止痛。川芎辛温香窜，能升能散，走而不守，上升巅顶，下行血海，旁达四肢，外彻皮毛，既能行气活血，又能祛风止痛。两药配伍，当归以养血为主，川芎以行气为要，两者气血兼顾，相须为用，共收补血活血之功。

【用法用量】煎服。川芎3～10g；当归6～12g。

【临床运用体会】川芎、当归合用乃治疗风湿痹痛之要药，二者补血调血。《成方便读》曰："补气者，当求之脾肺；补血者，当求之肝肾。地黄入肾，壮水补阴；白芍入肝，敛阴益血。二味为补血之正药。然血虚多滞，经脉隧道不能滑利通畅，又恐地、芍纯阴之性，无温养流动之机，故必加以当归、川芎，辛香温润，能养血而行血中之气者以流动之。

川芎、当归对血小板聚集、血栓形成和血液黏滞度有一定的药理作用。川芎嗪可延长在体外ADP诱导的血小板凝聚时间，对已聚集的血小板有解聚作用。川芎嗪影响血小板功能及血栓形成可能是通过调节TXA_2/PGI_2之间的平衡，川芎嗪抑制TXA_2的合成，发现在富含血小板血浆中，加入川芎嗪后TXA_2引起的血小板聚集受到显著抑制。当归一直被视为补血要药，用于贫血的治疗，当归水浸液作用于小鼠，能显著促进血红蛋白及红细胞的生成。其抗贫血作用可能与所含的维生素B_{12}、烟酸、亚叶酸及生物素、叶酸等成分有关。

3.威灵仙、牛膝

【单味功用】威灵仙功能祛风湿，通经络。用于风湿痹痛，肢体麻木，筋脉拘挛，屈伸不利。威灵仙含白头翁素、甾醇、皂苷、酚类等，威灵仙根还含威灵仙苷A～C和以常春藤苷元、齐墩果酸为苷元的三萜皂苷等。临床上常用于治疗风湿痹痛、诸骨哽咽及噎膈、痞积等。本品辛散善走，性温通利，能通行十二经脉，既可祛风湿，又能通经络止痹痛，凡风湿痹痛，无论上下皆可应用，为风湿痹痛要药。

牛膝功能活血通经，补肝肾，强筋骨，利水通淋，引火（血）下行。临床上常用于治疗瘀血阻滞之经闭、痛经、经行腹痛及跌仆伤痛；痹痛日久，腰膝酸痛、下肢痿软；淋证、水肿、小便不利及火热上炎，阴虚火旺之头痛、眩晕、齿痛、口舌生疮、吐血、衄血等证。

【配对应用】

威灵仙辛散善走，性温通利，通行十二经，可治疗全身之痹病，因其性偏温，故对风湿偏寒之疼痛，肢体伸展不利、麻木甚至瘫痪者较好。牛膝性善下行，长于活血化瘀、通经利关节。二药伍用，祛风胜湿、活血通络止痛作用加强。

【用法用量】煎服。威灵仙6～15g；川牛膝6～15g。

【临床运用体会】威灵仙可祛风湿、通经络，牛膝可活血化瘀、补益肝肾、强筋骨，两药配伍共奏祛风通络之效，主治风寒湿痹。

现代药理研究表明，威灵仙、牛膝所含活性成分槲皮素、山柰酚、黄芩素等可抑制促炎因子的释放，改善滑膜炎症与骨破坏，从而发挥治疗类风湿关节炎的作用。

4.川芎、鸡血藤

【单味功用】川芎功能活血行气，祛风止痛。用于胸痹心痛，胸胁刺痛，跌仆肿痛，月经不调，经闭痛经，癥瘕腹痛，头痛，风湿痹痛。

鸡血藤功能活血补血，调经止痛，舒筋活络。用于月经不调，痛经，经闭，风湿痹痛，麻木瘫痪，血虚萎黄。

【配对应用】

川芎可以增强血管的稳定性和改善微循环，鸡血藤可以舒筋解郁，改善微循环。鸡血藤对免疫系统有一定的调节作用，川芎也有促进免疫的作用，二者合用，可发挥良好的改善微循环和免疫调节作用。

【用法用量】 煎服。川芎3～10g；鸡血藤9～15g。

【临床运用体会】 鸡血藤属于活血调经类的药物，它的作用是行血补血，调经，舒筋活络。用于治疗风湿痹痛，手足麻木，肢体瘫痪，常配伍独活、威灵仙、桑寄生等药。鸡血藤可水煎、泡酒或者熬膏服用。有研究表明鸡血藤与川芎同用治疗冠心病，对心电图ST段改变及心绞痛的症状有明显疗效。鸡血藤温不伤阴，补不塞滞，善通络活血。配川芎、防风、全蝎，可治舞蹈病；配玉竹，治阴虚血热型风湿性心脏病；配附子，治疗阳虚型风湿性心脏病；配益母草，治月经不调及痛经。风湿痹痛偏于血虚者，用之最宜。鸡血藤活血而能补血，活血之力较强，对于气血素虚，患有慢性风湿的老人及妇女最为适宜，但须配伍其他补气养血及祛风湿药。鸡血藤对放射线引起的白细胞下降，有较好的疗效。

5.白芍、川芎

【单味功用】 白芍功能养血调经，敛阴止汗，柔肝止痛，平抑肝阳。用于血虚萎黄，月经不调，自汗，盗汗，胁痛，腹痛，四肢挛痛，头痛眩晕。

川芎功能活血行气，祛风止痛。用于胸痹心痛，胸胁刺痛，跌仆肿痛，月经不调，经闭痛经，癥瘕腹痛，头痛，风湿痹痛。

【配对应用】

川芎具有活血化瘀、行气止痛的作用，常用于痛经、跌打损伤等疾病的治疗。白芍能够疏肝解郁、活血止痛，常用于痛经、腰腿疼痛等疾病的治疗。两者配合使用，可以相互促进，发挥出更好的药效，常用于痛经、痛风、风湿性关节炎等疾病的治疗。

【用法用量】 煎服。白芍6～15g；川芎3～10g。

【临床运用体会】 川芎活血行气、祛风止痛，白芍养血调经柔肝止痛、敛阴止汗。二者配伍，一走一守，一散一敛，动静结合，敛散同用，互相牵制，其活血养血、柔肝止痛功效更佳。临床可用于妇女闭经、痛经及头痛、胁痛、风湿痹病等因瘀血引起的多种病症。

风湿性关节炎是由A族溶血性链球菌感染所导致的关节疾病，其发病也与异常免疫反应有关，但治疗上一般不需使用激素和免疫抑制剂，使用抗生素及消炎止痛药治疗即可。白芍可治疗风湿性关节炎，其具有缓急止痛的功效，使用时需配合川芎、甘草、海风藤、鸡血藤、独活、路路通等中药一起组方使用。此外，白芍总苷胶囊是以白芍为成分的中成药，具有消炎止痛，抑制异常免疫反应的作用。

四、补益类药对

1. 骨碎补、补骨脂

【单味功用】骨碎补功能疗伤止痛，补肾强骨；外用消风祛斑。用于跌仆闪挫，筋骨折伤，肾虚腰痛，筋骨痿软，耳鸣耳聋，牙齿松动；外治斑秃，白癜风。

补骨脂功能温肾助阳，纳气平喘，温脾止泻；外用消风祛斑。用于肾阳不足，阳痿遗精，遗尿尿频，腰膝冷痛，肾虚作喘，五更泄泻；外用治白癜风，斑秃。

【配对应用】

骨碎补和补骨脂都具有补肝肾的效果。骨碎补的主要疗效是强肝肾、壮筋骨，可用于治疗慢性腿痛、腰酸背痛、风湿骨痛以及骨折等疾病。补骨脂的主要功效是温肾助阳、止泻，可以治疗五更泻泄。两者一起服用可增强治疗效果，起到补肾强骨的作用。

【用法用量】煎服。骨碎补3～9g；补骨脂6～10g。

【临床运用体会】骨碎补长于补肾强骨，补骨脂属补肾壮阳之要药，两者配伍，可在补益肝肾精血的同时又温化肾阳，阴阳双补从而起到壮骨强筋之用。现代药理学研究表明，两药合用能促进成骨细胞的增殖，拮抗破骨细胞的过度激活。实验研究表明，骨碎补、补骨脂具有类似雌激素作用，补骨脂具有抑制破骨细胞生成活性及减少溶骨性活动的功能；而骨碎补则在增加成骨细胞生成方面作用更为明显，两者在方剂中配伍使用可协同增效、相互兼治，从微结构改善骨组织、增加骨密度及增强骨质量。

2.菟丝子、金樱子、覆盆子

【单味功用】菟丝子功能补益肝肾，固精缩尿，安胎，明目，止泻；外用消风祛斑。用于肝肾不足，腰膝酸软，阳痿遗精，遗尿尿频，肾虚胎漏，胎动不安，目昏耳鸣，脾肾虚泻，外治白癜风。

金樱子功能固精缩尿，固崩止带，涩肠止泻。用于遗精滑精，遗尿尿频，崩漏带下，久泻久痢。

覆盆子功能益肾固精缩尿，养肝明目。用于遗精滑精，遗尿尿频，阳痿早泄，目暗昏花。

【配对应用】

金樱子具有固精的作用，菟丝子是一种平补肝肾的药物，菟丝子和金樱子配伍主要功效是补肾益精，健脾固摄，主治慢性肾炎。覆盆子和菟丝子功效大致相当，菟丝子偏于补益，覆盆子长于收涩，一同使用能够益肾养肝，固涩精液和尿液，并可明目。

【用法用量】煎服。菟丝子6～12g；金樱子6～12g；覆盆子6～12g。

【临床运用体会】中医认为蛋白尿的本质为"脾肾亏虚，精微不固"，菟丝子补益肝肾而固精，可减少24h尿蛋白和降低血清炎性因子。金樱子善敛耗散虚亏之气，覆盆子强肾固摄而无燥热凝涩之弊。三药合用，从而达到补肾固精气，抗炎和调节免疫的作用。此外，这三种中药材都有清热解毒的功效，可以帮助人们清除体内的毒素，减轻体内炎症和疼痛。此外，金樱子还具有润肺止咳的功效，能够缓解咳嗽、咳痰等症状。金樱子、覆盆子和菟丝子中都含有多种对睡眠有帮助的成分，都有促进消化的功效，可以缓解胃肠道不适、消化不良等症状。金樱子、覆盆子和菟丝子中含有多种营养成分，如维生素C、钙、铁等，可以补充营养，提高身体免疫力，减轻疲劳。

3.熟地黄、黄芪

【单味功用】熟地黄功能补血滋阴，益精填髓。用于血虚萎黄，心悸怔忡，月经不调，崩漏下血，肝肾阴虚，腰膝酸软，骨蒸潮热，盗汗遗精，内热消渴，眩晕，耳鸣，须发早白。

黄芪功能补气升阳，固表止汗，利水消肿，生津养血，行滞通痹，托毒排脓，敛疮生肌。用于气虚乏力，食少便溏，中气下陷，久泻脱肛，便血崩漏，表虚自汗，气虚水肿，内热消渴，血虚萎黄，半身不遂，痹痛麻木，痈疽难溃，久溃不敛。

【配对应用】

黄芪具有补脾益气、补肺固表、利尿消肿的功效，有增强机体免疫功能、保肝、利尿等作用。熟地黄具有滋阴补血、益精填髓的功效，可用于治疗肝肾阴虚、腰膝酸软、盗汗遗精等病症。两者结合使用能够滋养肝肾，治疗精血不足、肾阳虚、面色发白、身体消瘦、腰膝酸软的症状。

【用法用量】煎服。熟地9～15g；黄芪9～30g。

【临床运用体会】"损其肾者，益其精"，遂选味厚性温之熟地黄，逐痹填髓，补五脏真阴，配伍黄芪以求精气互生之效。熟地黄甘温，具有补血滋阴，益精填髓之功，张景岳认为，熟地黄能"大补血衰，滋培肾水""专补肾中元气，兼疗藏血之脏"，现代研究证明，熟地黄可修复骨质结构，增加骨质密度，提高钙、磷含量，纠正骨代谢紊乱，调整骨质成分构成比例的平衡，防治骨质疏松症。

黄芪能够补益脾胃，增强消化功能；熟地黄能够滋阴补血，调节人体生理周期。二者配合使用，能够增强脾胃功能，补充人体能量，增强免疫力。熟地黄具有滋肾补肾的功效，能够促进身体的内分泌，增强精力；黄芪能够增强免疫功能，增强体力。二者配合使用，能够滋养肌肤，补肾益精。熟地黄中含有的多种微量元素和营养成分有助于补血，增加血红蛋白含量；黄芪中含有的黄酮类化合物和多种氨基酸也能够增加白细胞数量。二者配合使用能够调节人体血液循环，改善贫血状况。此外，二者配伍还能益气养阴、提升免疫力、养血安神等。

4.威灵仙、骨碎补

【单味功用】威灵仙功能为祛风湿，通经络。用于风湿痹痛，肢体麻木，筋脉拘挛，屈伸不利。威灵仙含白头翁素、甾醇、皂苷、酚类等，威灵仙根还含威灵仙苷A～C和以常春藤苷元、齐墩果酸为苷元的三萜皂苷等。临床上常用于治疗风湿痹痛、诸骨哽咽及噎膈、痞积等证。本品辛散善走，性温通利，能通行十二经脉，既可祛风湿，又能通经络止痹痛，适用于风寒湿痹，关节不利，肌肉麻痹，筋骨酸痛等。凡风湿痹痛，无论上下皆可应用，为风湿痹痛要药。

骨碎补功能活血续伤，补肾强骨，临床上常用于治疗跌打损伤或创伤，筋骨损伤，瘀滞肿痛及肾虚腰痛脚弱，耳鸣耳聋等。

【配对应用】

威灵仙温通经络，辛散善走，通达十二经络，治疗全身之痹病；骨碎补活血续伤，补肾强骨，临床上常用于治疗跌打损伤或创伤，筋骨损伤。二药祛风湿与补肾并用，相得益彰，增进强筋骨、祛风湿之功效。

【用法用量】煎服。威灵仙5～15g；骨碎补10～15g。

【临床运用体会】中医认为骨关节炎属于"痹病"的范畴，而痹病是由于筋骨颓废失用，始发于脏腑功能低下，以肝肾衰退为主要病因病机，在《黄帝内经》有"肾主骨，肝主筋"之说；《素问·痿论》亦指出："肾者，水脏也，今水不胜火，则骨枯而髓虚，故足不任身，发为骨痿"。可见，肾气盛、肾精足则机体骨骼强健。现代药理研究表明：威灵仙水提取液可降低兔膝骨关节炎局部IL-1β、TNF-α、PGE2而发挥治疗作用；骨碎补总黄酮可抑制骨关节炎兔膝软骨中MMP-1、MMP-3的表达而防治兔膝骨关节炎。

5.桑寄生、桑枝

【单味功用】桑寄生有祛风湿，补肝肾，强筋骨，安胎之功，用于治疗风湿痹痛，兼见肝肾不足、腰膝酸痛、筋骨痿软者及崩漏经多，妊娠漏血，胎动不安。

桑枝具有祛风湿，利关节，行水消肿之功。临床上常用于治疗风湿痹痛，四肢麻木拘挛以及水肿等证，为临床常用之品。无论风寒湿证均可适用，尤宜于上肢之风湿热痹者。

【配对应用】

桑枝性平，祛风湿而善达四肢经络，通利关节，痹病新久、寒热均可应用，尤宜于风湿热痹，肩臂关节酸痛麻木者；桑寄生补肝肾，强筋骨，养血通脉。桑枝长于通，桑寄生偏于补，二药伍用，一通一补，益肾壮骨，祛风胜湿，蠲痹止痛之功增强。

【用法用量】煎服。桑枝9～30g；桑寄生15～30g。

【临床运用体会】桑枝味苦性平，能利四肢关节（上肢尤宜）、祛风气，尤其偏用于风邪化热的四肢关节痹痛及中风半身不遂有热象者；配伍桑寄生合用，对类风湿关节炎引起的风湿痹痛具有良效。是在治疗风湿痹病或骨关节疾病，周身疼痛都较为明显时必用的药对。

桑寄生、桑枝伍用，善治腰腿麻木、疼痛诸证。不论是风湿为患，还是动脉硬化、下肢血运不良所致者均宜选用。主治风湿为患，经气闭阻，以致腰酸腰痛、关节屈伸不利、筋骨疼痛等症。常用于治疗风湿侵袭肌肉关节、经络筋脉以致腰膝酸痛，关节屈伸不利，筋骨疼痛者及肝肾阴亏，虚阳上浮之头痛、头晕，耳鸣，心悸，肢麻等。

6.狗脊、杜仲

【单味功用】狗脊功能祛风湿，补肝肾，强腰膝。用于风湿痹痛，腰膝酸软，下肢无力。

杜仲功能补肝肾，强筋骨。用于肝肾不足，头晕目眩，腰膝酸痛，筋骨痿软。

【配对应用】

狗脊与杜仲都具有补肝肾、强筋骨的作用。狗脊、杜仲合用可以增加疗效，同时也可以加桑寄生、秦艽、生地等补肝肾的药物同用，如独活寄生汤。可用于肝肾不足、风寒湿邪痹阻经络所致的腰膝关节疼痛、屈伸不利等。也可用于肾精不足所致的眩晕耳鸣、腰膝酸软等。

【用法用量】煎服。狗脊6～12g；杜仲6～10g。

【临床运用体会】现代药理证明，狗脊具有镇痛、抗炎、抗风湿的药理活性，可行气活血，使血络畅和、通则不痛，促进机体康复转归。现代药理研究表明，杜仲具有类雌激素样作用，同时其提取物可促进成骨细胞增殖，诱导BMSCs向成骨方向分化而抑制其向成脂方向分化。

7.桑寄生、淫羊藿

【单味功用】桑寄生功能补肝肾，强筋骨，除风湿，通经络，益血，安胎。治腰膝酸痛，筋骨痿弱，偏枯，脚气，风寒湿痹，胎漏血崩，产后乳汁不下。

淫羊藿具有补肾壮阳，强筋健骨，祛风除湿的功效。主治肾阳不足，阳痿遗精，遗尿尿频，风湿痹痛，骨痿瘫痪，更年期高血压等。

【配对应用】

桑寄生、淫羊藿二者合用对风湿痹痛、肢体麻木、肝肾不足、腰膝酸痛最为适宜。对老人体虚、妇女经多带下而肝肾不足、腰膝疼痛、筋骨无力者亦每与杜仲、续断等配伍应用。用于肝肾虚亏、冲任不固所致胎漏下血、胎动不安，常与续断、菟丝子、阿胶等配伍。此外，二者均又有降压作用，近年来临床上常用于高血压。

【用法用量】煎服。桑寄生 $10 \sim 15g$；淫羊藿 $10 \sim 15g$。

【临床运用体会】桑寄生、淫羊藿的搭配是用于风湿痹痛，腰膝酸软等症的良对。二者既能祛除风湿，又能补肝肾、强筋骨，对风湿痹痛、肝肾不足、腰膝酸痛最为适宜。桑寄生苦甘而平，入肝肾经，功能祛风除湿，兼能补益肝肾，故用于痹痛日久腰膝酸软之症为宜；而且补肝肾作用亦甚显著，是以肝肾不足而非因风湿者亦为常用要药，药性平和，效佳弊少，诚为佳品。此外，本品又为治胎动不安，胎漏下血之要药。还有降压作用，可用于高血压症。淫羊藿性味辛温，功能补命门、助肾阳，是临床上治肾阳不足的常用药物。根据临床实践体会，本品温肾益火的功效，与仙茅、胡芦巴相近。但仙茅、胡芦巴两药性温偏热，温肾作用较强，服用稍久，即有口苦唇燥的弊害；本品则性温而不热，对偏于肾阳虚的患者，久服无不良现象。

二者合用还有降压功效，对于临床患者风湿病合并高血压患者，常应用二者，取其兼备降压疗效，可减轻患者疾病痛苦。萹蓄苷为桑寄生的有效成分，对麻醉犬虽有降压作用，但持续很短，且易产生急速耐受性。据初步实验，在正常搏动和颤动的离体豚鼠心脏标本上，桑寄生（冲剂）均有舒张冠状血管的作用，并能对抗垂体后叶素，对心肌收缩力则为先抑制后增加。箭叶淫羊藿煎剂及醇提溶液对麻醉家兔、正常和肾性高血压大白鼠都可使其血压下降。

现代药理学研究表明，淫羊藿有雄性激素样作用，可降压及增加冠脉流量和提高缺氧能力；又能扩张外周血管，增强肢端血流量，改善微循环，以及扩张脑血管，增加脑血流量；还有降血脂和降血糖作用，对机体免疫功能有促进作用，其所含多糖有诱生干扰素作用；有一定镇咳、祛痰、平喘及明显镇痛作用；有抗菌抗炎作用，对多种细菌及脊髓灰质炎病毒有抑制作用。

8.怀牛膝、淫羊藿

【单味功用】怀牛膝功能补肝肾，强筋骨，利尿通淋，引血下行。治淋病，尿血，经闭，癥瘕，难产，胞衣不下，产后瘀血腹痛，喉痹，痈肿，跌打损伤，四肢拘挛，痿痹。

淫羊藿具有补肾壮阳，强筋健骨，祛风除湿的功效。主治肾阳不足，阳痿遗精，遗尿尿频，风湿痹痛，骨痿瘫痪，更年期高血压等。

【配对应用】

怀牛膝、淫羊藿配伍主要治疗肾虚腰痛及久痹腰膝疼痛、乏力，二药合用，标本兼顾，有补益肝肾，散寒除湿止痛之功。

【用法用量】煎服。怀牛膝5～15g；淫羊藿10～15g。

【临床运用体会】现代药理学表明牛膝有一定镇痛作用。牛膝总皂苷对子宫平滑肌有明显的兴奋作用，怀牛膝苯提取物有明显的抗生育、抗着床及抗早孕的作用。牛膝醇提取物对实验小动物心脏有抑制作用，煎剂对麻醉犬心肌亦有抑制作用。煎剂和醇提液有短暂的降压和轻度利尿作用，并伴有呼吸兴奋。怀牛膝能降低大鼠全血黏度、红细胞比容、红细胞聚集指数，并有抗凝作用。蜕皮甾酮有降脂作用，并能明显降低血糖。牛膝具有抗炎、镇痛作用，能提高机体免疫功能。淫羊藿总黄酮可使阳虚小鼠抗体形成细胞功能及抗体滴度趋于恢复，显著促进阳虚小鼠淋巴细胞刺激指数，使之接近正常动物。淫羊藿总黄酮还能提高小鼠血清溶血素抗体水平，增加脾脏抗体生成细胞数，促进PHA刺激的淋巴细胞转化反应，增强腹腔巨噬细胞的吞噬功能。

9.西洋参、当归

【单味功用】西洋参功能补气，益肺阴，清虚火，生津止渴。治肺虚久嗽，失血，咽干口渴，虚热烦倦。

当归功能补血活血，调经止痛，润肠通便。用于血虚萎黄，眩晕心悸，月经不调，经闭痛经，虚寒腹痛，肠燥便秘，风湿痹痛，跌仆损伤，痈疽疮疡。酒当归活血通经，用于经闭痛经，风湿痹痛，跌仆损伤。当归身功效为补血，用于血虚萎黄，经少，眩晕，经络不利，崩漏。当归尾功效为活血祛瘀，用于瘀血阻滞，经少经闭，经行腹痛，跌仆损伤，瘀滞经络，痈疽疮疡。

【配对应用】

二者合用可调益荣卫，滋养气血。主要有三方面的作用：一是可补肾益气，养血安神，用治肾气虚弱，气血不足，阳痿，遗精，腰酸膝软，头晕目眩，面色苍白，心悸气短，失眠，自汗，乏力；二是益气补血，和血通脉，主治气血亏虚所致的身体瘦弱、头晕目眩、疲倦乏力、闭经等；三是大补气血，适于气血虚弱，形瘦乏力，精神不振，面色憔悴，放、化疗红、白细胞下降明显及肝脾血虚之慢性肝炎和各种贫血。

【用法用量】内服。西洋参 2～8g；当归 6～12g。

【临床运用体会】二者配伍在治疗腰肌劳损、风湿、四肢关节损伤、关节炎，及各种神经痛（坐骨神经痛、肋间神经痛、枕神经痛等），有较好效果。在治疗气阴两伤证方面，西洋参虽补气之力弱于人参，但药性偏凉，兼能清火养阴生津。适用于热病或大泻、大吐、大汗、大失血所致神疲乏力，心烦口渴，尿短赤涩，大便干结，舌燥等证。尤善补肺气，养肺阴，降肺火，适用于火热耗伤津气所致短气喘促，咳嗽痰少或痰中带血等证。

现代药理学研究表明西洋参可镇痛、镇静、解热、解痉，对中枢有抑制作用。西洋参总皂苷有显著抗疲劳、抗利尿、抗缺氧能力。此外，西洋参总皂苷还能降血糖，影响脂质、蛋白质代谢。当归水提出物能降低血管通透性，有抗炎作用。

10.杜仲、牛膝

【单味功用】杜仲功能补肝肾，强筋骨，固经安胎，常用于治疗肝肾不足引起的腰痛，下肢痿软，妊娠下血及胎动不安或习惯堕胎等证。

牛膝具有逐瘀通经，补肝肾，强筋骨，利尿通淋，引血下行功效。临床上常用于经闭，痛经，腰膝酸痛，筋骨无力，淋证，水肿，头痛，眩晕，牙痛，口疮，吐血，衄血。

【配对应用】

肝主筋，肾主骨，肾充则骨强，肝充则筋健。杜仲、牛膝均有补肝肾、强筋骨之功。然杜仲主下部气分，长于补益肾气；牛膝主下部血分，偏于益血通脉。二药相须配对，且兼顾气血，使补肝肾、强筋骨之力倍增。

【用法用量】煎服。杜仲 10～30g；牛膝 10～15g。

【临床运用体会】杜仲甘温，入肝肾经，以补肝肾、强筋骨见长，治肾虚腰痛有标本兼治之功，常与骨碎补等配伍；临床上自拟"重骨颗粒"，方中杜仲、牛膝配伍，适用于肝肾亏虚型骨质破坏疾病，如骨关节炎、类风湿关节炎等疾病。现代药理学表明杜仲具有减少软骨破坏，促进软骨修复，延缓软骨退变的作用，不仅能够通过对软骨细胞的降解物质 MMPs 和 TIMPs 的表达进行调控，发挥关节软骨保护的作用，而且具有促进骨髓间充质干细胞成骨分化和抑制其成脂肪分化的双向调节作用，参与软骨下骨的骨重塑和骨代谢。

牛膝含有皂苷类、甾酮类、多糖类、黄酮、有机酸、生物碱等化合物，有补肝肾、强筋骨的功效，在治疗骨关节炎中有重要作用，其中牛膝总皂苷是牛膝的主要活性成分，具有抗炎、抗氧化、抗凋亡等作用，配伍杜仲可增强补肝肾之功，改善骨质代谢。

11. 狗脊、淫羊藿

【单味功用】狗脊有补肝肾，强腰脊，祛风湿的功效。用于腰膝酸软，下肢无力，风湿痹痛。

淫羊藿能补肾阳，强筋骨，祛风湿。治肾阳不足所致的畏寒肢冷，腰酸腿软、精神倦怠等；治疗风寒湿痹病属肝肾亏虚型，表现为筋骨痿软、关节疼痛、遇寒加重。

【配对应用】

淫羊藿与狗脊是补腰肾方常用配伍。淫羊藿功能温肾壮阳、强筋骨、祛风湿；狗脊功能祛风湿、补肝肾、强腰膝。淫羊藿主要含淫羊藿苷与金丝桃苷等成分，现代药理研究表明，金丝桃苷与淫羊藿苷在大鼠精液冷冻保存过程中有一定的保护作用。二者配伍共入煎剂可促进金丝桃苷与淫羊藿苷的煎出，增强功效。

【用法用量】煎服。狗脊6～12g；淫羊藿3～9g。

【临床运用体会】淫羊藿擅于温补命门之火，并且能祛风湿、强筋骨，临床应用时常配伍狗脊，主要用于肾虚，阳气不足，及肝肾亏虚之筋骨痿软、风湿痹痛、麻木拘挛等。

狗脊，苦能燥湿，甘能益血，温能养气，是补而能走之药也。肾虚则腰背强，机关有缓急之病，滋肾益气血，则腰背不强，机关无缓急之患矣。周痹寒湿膝痛者，肾气不足，而为风寒湿之邪所中也，兹得补则邪散痹除而膝亦利矣。老人肾气衰乏，肝血亦虚，则筋骨不健，补肾入骨，故利老人也。以上均可适当配伍淫羊藿用以增强疗效。

现代药理学表明淫羊藿具有刺激促进性功能、抗感染、抗炎、改善免疫等功能，临床对于小儿麻痹、下肢麻痹、神经衰弱、咳嗽咳痰效果较佳；狗脊具有抗骨质疏松、抗炎、抑菌、止血与镇痛、抗氧化、抗风湿、保肝等多种药理作用。

五、其他药对

1.垂盆草、赤小豆

【单味功用】垂盆草能清热解毒，消痈肿，解蛇毒。临床常应用于水火烫伤及痈肿疮疡等症，还可用于毒蛇咬伤、传染性肝炎。

赤小豆能利水消肿，解毒排脓。临床常用于水肿胀满，脚气肢肿，黄疸尿赤，风湿热痹，痈肿疮毒，肠痈腹痛。

【配对应用】

垂盆草善于清热解毒，赤小豆性善下行，通利水道，善于利水消肿，两药同用，共奏清热利湿，解毒消肿之功，使机体湿热得清，肿毒得散。

【用法用量】煎服。垂盆草干品15～30g，鲜品50～100g；赤小豆9～30g。

【临床运用体会】赤小豆性善下行，通利水道，使水湿下行而消肿，用于水肿胀满，痹病肢肿。临床上用于痹病兼有湿热者，以垂盆草性凉清热，为防止热结而不致寒凉伤中，徒清热而湿不去，故配以赤小豆利湿，水湿从下而去，使"湿去热孤"，两药相配，为清热利湿、解毒消肿之佳品。临床可根据湿热的偏重，酌加茯苓、泽泻、薏苡仁等利水消肿药或黄芩、黄柏等清热燥湿之品。

现代药理研究证实，垂盆草有效成分具有抑制免疫活性、抑制炎症介质释放、抗氧化、抗纤维化等作用。垂盆草可通过下调ALT、AST、MDA、SOD水平的表达，上调miR-124表达，从而发挥保肝降酶和抗肝损伤的作用。赤小豆具有具抑菌、利尿、降压、降糖等作用。

2.黄芪、桂枝

【单味功用】黄芪能补气升阳，固表止汗，利水消肿，生津养血，行滞通痹，托毒排脓，敛疮生肌。临床常用于气虚乏力，食少便溏，肺气虚弱，咳喘气短，表虚自汗等。

桂枝功能发汗解肌，温通经脉，助阳化气，平冲降逆。临床常用于风寒表虚或表实证，风寒湿痹，心阳不振，心悸等。

【配对应用】

黄芪甘温，长于补气升阳、益卫固表；桂枝辛温，长于发汗解肌，温阳化气，两药相伍，为益气温阳常用的药对。

【用法用量】黄芪9～30g；桂枝3～10g。

【临床运用体会】黄芪与桂枝是益气固表，温阳散寒常用的药对。《素问·痹论》"风寒湿三气杂至，合而为痹也"，痹病的发生，离不开体虚，腠理不固，风寒湿邪外侵。黄芪、桂枝配伍，其中黄芪益气固表以实腠理，桂枝温阳化气以散阴寒，且桂枝兼能解肌，二药相须为用，能温一身之阳，益一身之气，实一身之腠理，通过益气温阳，则无风寒湿袭人之虞矣。

黄芪、桂枝药对配伍，有个著名的方剂为黄芪桂枝五物汤，出自《金匮要略》，治疗血痹病。黄芪桂枝五物汤组方简单，由黄芪、桂枝、芍药、生姜、大枣五味药组成，方中黄芪益气固表，补益肺胃之气，《长沙药解》

载其"入足阳明胃、手太阴肺经。入肺胃而补气，走经络而益营……善达皮腠，专通肌表。"桂枝温阳化气以散血中之寒凝，温中焦之虚寒。临床上常用此药对治疗系统性硬化病或其他风湿性疾病出现肌肉酸痛、麻木等表现者。

3.丹皮、赤芍

【单味功用】丹皮功能清热凉血，活血化瘀。临床常用于热入血分证，多种血瘀证及虚热证。

赤芍能清热凉血，散瘀止痛。用于多种血热出血、温毒发斑、血瘀疼痛等症。

【配对应用】

牡丹皮、赤芍均性寒，入血分，能够清热凉血，主治热入血分证，无论是温病热入营血，还是杂病血热证，均可配伍；牡丹皮、赤芍均能活血散瘀，配伍使用，能用于多种血瘀证。丹皮、赤芍性能功用类似，二药配伍，效力倍增，清热凉血而不留瘀。

【用法用量】煎服。丹皮6～12g；赤芍6～12g。

【临床运用体会】牡丹皮、赤芍二药性能功用类似，配伍起到增效的作用，清热凉血而不留瘀，祛瘀止痛而不伤正。风湿病初起往往为风寒湿邪侵袭，阻滞关节肌肉，导致疼痛，日久则邪气入里，郁而化热，甚至深入血分，故对此要采用清热凉血祛瘀之法，牡丹皮、赤芍便为常用药对，二药配伍增效，使血中之热得清，瘀血得散，疼痛可止。

现代研究表明牡丹皮具有抗血小板聚集、抗血栓、抗凝血、抗心肌缺血、抗菌等药理作用；赤芍具有扩张血管、抗炎、抗溃疡、抗菌、解热、镇痛、镇静、抗惊厥等药理作用。

4.防风、蝉蜕

【单味功用】防风能解表祛风，胜湿止痛，止痉。临床常用于外感风寒之表证、风湿痹病、肢体疼痛等。

蝉蜕功能疏散风热，利咽，透疹，明目退翳，息风解痉。用于风热感冒，咽痛，喑哑，麻疹不透，风疹瘙痒，目赤翳障，惊风抽搐，破伤风。

【配对应用】

防风性温，善防御风邪，以外风为主；蝉蜕性寒，善疏散风热，以息内风为主。二药祛散风邪功用相同，一内一外，但性却相反，一寒一温，配伍使用，以增祛风之功，无论外风的寒热，还是内风，均可祛散。

【用法用量】煎服。防风5～12g；蝉蜕3～6g，或研末冲服。

【临床运用体会】风邪善行而数变，痹病中又以风邪为首，常夹杂它邪，防风、蝉蜕为祛风常用药对，防风在《神农本草经》记载："主大风，头眩痛，恶风，风邪，目盲无所见，风行周身，骨节疼痛"。《本草纲目》言蝉蜕："治头风眩晕，皮肤风热，痘疹作痒，破伤风及疔肿毒疮"。防风为"风药之润剂"，蝉蜕疗一切风热，在临床中，两药相配，可达到祛风而不伤正的作用，适用于类风湿关节炎、骨关节炎等风湿性疾病，患者表现为畏风或机体游走性疼痛不适、肌肤瘙痒等。

5.黄柏、苍术

【单味功用】黄柏功能清热燥湿，泻火除蒸，解毒疗疮。临床常应用于治疗湿热带下，热淋，湿热泻痢，黄疸，骨蒸劳热，盗汗，遗精及疮疡肿毒、湿疹瘙痒等。

功能燥湿健脾，祛风湿，解表，明目。主治湿阻脾胃、脘腹胀满，寒湿白带，湿温病以及湿热下注、脚膝肿痛、痿软无力，风湿痹痛、肢体关节疼痛，风寒表证，夜盲、眼目昏涩等病症。

【配对应用】

黄柏苦寒，善除下焦湿热，清上炎之火而坚真阴，用于湿热下注，脚气痿躄，足膝肿痛；苍术辛香苦燥，内可燥湿健脾，外可发散风湿，长于治寒湿偏盛而出现的关节酸痛。二药配对，标本并治，中下两宣，共奏清热除湿、通痹止痛之功。

【用法用量】煎服。苍术9～15g；黄柏6～10g。

【临床运用体会】苍术和黄柏的搭配是燥湿清热的经典药对。黄柏苦寒，而寒能清热，苦以燥湿；苍术苦温香燥，燥湿健脾，实现湿无由生则热无所附，两药配伍能够实现标本兼顾，清热燥湿的功效。如果存在类风湿关节炎或者体内湿气过重的状况，都可以采用这两种药物搭配进行服用。

另外苍术和黄柏均具有清热利湿、祛风除湿的功效，配伍应用对于阴囊湿疹问题有较好疗效。

苍术和黄柏除了能够利湿之外，也有一定的活血镇痛功效，可改善气血循环以及缓解局部疼痛的状况。

6.乌梅、石斛

【单味功用】乌梅功能敛肺，涩肠，生津，安蛔。用于肺虚久咳，久痢滑肠，虚热消渴，蛔厥呕吐腹痛等。乌梅对胆囊有收缩作用，能促进胆汁排泄，治疗胆道蛔虫症。

石斛功能生津益胃，清热养阴。治热病伤津，口干烦渴，病后虚热，阴伤目暗。

【配对应用】二者配伍常用于风湿病程中热病伤津证、肾阴虚证等，可滋肾阴，降虚火，治疗肾阴亏虚之目暗不明，筋骨痿软，骨蒸劳热。

【用法用量】二者合用，经常用于代茶饮，用量为 2～5g。

【临床运用体会】乌梅与石斛临床上常用于代茶饮配伍，可有效缓解干燥综合征患者口干、眼干涩痛等津液亏虚之证。另外还可治疗邪热伤阴所致的口渴欲饮和大肠液亏所致的大便秘结等，起到养阴润燥，清热生津，补虚扶羸的功效，主治肺胃阴虚，咽干津少，舌上无苔，咳嗽痰少，肠燥便秘，乳汁清稀等症。

现代药理学研究表明石斛碱有一定的镇痛解热作用，与非那西汀相似而较弱。石斛煎剂口服，能促进胃液分泌而助消化，至肠道则使蠕动亢进而通便。但若用大量，反使肠肌麻痹。此外，石斛碱能使实验动物血糖升高，大剂量可抑制呼吸及心脏，并能降低血压。乌梅具有钙离子拮抗作用，乌梅煎剂口服对胆囊有轻微收缩作用。乌梅对人子宫颈癌 JTC-26 株有抑制作用，抑制率在90%以上。小鼠玫瑰花环实验表明，乌梅对免疫功能有增强作用。

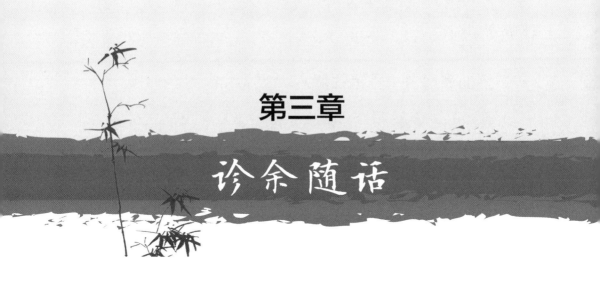

第三章

诊余随话

第一节　风湿病与膏方

　　膏方又称膏滋，通常是指医生根据人的体质与证候，为了防病治病，康复保健，按照中医药理论辨证施治，并遵循君臣佐使的组方原则，选择合适的药物配伍组方，并将处方中的药物加水煎煮，去渣取汁，再将煎出液合并、滤过、加热浓缩后加入蜂蜜等适宜辅料，收膏制成的一种稠厚状半流体或半固体的药物剂型。随着膏方理论在长期临床实践中不断发展完善，现代膏方已成为中医在调理身体、预防疾病领域独具特色的一部分。其在祛除疾病、纠正亚健康状态等方面效果显著，深受广大人民群众喜爱。

　　明·李梴《医学入门·痹风》曰："由血气虚则受风湿而成此病。"风湿病的发生与发展离不开正虚、风寒湿等邪气外侵，总以正虚为本，邪实为标，其中脾虚为痹病发生的重要内因，并贯穿于疾病的始终，脾为后天之本，气血化生之源，若脾气旺盛，则气血津液化生充足，气血以流、腠理以密，不受风寒湿等外邪侵袭，故不为痹；若脾虚，正气不足则易受外邪侵袭，正虚而邪盛，闭阻经脉气血，则发为痹，且正虚无力祛邪外出，如《黄帝内经》所说："五脏皆有所合，病久而不去者，内舍于其合也"，故久病脾、肾等脏腑更加虚弱，病情进一步加重。而膏方则可"补虚扶正"，通过"治病必求于本"，使人正气充盛于内，则外邪不可侵害，故膏方常作为风湿病的治疗方案之一。

一、活血通痹膏（吴晋兰膏方）

祛风化湿、补肾通络，适用于肾虚血瘀之风湿痹阻型风湿性关节炎的患者。

处方：熟地黄300g，赤芍300g，白芍300g，当归300g，川芎200g，骨碎补150g，川续断150g，狗脊200g，桑寄生300g，杜仲300g，枸杞子300g，菟丝子300g，伸筋草300g，木瓜200g，桂枝200g，威灵仙150g，鸡血藤300g，党参300g，茯苓300g，炒白术300g，苍术300g，红花200g，红枣250g，陈皮100g，炙甘草100g，阿胶250g，龟甲胶250g，蜂蜜1000g。

制法：将中药饮片放入砂锅中，冷水浸泡约1h，煎煮，先用大火煮开，再用小火煮30min，煎煮3次，3次药液混合在一起，过滤，把阿胶、龟甲胶放入黄酒中浸泡去腥，待膏溶胀后，加入过滤好的药液中，再煎煮浓缩，同时将蜂蜜加入药液中，用小火煎熬，不停地搅拌，熬至黏稠，关火，待自然冷却，收膏。用洁净干燥的搪瓷罐、瓷罐、砂锅存放于冰箱中。

用法：温水兑服，1次1匙（约15mL），第1周早饭前空腹服用1次，从第2周起早饭前、晚睡前各服用1次。

二、健脾活血膏（安徽省中医院刘健经验膏方）

健脾化湿、活血通络，适用于缓解期类风湿关节炎。

处方：黄芪150g，当归120g，太子参100g，川桂枝100g，炒薏仁300g，陈皮100g，川厚朴100g，怀山药400g，茯苓300g，扁豆300g，丹参300g，桃仁100g，红花100g，鸡血藤150g，威灵仙300g，阿胶200g。

随证加减：偏于阳虚者，加制附片120g；偏于阴虚者，加麦冬150g，黄精150g；偏于湿热者，加蒲公英200g，白花蛇舌草200g，豨莶草300g。

制法：将中药饮片放入砂锅中，冷水浸泡约1h，煎煮，先用大火煮开，再用小火煮30min，煎煮3次，3次药液混合在一起，过滤，把阿胶放入黄酒中浸泡去腥，待膏溶胀后，加入过滤好的药液中，再煎煮浓缩，同时将蜂蜜加入药液中，用小火煎熬，不停地搅拌，熬至黏稠，关火，待自然冷却，收膏。用洁净干燥的搪瓷罐、瓷罐、砂锅存放于冰箱中。

用法：温水兑服，1次1匙（约15mL），每日早、晚各服用1次。

三、补肾壮骨膏（绍兴市中医院沈钦荣膏方）

补肾壮骨、益肝养筋、舒经通络，适用于骨关节病，如骨质增生、骨质疏松、骨性关节炎等。

处方：白蒺藜、炒白术、薏苡仁各210g，炒党参、茯苓、熟地黄、当归、炒白芍、苍术、怀山药、山茱萸、生玉竹、制黄精、杜仲、狗脊、淫羊藿、天冬、麦冬、红枣、黄芪各105g，砂仁粉56g，扁豆花、陈皮、厚朴花、沉香曲（包）、枸杞子、桔梗各70g，干石斛84g，鹿角胶、龟甲胶各150g，黄酒、冰糖各400g（或用木糖醇代）。

制法：将中药饮片放入砂锅中，冷水浸泡约1h，煎煮，先用大火煮开，再用小火煮30min，煎煮3次，3次药液混合在一起，过滤，把阿胶放入黄酒中浸泡去腥，待膏溶胀后，加入过滤好的药液中，再煎煮浓缩，同时将蜂蜜加入药液中，用小火煎熬，不停地搅拌，熬至黏稠，关火，待自然冷却，收膏。用洁净干燥的搪瓷罐、瓷罐、砂锅存放于冰箱中。

用法：每日晨起服用一大匙。

四、健脾滋肾膏方（安徽省中医院黄传兵主任经验膏方）

健脾滋肾，适用于类风湿关节炎脾肾两虚型，症见关节隐痛无力、四肢疲乏、失眠、纳差等。

处方：黄芪200g，西洋参100g，山药200g，茯苓100g，白术100g，佛手100g，忍冬藤200g，鸡血藤200g，谷芽200g，麦芽200g，酸枣仁250g，远志100g，山楂200g，菟丝子150g，金樱子100g，覆盆子100g，续断100g，淫羊藿100g，巴戟天100g，补骨脂100g，核桃仁200g，龙眼肉200g，蜂蜜300g。

制法：将中药饮片放入砂锅中，冷水浸泡约1h，煎煮，先用大火煮开，再用小火煮30min，煎煮3次，3次药液混合在一起，过滤，再煎煮浓缩，同时将蜂蜜加入药液中，用小火煎熬，不停地搅拌，熬至黏稠，关火，待自然冷却，收膏。用洁净干燥的搪瓷罐、瓷罐、砂锅存放于冰箱中。

用法：温水兑服，1次1匙（约15mL），每日早、晚各服用1次。

五、健脾益气膏方（安徽省中医院黄传兵主任经验膏方）

健脾益气、活血通络，适用于缓解期类风湿关节炎、骨关节炎等。

处方：黄芪250g，西洋参100g，茯神250g，山药200g，白术100g，佛手100g，白扁豆200g，谷芽250g，麦芽250g，酸枣仁250g，远志100g，山楂200g，菟丝子150g，金樱子100g，红景天100g，山萸肉100g，覆盆子100g，丹参100g，川芎100g，红花30g，核桃仁250g，建神曲100g，蜂蜜300g。

制法：将中药饮片放入砂锅中，冷水浸泡约1h，煎煮，先用大火煮开，再用小火煮30min，煎煮3次，3次药液混合在一起，过滤，再煎煮浓缩，同时将蜂蜜加入药液中，用小火煎熬，不停地搅拌，熬至黏稠，关火，待自然冷却，收膏。用洁净干燥的搪瓷罐、瓷罐、砂锅存放于冰箱中。

用法：温水兑服，1次1匙（约15mL），每日早、晚各服用1次。

六、补肾益精膏方（安徽省中医院黄传兵主任经验膏方）

补肾益精、温阳益气，适用于肾阳肾精不足，症见头晕目眩、腰膝酸软，肢体无力等。

处方：黄芪200g，炙黄芪100g，西洋参150g，茯苓100g，山药200g，白术100g，佛手100g，谷芽200g，麦芽200g，山楂200g，菟丝子150g，金樱子100g，覆盆子100g，续断100g，淫羊藿100g，巴戟天100g，锁阳80g，核桃仁200g，龙眼肉200g，大枣300g，阿胶260g，蜂蜜300g。

制法：将中药饮片放入砂锅中，冷水浸泡约1h，煎煮，先用大火煮开，再用小火煮30min，煎煮3次，3次药液混合在一起，过滤，将阿胶烊化，加入过滤好的药液中，再煎煮浓缩，同时将蜂蜜加入药液中，用小火煎熬，不停地搅拌，熬至黏稠，关火，待自然冷却，收膏。用洁净干燥的搪瓷罐、瓷罐、砂锅存放于冰箱中。

用法：温水兑服，1次1匙（约15mL），每日早、晚各服用1次。

第二节　风湿病与妊娠

风湿性疾病（以下简称风湿病）是一大类主要累及关节及其周围组织的系统性疾病，所涵盖的病种包括系统性红斑狼疮、抗磷脂综合征、类风湿关节炎、干燥综合征、系统性硬化病、特发性炎性肌病、系统性血管炎、脊柱关节炎等。部分风湿病发病高峰阶段为育龄期，常需长期用药维持疾病稳定，在妊娠期常难以避免使用相关药物。此外，女性风湿病患者妊娠期间可能面临病情波动或恶化的风险，风湿免疫科医师接诊育龄期患者时，需与其沟通妊娠计划、告知妊娠期注意事项及药物使用的母婴安全性问题。在疾病稳定的前提下，患者应在风湿免疫科、妇产科、新生儿科等专科医师共同指导下合理规划生育事宜。围妊娠期药物的使用需兼顾维持母体病情稳定和保证胎儿安全两方面问题，根据妊娠不同阶段、母体病情、药物安全性及药物是否通过胎盘屏障等多方面因素，及时调整治疗方案。本文将提供风湿病患者备孕期、妊娠期及哺乳期常用药物的安全性建议，但具体治疗方案应个体化，必要时由多学科团队协作制定。

一、风湿性疾病与妊娠生理的关系

妊娠期间，大多数器官、系统会发生不同程度的改变。血容量会上升30%～50%，可能引起心、肾功能不全的患者不能耐受。正常妊娠期间肾小球滤过率将上升约50%，故先前有蛋白尿的患者尿蛋白增多，可能增加肾疾病活动的风险。妊娠可引起血栓前状态，而雌激素诱导的血液高凝状态、静脉淤滞以及妊娠子宫的压迫的共同作用可使正常妊娠合并静脉血栓栓塞的风险提高五倍。妊娠期红细胞数量的增幅小于血浆体积，因此会发生血液相对稀释而导致贫血。约8%的无并发症的妊娠会有血小板减少症。妊娠期间白细胞计数和红细胞沉降率都会增加而无法作为炎症的评估指标。黄体酮水平升高会降低胃肠道运动和括约肌张力，加之妊娠子宫的压迫，多达80%的孕妇会出现胃反流。在一些疾病如系统性硬化病，肠道蠕动的减弱会加剧胃反流和便秘。妊娠相关的皮疹有时易和自身免疫性疾病的皮肤表现混淆。较常见的是，妊娠导致的血管扩张可引起面部和手掌红斑，其形态类似炎症性皮疹。雌激素引起的面部色素沉着可导致妊娠黄褐斑，与颧部皮疹类似。激素相关的韧带松弛引起关节痛也可能被误诊为关节炎。最后，妊娠期和哺乳期都会发生可逆性骨量减少，这对于由RA或长期应用糖皮质激素引起的骨质疏松症患者尤为不利。

在一般的妊娠群体中，10%的孕妇会并发高血压，而在风湿病孕妇患者中，这一比例更高。高血压是引起孕妇、胎儿与新生儿并发症的主要原因。妊娠期高血压和先兆子痫在SLE或其他病因引起肾病的孕妇中更常见。先兆子痫相关的高血压、蛋白尿、肾功能不全和水肿可与狼疮性肾炎、硬皮病肾危象（scleroderma renal crisis，SRC）或血管炎复发相混淆。由子痫诱发的癫痫和卒中可与狼疮中枢神经系统受累或中枢神经系统血管炎混淆，HELLP综合征作为子痫的严重并发症，以溶血、转氨酶升高、低血小板为特点。

二、风湿性疾病的妊娠结局

（一）系统性红斑狼疮

SLE主要影响育龄期女性，因此受孕是经常遇到的难题。若患者没有严重的病情活动，或无环磷酰胺注射史，生育能力一般不受累。过去认为大多数SLE患者在妊娠期病情会恶化，因此不建议SLE患者受孕。随着治疗手段的进步和对SLE合并妊娠的深入理解，这一观点已经过时。目前，大多数SLE女性都能成功受孕并产下健康的婴儿。然而，部分患者在妊娠期间可能出现SLE病情复发，且妊娠相关并发症发生率更高。目前关于SLE在妊娠期间会严重恶化还是保持稳定尚无定论。大多数观点认为妊娠前6个月处于疾病活动期的患者在妊娠期间病情活动的风险最大。活动期患者的孕期病情活动发生率可能为60%，而稳定期患者则低至10%。

SLE女性妊娠的并发症发生率增加2～4倍，25%的SLE女性妊娠期间会合并先兆子痫。SLE病情活动与先兆子痫很难鉴别。通常，我们通过实验室检查和临床表现来判断狼疮病情活动，而先兆子痫尽管也有蛋白尿，但往往病情指标稳定且无细胞尿。二者的鉴别非常重要，因为先兆子痫需要分娩，而SLE活动需要治疗。但事实上，治疗与进行分娩这两种手段会同时进行，因为先兆子痫和SLE有时难以鉴别，且可能并存。除了先兆子痫发病率更高外，约1/3的SLE患者会并发早产，约1/3的患者会采用剖宫产分娩。

SLE女性妊娠的胎儿丢失率（流产与死胎）近20%。尽管其流产率并不显著高于一般人群，但死胎率显著增加。早产、疾病活动（尤其是肾炎）和妊娠期用药可能会增加胎儿宫内生长受限、低出生体重和孕妇先兆子痫的风险。抗Ro/SS-A和抗La/SS-B抗体阳性孕妇的后代有可能患新生儿狼疮与先天性完全性心脏传导阻滞。

（二）混合性结缔组织病和未分化结缔组织病

混合性结缔组织病（mixed connective tissue disease，MCTD）和SLE有许多相似的临床表现。未分化结缔组织病（undifferentiated connective tissue disease，UCTD）指自身抗体阳性且具有风湿病的临床表现，但不能归类于任何一种特定风湿病。MCTD和UCTD女性患者的生育能力不会降低。关于此类患者妊娠预后的研究数据有限。病情活动的表现包括蛋白尿、肌炎、滑膜炎和浆膜炎。还有一些MCTD孕妇合并肺动脉高压的病例报道，因此孕前应行超声心动图筛查肺动脉高压。尽管有个别MCTD患者的后代骨骼发育异常的病例报道，但MCTD女性患者的流产率无明显升高。尽管MCTD和UCTD女性患者的妊娠预后通常良好，但是在孕期仍应密切监测以防病情活动及进展为其他系统性风湿性疾病。

（三）干燥综合征

尽管没有关于SS女性生育力下降的报道，但一些患者可能由于该病而出现外分泌失调，导致阴道干涩，引起性交不适。

目前仅有SS患者妊娠期新发肾疾病与心包炎的病例报道，尚无大规模研究表明妊娠可引起疾病活动。60%的SS患者抗Ro/SS-A和抗La/SS-B抗体阳性，这些抗体可增加后代先天性三度房室传导阻滞（complete heart block，CHB）（风险率约2%）和新生儿狼疮表现（风险率7%～16%）的风险，后者的症状包括可逆性血小板减少症、转氨酶升高以及光过敏皮疹。抗体阳性的女性应在受孕18～28周行胎儿超声心动图检查以监测先天性三度房室传导阻滞发生。当检测到一度或二度房室传导阻滞时，目前普遍使用氟化糖皮质激素和静脉注射丙种球蛋白（intravenous immune globulin，IVIG）以预防先天性三度房室传导阻滞，不过临床对照研究未能证明这种做法的有效性。

（四）抗磷脂抗体

抗磷脂抗体（anti-phospholipid antibody，aPL）阳性是流产和其他不良妊娠预后的风险因素，当合并SLE时这一特点更为显著。OB-APS的临床标准包括由于先兆子痫、胎儿宫内生长受限或胎儿呼吸窘迫而导致的流产（3次或以上妊娠10周前自然流产，或1次或以上妊娠10周及以后流产）或34周前早产。实验室诊断标准包括持续存在的LAC，或中至高滴度的IgG或IgM型aCL或抗β-2糖蛋白Ⅰ抗体。值得注意的是，必须通过适当的生殖医学评估来排除其他可导致流产的原因。当考虑OB-APS诊断时，所有三个标准aPL（狼疮抗凝物、抗心磷脂抗体、抗β-2糖蛋白Ⅰ抗体）都需检测。其他（非标准）抗磷脂抗体检测的意义尚不明确。

aPL抗体对女性生育能力的潜在影响一直存有争议，一些观点认为其会影响胚胎在宫内的着床，特别是IVF之后。然而，美国生殖医学学会执行委员会基于大量文献发布的指南指出，没有证据表明应把aPL作为生育能力检查的一部分，也没有证据表明治疗aPL阳性女性可获得更好的体外受精结果。

OB-APS相关母体并发症包括妊娠丢失、先兆子痫、子痫以及HELLP综合征。HELLP综合征相关的抗磷脂抗体通常较早出现（妊娠28～36周），约1/3的病例可出现肝梗死及急性进展为其他血栓性并发症。其他母体的并发症包括血栓（包括恶性抗磷脂综合征）和严重的孕晚期血小板减少症。

最常见的新生儿并发症包括早产和胎儿宫内生长受限。早产在同时患有APS和SLE的患者中更常见。在原发性APS患者中，新生儿不良结局的风险因素总体上和妊娠不良结局的预测因素一致，包括狼疮抗凝物、抗体三联阳性（即狼疮抗凝物、抗心磷脂抗体、抗β-2糖蛋白Ⅰ抗体）以及血栓病史。若患者仅有流产史而无血栓史，则其新生儿预后一般较好。研究表明抗心磷脂抗体可通过胎盘传递，但胎儿与新生儿的血栓较为少见。新生儿抗磷脂综合征仅有不到20例报道，且其中许多新生儿有其他血栓风险因素，例如留置导尿管。

（五）炎性关节炎

一般难以定义孕期RA患者临床意义的缓解，部分原因是炎性指标，包括红细胞沉降率（ESR）和C反应蛋白（CRP）在健康孕妇也会升高，故无法很好地反应疾病活动度。RA不会增加妊娠期间的流产率。但即使使用药物控制病情后，病情活动的RA孕妇在妊娠期仍有出生低体重儿的风险。尽可能减少疾病活动度对改善胎儿结局十分重要。

妊娠前需停用可致畸的药物如甲氨蝶呤、来氟米特。目前的证据显示，其他药物如抗疟药、柳氮磺吡啶等可以在孕期继续使用。最近的研究表明伴有活动性RA的患者可继续使用TNF抑制剂至孕中期。非甾体抗炎药与激素可在孕期减量使用。此外建议在产前评估颈椎稳定性与髋关节活动度。

（六）炎性肌病

特发性炎性肌病（idiopathic inflammatory myopathies，IIM）包括多发性肌炎（poly-myositis，PM）、皮肌炎（dermato myositis，DM）、幼年性肌炎（juvenile myositis，JM）和包涵体肌炎（inclusion body myositis，IBM）。由于发病年龄在儿童期与老年期呈双峰分布，在成年后起病且被诊断为肌炎的妊娠患者较为少见，且相关研究数据也很少。目前尚无特发性炎性肌病对生育能力影响的研究。

目前均有静止期与活动期的炎症性肌病患者合并妊娠的病例报道，还有一些报道描述了妊娠期间或受孕后新发疾病的现象。妊娠期间新发的疾病通常急性起病且病情严重，可有横纹肌溶解症和肌红蛋白尿。疾病缓解期受孕的患者，其孕期病情活动的风险较低，尽管妊娠期发病者的病情更为严重，但妊娠期预后总体仍较好，孕妇死亡率很低。

如在孕前被诊断出疾病，且在疾病缓解期受孕的患者其新生儿预后较好，且流产风险无明显增加。妊娠早期的疾病活动对胎儿和新生儿预后有不利影响，但妊娠晚期病情活动则影响较少。在孕期新发炎性肌病的孕妇，其新生儿结局最差，存活率仅38%。除流产外，还有早产、胎儿宫内生长受限及其他罕见的胎儿预后不良的病例报道，如新生儿血肌酸激酶升高（2例）、胎盘大量绒毛纤维蛋白沉积；后者常提示胎盘功能不全与胎儿结局不良。

若特发性炎性肌病患者在疾病静止期受孕，则更易成功妊娠。尚无证据支持预防性使用激素的有效性，但密切随访并在病情轻度活动时就给予恰当的处理可改善妊娠结局。静脉注射用丙种球蛋白可成功治疗孕早期发病的患者。也可考虑单用硫唑嘌呤或联合静脉注射用丙种球蛋白治疗。

（七）系统性硬化病

系统性硬化病（systemic sclerosis，SSc）相对罕见，多发于50～60岁女性，因此关于这类疾病合并妊娠的研究有限。然而现在越来越多的女性推迟至40多岁生育，故SSc患者的妊娠问题逐渐引起关注。关于SSc是否影响生育能力尚有争议。

由于外周血流增加，SSc患者的雷诺现象通常会在孕期改善；而胃食管反流会因为膈松弛而加剧。疾病的皮肤表现通常不会加重。孕前患有动脉性肺动脉高压的SSc者在孕期发生严重并发症的风险很高：如因妊娠期间尤其是产程中血液流体力学改变而导致的右心衰竭，在某些情况下甚至导致死亡。应建议这些患者避免受孕。

回顾性研究显示妊娠后被诊断为SSc的患者其自发性流产率比健康对照高了2倍多，且早产率也更高。其他报道过的并发症包括胎儿生长发育迟缓和新生儿低体重，考虑到肾危象的潜在风险，风湿科医生、母婴医学专家应共同参与SSc患者的随访。合并动脉性肺动脉高压的患者应告知孕期患病率与死亡率的风险。孕前患有肾疾病者应当使用妊娠期可用的药物控制病情。

（八）血管炎

1.大血管炎：Takayasu动脉炎

Takayasu动脉炎在血管炎中较为特别，多见于年轻女性。其妊娠期并发症通常是由于血管损伤而非疾病活动所致。受累血管少的患者，其妊娠结局通常更好。Takayasu动脉炎患者孕期发生高血压、先兆子痫和胎儿生长发育迟缓的风险很高，而疾病本身在孕期复发的风险较低。尽管妊娠并不影响疾病活动度，但是孕前已存在的主动脉瓣疾病、主动脉瘤和肾动脉瘤等会增加孕妇死亡风险。另一项病例报告显示，Takayasu动脉炎的孕期并发症还包括充血性心力衰竭、肾功能不全及脑出血。新生儿不良事件包括新生儿低体重、早产、胎儿生长发育迟缓（以上合计约见于40%的新生儿），但总体上85%的新生儿预后良好。由于分娩时局部血流波动，因而此时Takayasu动脉炎患者脑出血或脑梗死等并发症的风险最高。我们推荐对患有严重血管疾病的患者监测其中心动脉压，并谨慎使用硬膜外麻醉以避免血压波动。由于疾病活动在孕期罕见，绝大多数患者不需要免疫抑制剂治疗。

2.中等血管炎：结节性多动脉炎

最早的研究表明，结节性多动脉炎（polyarteritis nodosa，PAN）患者在孕期的病死率较高。孕期初发的疾病表现类似先兆子痫，因此临床上往往不能做出及时的诊断。近期的研究显示缓解期受孕通常有更好的妊娠期预后。由于新发的PAN一般在孕晚期或产后出现，因此主要的不良预后为早产、低体重儿而非胎儿丢失。一些病例报道提示婴儿可能会出现一过性皮肤血管炎，治疗药物包括激素和免疫抑制剂。

（九）ANCA相关血管炎

肉芽肿性多血管炎（granulomatosis with polyangiitis，GPA）在孕期的复发率是25%，但患者妊娠期预后一般较好。和PAN一样，孕期活动性或初发GPA的不良结局风险更高。由于绝大多数病例都是在孕晚期被诊断，故大多数患者都可以分娩活婴，但也可发生早产。患者在疾病稳定期受孕，往往预后更好。目前有成功运用IVIG、口服硫唑嘌呤和血浆置换治疗GPA孕妇的病例报道。在少见的情况下，当病情极度严重时，在孕中期或晚期使用环磷酰胺治疗可获得较好的新生儿结局。合并严重的声门下狭窄的患者分娩时需要临时进行气管切开术以保护气道。

研究表明，嗜酸性肉芽肿性多血管炎（eosinophilic granulomatosis with polyangiitis，EGPA；Churg-Straus综合征）孕妇的死亡率低于肺动脉高压。显微镜下多血管炎（microscopic polyangiitis，MPA）合并妊娠的报道较少，仅有一例抗髓过氧化物酶抗体阳性、伴随肺出血和肾疾病的新生儿病例报道。

（十）白塞综合征

妊娠对白塞综合征（Behcet disease，BD）患者疾病活动度的影响尚无定论。最近的一项纳入220例患者的文献综述显示，63%的孕妇疾病活动度改善，而28%的孕妇疾病复发。有两例胎盘中显示坏死性中性粒细胞性血管炎的病例报道。BD患者妊娠期预后总体而言较好，流产率约为20%。有新生儿患有脓疱性皮损的病例报道，血栓风险可能会增加。

三、女性风湿病患者围妊娠期药物使用

（一）女性风湿病患者围妊娠期避免使用的药物

围妊娠期应避免使用可能导致胎儿畸形的药物，风湿免疫科医师需根据风湿病患者的病情和妊娠计划，合理规划用药。女性风湿病患者在备孕期和妊娠期避免使用的药物及停药时间：沙利度胺4～12周；甲氨蝶呤4～12周；吗替麦考酚酯6～12周；雷公藤6个月；环磷酰胺3～6个月；来氟米特2年以上，或者使用螯合剂将血药浓度降至＜0.02mg/L。

（二）女性风湿病患者围妊娠期可选择的药物

1.糖皮质激素（以下简称激素）

激素是治疗风湿病的主要药物之一，其与妊娠不良事件的相关性报道不

一。建议在疾病稳定、无重要脏器累及的前提下，泼尼松≤10mg/d或等效的其他不含氟的激素时考虑妊娠。如果在妊娠期出现疾病活动，经过风湿免疫科专科医师评估，与患者及家属共同决定继续妊娠时，可增加激素剂量，并适当加用妊娠期相对安全的免疫抑制剂。当胎儿因母体存在抗Ro/SSA抗体和/或抗La/SSB抗体而出现Ⅰ度或Ⅱ度心脏传导阻滞时，可考虑使用地塞米松4mg/d，根据疗效在数周内短期使用。在妊娠后期，为促进胎儿肺成熟，亦可选用地塞米松。在终止妊娠时，酌情调整激素剂量。对自然分娩的患者，在原使用激素的基础上，在产程启动时静脉输注氢化可的松25mg，次日恢复原激素口服剂量。对剖宫产手术者，在原使用激素的基础上，在术中静脉输注氢化可的松50～75mg，术后第1天使用氢化可的松20mg，每8h 1次，术后第2天恢复原激素口服剂量。医师可根据具体情况在围手术期选择其他激素调整方案。为控制疾病活动，部分风湿病患者需在分娩后继续使用激素。在使用激素时，可以进行哺乳，但如果泼尼松≥20mg/d，应丢弃服药后4h内所产生的乳汁。此外，使用激素治疗的过程中，建议补充钙和维生素D。

2.羟氯喹

多项研究支持羟氯喹（hydroxychloroquine，HCQ）对风湿病患者妊娠的益处，包括可能降低SLE孕妇的早产率、减少狼疮复发、降低胎儿不良结局的发生风险等。有妊娠计划的患者可使用HCQ治疗SLE、RA、SS等风湿病，建议妊娠期持续用药。抗Ro/SSA抗体和/或抗La/SSB抗体阳性的患者在妊娠期间使用HCQ（0.2～0.4g/d，分2次口服），可能降低胎儿心脏传导阻滞的风险。HCQ随乳汁分泌量少，因此哺乳期可以使用HCQ。眼科并发症是HCQ的主要不良反应，如患者在用药期间诉有视力、视野、色觉等变化，应及时进行眼科评估。长期用药患者宜定期进行眼科检查。

3.钙调磷酸酶抑制剂

风湿病患者主要使用的钙调磷酸酶抑制剂包括环孢素（cyclosprine，CsA）和他克莫司（tacrolimus，TAC），用于治疗SLE、IIM、SS、难治性RA等疾病。妊娠期使用CsA3～5mg/（kg·d）或TAC2～3g/d可能不增加胎儿畸形的风险，但可能增加妊娠期高血压、子痫和妊娠糖尿病的发生率。长期稳定服用CsA或TAC的患者在妊娠期不需要转换成其他药物，并酌情进行母乳喂养。使用CsA和TAC的过程中，需监测血压、肾功能和血钾水平，并注意与合并用药之间的相互作用，必要时监测血药浓度。

4.硫唑嘌呤

硫唑嘌呤（azathioprine，AZA）是风湿病患者围妊娠期相对安全的免疫抑制剂，常用剂量为1.5～2.0mg/（kg·d）。哺乳期尽量避免服用AZA，但其代谢产物6-硫基嘌呤在母乳中的含量低于母亲用药剂量的1%，因此，如病情需要不能停药，则可以酌情继续使用，建议丢弃服药后4h内所产的乳汁。患者在使用AZA后需密切监测血常规，以早期发现可能的骨髓抑制。

5.柳氮磺吡啶

柳氮磺吡啶（sulphasalazine，SSZ）主要用于治疗RA和伴有外周关节炎的脊柱关节炎。SSZ可通过胎盘屏障，但可能不增加流产、低出生体重儿或先天性畸形的风险。最大剂量可用至2g/d。如果用量＞2g/d，新生儿发生中性粒细胞减少症或再生障碍性贫血的概率可能增加。SSZ可抑制二氢叶酸还原酶，使用该药的妊娠患者需补充叶酸（妊娠期常规补充的剂量即可）以降低胎儿唇裂、心血管畸形及尿道畸形等风险。哺乳期患者使用SSZ，对健康的足月新生儿可正常哺乳，但对早产儿、葡萄糖-6-磷酸脱氢酶缺乏症患儿以及高胆红素血症患儿哺乳需谨慎。如服用大剂量SSZ（3g/d）并母乳喂养，婴儿可能出现出血性腹泻。当母乳喂养的婴儿出现顽固性腹泻或出血性腹泻时，患者应暂停哺乳或停用SSZ。

6.秋水仙碱

秋水仙碱是一种抑制有丝分裂的生物碱类药物，具有抗炎、抗纤维化作用，在风湿病中常用于治疗痛风、家族性地中海热、白塞综合征、SS等。秋水仙碱可通过胎盘，并作用于有丝分裂过程，曾被认为可能致畸。然而，多项家族性地中海热患者的队列研究表明，在妊娠期服用秋水仙碱不会显著增加胎儿畸形或流产的发生率。女性风湿病患者在备孕期和整个妊娠期均可使用秋水仙碱。秋水仙碱在乳汁中浓度较低，在哺乳期使用相对安全。为谨慎起见，亦可以在服用秋水仙碱12h后开始母乳喂养。

7.非甾体抗炎药

非甾体抗炎药（non-steroidal anti-inflammatory drugs，NSAIDs）在风湿病中应用广泛，如RA、脊柱关节炎等，通过抑制环氧合酶（COX）的活性而阻断前列腺素的产生，其主要作用为解热、镇痛和抗炎。NSAIDs与不良妊娠的关系尚无定论。有研究表明，育龄期女性使用NSAIDs可能出现短暂性不孕，因而对受孕困难的女性，备孕期间应尽量避免使用。在孕早期，使用NSAIDs可能造成羊水产生过少及自然流产的风险增加，此阶段应尽量避免使用NSAIDs。在孕中期，使用NSAIDs相对安全，首选非选择性COX抑制剂。在此阶段使用NSAIDs仍存在胎儿肾功能损害、羊水过少的风险，通常在用药数日至数周后出现，大部分情况下停用NSAIDs可恢复。因此，如孕中期必须使用NSAIDs，应尽可能选择最小有效剂量和最短使用时间。进入妊娠晚期后，使用NSAIDs可显著升高胎儿动脉导管早闭的风险，应避免使用。当布洛芬使用剂量不超过1600mg/d时其乳汁分泌量低，为哺乳期首选的NSAIDs。哺乳期应用NSAIDs的安全性数据相对有限，少量资料显示大部分NSAIDs很少通过乳汁分泌。

8.肿瘤坏死因子拮抗剂

肿瘤坏死因子（TNF）拮抗剂常用于治疗RA和脊柱关节炎。妊娠期使用TNF拮抗剂不增加不良妊娠事件和新生儿缺陷的发生率，且不增加新生儿发生严重感染的风险，因此TNF拮抗剂对于妊娠期是相对安全的药物。另外，妊娠期停TNF拮抗剂可能增加围产期或产后疾病复发加重的风险，在备孕期和妊娠期可根据病情继续使用TNF拮抗剂。妊娠期首选的TNF拮抗剂为培塞利珠单抗，由于培塞利珠单抗不含Fc段，故其极少通过胎盘转运，该药可以在全妊娠期使用，无须调整剂量。而其他TNF拮抗剂（包括依那西普、注射用重组人Ⅱ型TNF受体-抗体融合蛋白、英夫利西单抗、阿达木单抗、戈利木单抗等）含IgG1Fc段，胎盘转运率较高（特别是在妊娠晚期），因此，含Fc段的TNF拮抗剂需在妊娠晚期停药，以减少药物进入胎儿循环对胎儿造成潜在风险，具体停药时间依据药物半衰期的不同而有所差异。对妊娠期有TNF拮抗剂暴露的新生儿，在出生后的6个月内应避免接种减毒活疫苗，以免继发感染。对哺乳期女性，使用所有类型的TNF拮抗剂均可进行哺乳。

9.阿司匹林

阿司匹林在妊娠期风湿病患者中通常使用的剂量为小剂量（50～100mg/d），单用或与低分子量肝素联用，具体剂量需根据患者的药物耐受性、有无阴道出血及体重等情况进行调整。在风湿病患者中，单用阿司匹林可用于抗磷脂抗体（aPL）阳性且未满足产科或血栓性APS标准的孕妇，全妊娠期均需要使用，亦可用于SLE患者以降低妊娠期高血压的发生风险。对产科APS患者，妊娠期间应使用小剂量阿司匹林和低分子量肝素联合治疗。孕36周或计划分娩前1周停用阿司匹林，避免因继续使用阿司匹林而引起的分娩过程中和产后出血。

10.肝素/低分子量肝素

对原发和继发性APS患者，妊娠期常需使用低分子量肝素/肝素或与小剂量阿司匹林联用，根据病情选择预防剂量（每日1次）或治疗剂量（每日2次）低分子量肝素。确定妊娠后尽早开始给药，部分反复流产的APS患者可在计划受孕当月月经结束后开始给予预防剂量，且全妊娠期使用，分娩前24～48小时停药，分娩后12～24小时继续给药。对产科APS患者，全妊娠期使用小剂量阿司匹林和预防剂量低分子量肝素联合治疗，产后继续使用预防剂量低分子量肝素2～12周。对血栓性APS的孕妇，全妊娠期间以及产后6～12周使用小剂量阿司匹林和治疗剂量低分子量肝素，孕前使用抗凝药物者产后6～12周后恢复原长期抗凝方案。对不满足产科APS标准的仅aPL阳性患者，无须使用预防剂量低分子量肝素。低分子量肝素具体剂量如下：预防剂量如那屈肝素钙注射2850IU（0.3mL）皮下注射每日1次，或达肝素钠注射液5000IU（0.5mL）皮下注射每日1次，或依诺肝素钠注射液4000IU（0.4mL）皮下注射每日1次；治疗剂量如那屈肝素钙注射液0.01mL/kg（95IU/kg）皮下注射每日2次，或达肝素钠注射液100IU/kg皮下注射每日2次，或依诺肝素钠注射液100IU/kg皮下注射每日2次。

11.静脉注射免疫球蛋白

风湿病患者围妊娠期可安全应用静脉注射免疫球蛋白，具有调节淋巴细胞免疫功能、抑B细胞和抗体功能、封闭Fc受体、抑制补体功能、抑制NK细胞活性等作用。此外，免疫球蛋白IgG-F（ab'）$_2$段的微生物抗原特异结合特性可为机体提供被动免疫。IVIG可用于治疗妊娠期病情活动的风湿病患者难治性APS，剂量和疗程目前尚无统一方案，多数使用为0.4g/（kg·d），持续3～5天，间隔3～4周1次。

（三）女性风湿病患者妊娠期和哺乳期安全性尚不明确的药物

1.生物制剂

（1）白介素6拮抗剂　托珠单抗是重组人源化抗人白介素6（IL-6）受体的单克隆抗体，主要用于治疗RA和全身型幼年特发性关节炎。目前托珠单抗在风湿病妊娠患者中应用的安全性数据尚不充分，不建议妊娠期患者使用托珠单抗。对备孕期患者建议停用托珠单抗3个月后再妊娠。对正在使用托珠单抗的意外妊娠者，建议停用托珠单抗。由于托珠单抗相对分子质量较大，预计乳汁中浓度较低，但尚不明确其在哺乳期应用的安全性。

（2）白介素17拮抗剂　司库奇尤单抗是一种全人源化IL-17A拮抗剂，主要用于治疗强直性脊柱炎、银屑病和银屑病关节炎。动物研究未发现司库奇尤单抗对妊娠、胚胎发育、分娩或产后发育有直接或间接的有害影响，但目前缺乏妊娠期和哺乳期妇女使用司库奇尤单抗的相关数据，妊娠期和哺乳期女性应避免使用司库奇尤单抗。司库奇尤单抗的半衰期为27天，有生育能力的女性患者应在治疗期间和治疗后至少20周内采用有效的避孕方法。用药期间如发现妊娠，应停用该药。

（3）利妥昔单抗　利妥昔单抗（rituximab，RTX）是一种抗CD20的人鼠嵌合性单克隆抗体，用于治疗难治性重症SLE、难治性RA、肉芽肿性多血管炎、显微镜下多血管炎等自身免疫疾病。有限的研究数据未显示药物增加新生儿畸形的风险，但在孕中期和孕晚期用药可能导致新生儿B细胞减少和全血细胞减少。建议在计划受孕前6个月停止RTX治疗，仅当RTX对妊娠期风湿病患者的潜在益处大于风险时才考虑使用该药物，尤其在孕中期和孕晚期尽量避免使用。关于使用RTX治疗期间是否哺乳的问题存在争议，尚无文献报道母乳中是否可检测出RTX，部分专家不建议用药期间母乳喂养。但RTX是一种大分子药物，随乳汁分泌的可能性较小，亦有专家建议可酌情考虑母乳喂养。

（4）贝利尤单抗　贝利尤单抗是一种针对可溶性人B淋巴细胞刺激因子的特异性人源化单克隆抗体，主要用于治疗SLE。由于贝利尤单抗在围妊娠期使用的安全性尚无定论，育龄期女性在治疗期间和治疗结束后至少4个月内应采取有效避孕措施。目前缺乏该药物通过乳汁分泌的研究数据，使用贝利尤单抗的患者建议暂停哺乳。

（5）阿巴西普　阿巴西普是由CTLA-4胞外区与人源化IgG1Fc段组成的可溶性融合蛋白，是一种选择性T细胞共刺激信号调节剂。阿巴西普通过与抗原提呈细胞表面的CD80/CD86结合，阻止其与T细胞表面的CD28相互作用，抑制自身抗原诱导的T细胞活化，削弱下游炎症反应而发挥治疗作用，主要用于治疗RA。虽然前期动物实验未显示该药生殖毒性的证据，但由于缺乏妊娠期和哺乳期的安全性用药数据，不建议在妊娠期和哺乳期使用该药。育龄期女性自开始使用阿巴西普至最后1次给药结束后14周内，应当采取有效的避孕措施。接受阿巴西普治疗期间应停止哺乳，如需哺乳，应与末次给药时间至少间隔14周。

2.小分子靶向药物

以Janus激酶（Januskinase，JAK）抑制剂（托法替布、巴瑞替尼）为代表的小分子靶向药物已获批治疗RA。该类药物通过抑制JAK磷酸化，阻断JAK-STAT信号通路，直接或间接抑制IL-6、IL-21、TNF-α等炎性细胞因子的产生和免疫细胞的活化。由于JAK-STAT信号通路在细胞黏附和细胞极化过程中发挥重要生理作用，该类药物可能影响胚胎早期的发育过程。且此类药物为小分子化合物，故推测药物可能通过胎盘转运和乳汁分泌。在RA、银屑病关节炎、溃疡性结肠炎等疾病的大规模临床药物观察中，少部分患者发生药物妊娠期暴露，随访妊娠结局显示，妊娠不良事件和新生儿缺陷发生率较低。但现有数据不足以确立药物相关的重大出生缺陷、流产或其他母体及胎儿不良结局风险，因此不建议在妊娠期使用该类药物。育龄期女性在接受JAK抑制剂治疗时和结束治疗后至少4周内应采用有效避孕手段。因无法排除其对新生儿和婴儿可能造成的风险，如严重感染，不应在哺乳期使用该类药物。

四、男性风湿病患者生育准备期的药物使用

男性风湿病患者在生育准备期可以继续使用的药物包括AZA、秋水仙碱、HCQ和各种TNF拮抗剂。SSZ可能导致男性可逆性精子缺乏，如发生受孕困难需在备孕前3个月停用。甲氨蝶呤、来氟米特、吗替麦考酚酯等药物的安全性尚不明确。不能使用的药物包括环磷酰胺和沙利度胺，环磷酰胺在备孕前至少停药12周，沙利度胺在备孕前至少停药4周。除TNF拮抗剂外的多种生物靶向药物在男性生殖方面安全数据有限，目前尚不推荐应用。

五、管理措施

（一）孕前评估

风湿病患者孕期管理的一般原则包括对孕产妇及产科并发症的妊娠前系统评估、贯穿孕期始终的风险与预后的医患沟通、风湿科与产科对孕妇的协作管理。计划受孕的风湿病患者，其疾病评估应遵循相同的方案，而不必考虑特定的疾病诊断。风险判断应包括识别可能影响患者安全生产的疾病相关的严重器官损伤、评估当前和近期的疾病活动度、评价药物安全性，以及与母体、胎儿与新生儿不良结局相关的自身抗体的血清学检测。

严重的疾病损害，如严重心肌病、心脏瓣膜病、肺动脉高压（pulmonary arterial hypertension，PAH）、间质性肺病、神经系统表现和肾功能不全可能会影响妊娠，其中PAH与妊娠相关死亡风险高度相关联。慢性肾病（chronic kidney disease，CKD）孕妇发生不可逆肾病最重要的预测指标为GFR＜40mL/（min·1.73m^2），以及24小时尿蛋白＞1g。严重慢性疾病潜在

的并发症会使孕妇妊娠风险增加。若患者仍渴望妊娠，可考虑体外受精技术（invitro fertilization，IVF）。

几乎所有风湿病合并妊娠的研究表明，疾病活动会增加妊娠不良事件的发生，故这类患者应尽可能推迟妊娠，使用适当的避孕措施，并积极治疗，直至疾病稳定持续约6个月时再重新评估。即使是RA患者，孕期的疾病活动度也与低体重儿出生和早产风险增加相关。

若患者的疾病处于稳定期且无严重损害的迹象，此时可评估患者当前的治疗方案。若当前药物为孕妇禁用，一种方案是逐渐减量至停药，直到药物完全代谢并观测疾病在此阶段内是否稳定，另一种方案是改用妊娠期可用的药物，并观察使用新方案后病情是否稳定。

自身抗体的评估有助于确定孕期监测的类型和频次、是否可能需要额外的治疗，并提示医师和患者有关风险。所有SLE患者和有不良生育史或血栓病史的患者均应评估是否存在aPL阳性。SLE、RA、UCTD和SS患者均应检测是否存在抗Ro/SS-A和La/SS-B抗体。

孕前访视期间应从受孕到哺乳作全面评估。患者教育应考虑到各患者个体的临床情况，并基于其损伤程度、疾病活动度、肾功能、aPL、抗Ro/SS-A和La/SS-B抗体以及用药情况，告知其受孕风险。患者及其伴侣均需了解母体的健康风险、预期的妊娠结局以及后代的潜在风险（最常见的是早产或足月低体重儿）。妊娠期应行必要的随访和监测，且确保出现并发症时可对新生儿进行支持治疗。风湿病患者后代的长期预后近来开始受到关注。目前观点认为同时患有SLE和APS者的后代发育障碍的风险略有增加，故需密切检测。

（二）避孕措施

目前的避孕措施包括屏障避孕法、激素避孕法、宫内节育器（intrauterine device，IUD）避孕法及皮下植入剂。一般而言，长效且可逆的避孕措施如IUD或皮下植入物避孕效果最好，其次是激素避孕药，而屏障避孕法或自然避孕法效果最差。

IUD通常含有孕酮（左炔诺孕酮）或铜。大多数患者使用它们的感染风险较低，但针对接受免疫抑制剂治疗的患者的这类研究较少。令人欣慰的是，研究表明，患艾滋病的女性使用这类避孕措施时其感染风险不会增加。

激素避孕手段包括雌孕激素联用或单用孕酮。联合激素避孕手段包括药片、皮肤贴片和阴道环，其严重副作用包括静脉血栓风险增加 3～5 倍，卒中风险增加 2 倍。常用的药物如华法林和麦考酚酯可能会与这些药物互相作用。过去，人们担心雌激素可能导致病情活动，故较少对 SLE 患者使用联合口服激素避孕药。而一项前瞻性对照研究表明轻度活动或病情稳定的患者口服联合激素避孕药后不会增加病情活动的风险。含有孕酮屈螺酮的口服避孕药可能提高钾离子水平，故对于有肾炎或正在使用 ACEI 的患者应谨慎使用。阴道环相比口服药物释放相当或更低剂量的雌激素，而皮肤贴片释放的雌激素水平比药物高 60%，因此会提升血栓风险。不建议对 aPL 阳性的患者使用含雌激素的避孕药。

仅含有孕激素的避孕措施包括口服或肌内注射药物、IUD 以及皮下孕激素植入剂。长效醋酸甲羟孕酮（depot medroxyprogesterone acetate，DMPA）可能会通过抑制排卵而降低骨密度，故最好避免用于接受糖皮质激素治疗的患者。单纯孕激素避孕措施是抗磷脂抗体阳性患者的最佳选择，其血栓风险低，且能减少月经量，有益于接受抗凝治疗的患者。紧急避孕可用于所有风湿病患者，其措施包括含铜宫内节育器、处方类孕激素受体调节剂及非处方左炔诺孕酮。左炔诺孕酮对有易栓症和心血管疾病的患者方便有效且无禁忌。

（三）辅助生殖技术

常用的辅助生殖技术包括伴或不伴随体外受精的排卵诱导以及胚胎移植。体外受精的过程常需要更强的卵巢刺激、手术提取卵母细胞、体外受精与再植入。卵巢过度刺激综合征（ovarian hyperstimulation syndrome，OHSS）尽管罕见，但却是重要的并发症。它可导致毛细血管渗漏引起胸腔积液与腹水。严重的 OHSS 会增加血栓形成与肾受损的风险，这一点是风湿病患者尤其要注意的。风湿病患者重要的风险与雌激素水平升高相关，包括狼疮病情活动和血栓形成。尽管大多数病例报道中患者大多已预防性使用阿司匹林或 LMWH，伴随排卵诱导／体外受精导致的病情活动的 SLE 患者通常预后良好。接受排卵诱导/体外受精的aPL阳性或APS患者血栓形成的风险似乎较小。目前的临床数据不认为aPL是引起体外受精失败或不孕症的原因，故抗凝治疗可能无法改善体外受精的结局。风湿病患者的体外受精前评估应同产前评估一样。排卵诱导/体外受精应对经（可用于孕期的）药物控制后病情稳定不活动的患者施行。预防性抗凝措施应用于有高风险aPL谱的患者，对于确诊APS的患者则必须使用。

第三节　风湿病与四季

风湿免疫性疾病是内科学和免疫学相关范畴内的一系列疾病，是由于机体对自身抗原失去免疫耐受，导致对自身组织产生免疫反应的疾病。风湿免疫性疾病的发病机制包括遗传、环境和激素等多种因素的综合作用，各种环境因素都可能与风湿免疫性疾病有关，其中维生素D、褪黑素、紫外线（ultraviolet，UV）辐射和感染因素都表现出季节性变化的特点。如维生素D在不同国家的研究中都被证明存在冬季和春季较低的现象，大量研究也已证实季节差异在各种风湿病的发病和疾病活动度中具有潜在影响。探索风湿免疫性疾病的季节性变化模式可能会为研究疾病发病机制提供线索，并且为制订诊断和治疗、预防、保健的新方法奠定基础。风湿病的病种繁多，由于环境因素、气候变化，以及寒冷的刺激，可能会加重患者关节肌肉的病变，从而导致病情的加重。越来越多的证据表明，多数风湿性疾病的病情变化是存在季节规律的。

一、风湿性疾病的季节规律举隅

（一）系统性红斑狼疮

美国约翰斯霍普金斯大学的一项探究系统性红斑狼疮（Systemic lupus erythematosus，SLE）症状与季节之间关系的大型前瞻性队列研究，结果观察到在4月至9月期间光敏性皮疹的发生率显著增加，在5月至10月间关节炎症状的发生率会明显升高，而夏季出现雷诺现象的患者会明显减少。另外，该研究还发现，患者的抗DNA抗体水平在10月至11月间会显著升高，其余症状（如浆膜炎等）则没有显示出任何季节变化特征，而在8月至10月期间更容易频繁地出现SLE发作，但在我国香港地区进行的另一项专门针对SLE非皮肤症状的研究结果显示，12月和1月间的SLE发作频率更高（2.31次/100人月，多于其他月份的1.58次），且在同一时间段内，SLE肾炎的病例数明显增加（1.14次/100人月，其他月份的数据为0.6次/100人月），研究发现SLE患者各个系统疾病活动具有显著的季节性，这表明与季节有关的环境因素可能影响SLE病情活动。其中在4月~9月间SLE患者皮疹的活动性明显强于其他月份，可能因为较强的紫外线损伤所致。红斑狼疮其中一个重要临床表现即光过敏现象，紫外线照射后会诱发或加重皮疹，另外，紫外线可以导致DNA变性，自身抗体产生，诱导炎症因子产生，也是诱发红斑狼疮的一个重要因素。在冬季（12月至次年2月），因狼疮活动而住院的狼疮患者数最多。在8月至次年1月份期间，狼疮患者dsDNA抗体增加，C3、C4也均下降，提示狼疮病情活动。建议狼疮患者避免室外长时间的日光照射，尤其是在夏季，在减少日晒的过程中是否需要口服维生素D应该咨询临床医师的专业意见。在冬季，狼疮患者要注意保暖，预防感染，如有肾脏病史的患者务必密切随访，监测肾功能指标。现有的研究表明，SLE患者的临床表现呈现出季节性变化的特点，而依据已有研究结果，这种变化与以下几个因素有关。

1. SLE患者的维生素D水平变化

人体内的维生素D中，10%来自饮食摄入及其在胃肠道的吸收，90%取决于皮肤通过太阳紫外线辐射的转化。有学者对SLE血清标志物的研究显示，女性SLE患者的维生素D水平显著低于健康女性人群（SLE组为21.2ng/mL，健康组为24.3ng/mL，其中45%的患者血清维生素D水平低于正常值）。依据现有研究对该结果进行解释，比较可靠的原因是，因为SLE患者担心诱发皮肤症状会尽量避免阳光暴晒，较少接触光照则会减少机体对维生素D的吸收。有研究显示，SLE患者的维生素D水平较低，且其血清维生素D水平与疾病活动之间呈负相关，疾病活动的患者平均血清维生素D水平（17.8ng/mL）低于非活动患者（24.3ng/mL）。

2. SLE患者的褪黑素水平变化

人体褪黑素的合成存在季节变化，冬季褪黑素水平高于夏季。一项只针对女性SLE患者的研究显示，患者的褪黑素水平降低，且与其疾病活动呈负相关。一项体外研究评估了褪黑素对SLE患者外周血中免疫细胞的影响，结果发现褪黑素可能在T细胞抗炎过程中发挥着关键作用。在体外环境中，褪黑素增加了SLE患者表达FOXP3（叉头框蛋白P3，Treg细胞的一种重要调节因子）的Treg（调节性T细胞）细胞的数量，并显著抑制了患者细胞中人B淋巴细胞刺激因子的过度表达。

3. UV对SLE的影响

SLE与光照间的关系也有较多研究进行了探讨。光线中的UV分为长波UV（UV-A）、中波UV（UV-B）和短波UV（UV-C）。UV-C通常被臭氧层吸收，即大部分到达地球的辐射主要是UV-A和UV-B。UV-A可抑制细胞因子释放和诱导适应性免疫细胞凋亡，使用UV-A的光线疗法已被用于治疗多种皮肤疾病，其中就包括皮肤型红斑狼疮。此外，UV-B可以通过诱导Treg细胞和促进维生素D的产生，从而发挥免疫抑制作用。尽管UV有助于治疗皮肤型红斑狼疮，但UV辐射也可导致角质形成细胞凋亡，从而出现角质形成细胞积聚，而凋亡细胞的积累则是导致SLE光敏性的一个主要原因。既往研究已证实，大多数SLE患者在暴露于光辐射后会表现出光敏性的临床和组织学特性，93%的受试者在UV照射后出现了符合SLE的各种皮损表现，皮损的病理活检提示浅表血管周围淋巴细胞浸润、基底细胞层空泡变性和基底角质形成细胞坏死、角质形成细胞角化不良和浅表真皮水肿及血管扩张等。另一项研究还发现，与健康对照组相比，严重晒伤的人更容易罹患SLE，在多变量分析中，Ⅰ、Ⅱ型日光反应性皮肤患者的OR值为2.3，Ⅲ、Ⅳ型患者的OR值为1.0。这些研究结果均支持UV辐射导致皮肤型红斑狼疮病情恶化的观点。UV辐射在夏季更高，而这也与前面提到的SLE皮肤症状的季节变化特点相一致。

4.感染与SLE的关系

目前有观点认为，罹患SLE与微生物感染有关。其中，EB病毒感染被认为与SLE之间有密切关系。另一方面，EB病毒感染在冬季更为普遍，与SLE疾病高发时间一致。但目前还没有专门针对EB病毒季节性感染及其与SLE发作、疾病症状之间的关联性研究，也提示可以在这方面进行更深入的分析。

鉴于前述的SLE季节变化特点及相关因素，SLE患者避免室外长时间的日光照射，尤其是在夏季，在减少日晒的过程中是否需要口服维生素D应该咨询临床医师的专业意见。而在冬季，应对有肾脏病史或相关高危因素的患者进行密切随访，监测肾功能指标。临床医师在制订或调整治疗方案时也要将这种季节变化特点考虑在内，尤其是使用免疫抑制剂和激素治疗的患者。

（二）类风湿关节炎

类风湿关节炎（Rheumatoid arthritis，RA）是一种慢性疾病，临床以对称性侵袭性多关节炎为主要表现，最终导致关节破坏以及其他关节外症状的风湿免疫性疾病，滑膜炎和血管翳形成是其特征性表现。全球RA的平均患病率估计为（500～1000）/10万，遗传因素与环境因素之间的相互作用在RA的发病机制中也发挥着重要作用。

中医学传统认为"风寒湿杂至，合而为痹"。类风湿关节炎和季节的关系密切，与温度、湿度等条件息息相关，每年的11月份到次年2月份之间都是此病复发的高峰期。中医认为，类风湿关节炎等关节痛综合征类别的疾病与风邪有关。建议类风湿患者应注意气候与环境的变化，防寒保暖，适当进行体育锻炼，提高自身免疫力。在寒冷季节来临前及时寻找风湿科大夫就诊、专业而合理地调护，可以很大程度上避免类风湿关节炎病情在冬春季复发、加重带来的痛苦。

RA高发的季节是冬天和春天。早在1973年，一项针对100例RA患者的研究就观察了RA的季节变化规律，结果显示，与其他季节相比，冬季RA的发病率有所增加，43%的患者在12月至次年2月期间发病。一项对1665例RA患者进行的调查研究显示，春季容易出现疾病活动高峰，而秋季则疾病活动度明显降低，RA患者春季的DAS-28（基于28个关节的RA疾病活动度评分）平均值为3.80，高于秋季时的3.68，其他相关的评分及实验室指标也呈现类似的规律。

RA发现季节变化可以从以下几个角度来解释。

1. UV暴露与RA的相关性

一项在对疾病季节差异的潜在原因进行探索的研究随访了60例血清学阳性RA患者，结果发现患者的疾病复发主要发生在夏季（最高峰期在7月），且与当年太阳活动以及全球太阳辐射增加有关。但也有一些研究却提供了与太阳辐射导致RA疾病恶化这一说法相反的发现。哈佛大学公卫学院进行的一项大型研究证明，UV-B暴露与RA风险降低相关。类似的一项样本量较小的研究（26例RA患者）提示，UV-A可以改善RA的症状，包括晨僵、关节肿胀和握力，而这些结果可能与热激蛋白（heat shock proteins，HSP）的释放显著相关。高太阳辐射会增加HSP的释放，其中HSP家族中HSP60和HSP65可以通过T细胞介导在RA中提供保护性免疫反应，其中HSP65是通过Treg介导的抗炎细胞因子TGF-β、IL-4和IL-10的上调以抑制炎症。细胞外HSP70通过抑制NF-κB的核转位来下调炎症过程和促炎细胞因子MCP-1（单核细胞趋化蛋白1）、IL-6和IL-8的转录。HSP70被发现除了有抗炎作用之外，还可上调TNF-α和抑制Akt信号通路来促进炎症和细胞凋亡。HSP96则在关节中表达增加，诱导TLR2（Toll样受体2）转录，促进巨噬细胞活化和炎症过程的启动，诱发自身免疫反应导致关节炎和关节的进展性破坏。

2. 维生素D水平与RA的关系

维生素D水平的波动在RA疾病活动中也发挥着重要作用。我国一项大型荟萃分析总结了维生素D水平与RA疾病活动间的关系，发现RA患者的维生素D水平明显低于健康对照组。RA患者的维生素D水平较健康人群平均低16.52nmol/L，且维生素D水平与DAS-28之间呈负相关，DAS-28评分与25(OH)D之间的r值为−0.13。此外，在欧洲北部与南部地区的比较研究中发现，疾病活动度较高的RA患者通常维生素D水平较低，意大利RA患者冬季的平均25(OH)D水平为58.9ng/mL，DAS-28评分为3.73分，夏季的相关数据则分别为65.2ng/mL和3.48分。另有研究也报道了，血清维生素D水平较低的RA患者疾病严重程度显著较高，高疾病活动度患者的平均25(OH)D水平为18.25nmol/L，显著低于中、低活动度的患者（35.13nmol/L、38.05nmol/L）。维生素D水平在冬末春初达到最低点，这或许可以解释早春RA疾病恶化的原因，因为这个季节的维生素D水平处于最低水平。

3.感染与RA的关系

感染性病原体，尤其是奇异变形杆菌、大肠埃希菌及EB病毒的感染被认为会诱发RA。英国的研究证明，与健康对照组相比，RA患者血液和尿液中的奇异变形杆菌水平显著升高。大肠埃希菌中基因表达的HSP70（DnaK蛋白）易与其天然配体DnaJ中的QKRAA序列结合，从而引发HSP70的强烈T细胞反应。同样的结果也在奇异变形杆菌的研究中得到验证。而QKRAA序列同时是HLA-DRB1*0401基因表达氨基酸中的序列，人类Ⅱ型胶原蛋白上的主要表位亦与HSP70同源。这可能是细菌HSP在HLADRB1*0401表型RA患者疾病发作中作用的线索。不过不同病原体的多发季节并不一致，目前仍需要开展更多研究来证明这些传染源与RA之间的进一步关系。

RA在冬春季节更为活跃的结论较为明确，临床医师可针对这一季节规律向患者更好地宣教，调整用药时也要充分考虑该点。阳光照射对疾病活动度及临床症状的影响未得出统一的结论，依据现有结果仍建议患者避免长时间的室外日晒。另外，患者是否需要补充维生素D，需要医师结合实验室检查指标和患者的个体情况综合决定。当然，避免感染尤其是肠道感染也是必要的。

（三）干燥综合征

干燥综合征（Sjogren's syndrome，SS）是一种以淋巴细胞浸润外分泌腺体为主要特征的全身性自身免疫性疾病，常由于淋巴细胞浸润而导致腺体功能紊乱。全球SS的总体年发病率为（4.98～8.86）/10万，总体患病率为60.82/10万。SS由免疫异常介导，同样也受遗传和环境因素的综合影响。因此，其症状的季节性变化可以用触发因素的季节性变化来解释。

在欧洲数个国家进行的一项联合研究显示，针对包括SS在内的干眼症患者，49%的患者提出季节变化对其眼部症状有很大影响，在冬季和夏季更为显著，而在秋季和春季不太明显。此外，71%的患者提出大风天气与眼睛干燥症状呈正相关。然而，不同国家之间的SS季节效应有很大差异，这可能与各地的季节湿度有关。

SS口干症状也被发现与季节性变化有关。芬兰的一项对照研究分析了27例自诉有口干症状，但口腔黏膜检查正常的患者，其中15例诊断为SS。研究表明，在唾液量非常低的患者中，一些与口干有关的症状具有季节性特征，如SS患者在冬季白天需要更频繁地喝水；而吞咽困难、说话困难以及口腔疼痛症状在夏季更为频繁。但这些结果还需要更多关于SS症状季节性变化的研究支持，因为在不同国家或不同气候条件下，调查可能得出互相矛盾的结果。SS疾病出现季节变化可以从以下几个角度来解释。

1.维生素D水平与SS的关系

目前关于维生素D水平与SS之间关系的研究数据相对有限，且相互矛盾。一项对35例女性SS患者的研究发现，血清无活性维生素D水平与SS疾病活动度之间没有关联。而另一项研究揭示了，维生素D水平较低的SS患者发生周围神经病变和淋巴瘤的风险较高。伴有周围神经病变的患者均为女性，这些患者的平均维生素D水平为18.6ng/mL，低于无此合并症的患者（22.65ng/mL）。合并淋巴瘤的SS患者平均维生素D水平为13.2ng/mL，该人群中存在维生素D水平低下的比例为75%，无淋巴瘤的患者这2项数据分别为22ng/mL和22%，但其他SS临床表现与血清维生素D水平无关。另有相关研究也揭示，SS患者的维生素D平均水平为20.5ng/mL，低于健康对照组（28.4ng/mL），同时与炎症标志物（如红细胞沉降率、C反应蛋白）之间没有相关性，表明维生素D可能在SS发病机制中发挥作用。

2.感染与SS的关系

关于感染作为SS触发因素的研究同样较少。一些感染源，如乙型肝炎（乙肝）病毒、丙型肝炎（丙肝）病毒、细小病毒B19、肺结核、疟疾和人类免疫缺陷病毒，可以模拟SS的症状；而一些病毒被认为在SS的发病机制中有潜在作用，包括EB病毒、乙肝病毒、丙肝病毒和巨细胞病毒等。EB病毒和巨细胞病毒在冬季均表现出感染率更高的趋势。相反，乙肝病毒和丙肝病毒的季节性感染模式在春季和夏季达到峰值。而一项回顾性研究中，SS患者的EB病毒抗体滴度高于对照组，且与抗Ro/SSA/SSA52、抗La/SSB抗体滴度呈正相关。同时，另一项在巴西进行的研究发现，SS患者中的EB病毒抗体滴度比对照组更高。可见，SS与感染源之间的关系是一个很有价值的研究方向。

SS的季节性变化规律有很多互相矛盾的地方，目前只能依据患者眼干、口干等具体症状给出针对性建议，如在冬季天气干燥时多使用滴眼液及多饮水、养成润肤习惯，口眼干燥时加强对症治疗，如加强饮水或应用人工泪液等，注意保持口腔清洁。不过鉴于维生素D与SS可能存在的关系，临床医师需定期监测相关指标并注意周围神经病变和淋巴瘤的可能，另外可以在定期随访时对EB病毒和肝炎病毒等进行监测。

（四）系统性硬化病

系统性硬化病（Systemic Sclerosis，SSc）是一种以皮肤变硬和增厚为主要特征，并可累及心、肺、肾和消化道等多个器官的全身性自身免疫性疾病。当前全球该病的总体年发病率为（8～56）/100万。现有研究表明，SSc与维生素D水平、褪黑素、各种感染相关，这可以解释其严重程度、活动性和症状出现的季节性变化。SSc症状可能因一年中的不同时期而有所不同，包括复发和严重程度。美国一项针对18例SSc患者的前瞻性研究表明，与夏季相比，冬季雷诺现象的发作更严重且更频繁，每次发作持续时间更长。冬季患者平均每天发作2.9次雷诺现象，总持续时间为70min，这2项数据在夏季分别下降48%和50%。另一项对来自美国和法国的SSc患者的研究也发现，寒冷可能是SSc的诱因，这让研究者更倾向于认为SSc症状在冬季更常见或更严重。同时，雷诺现象不是唯一与季节性相关的SSc症状。美国另一项针对19例SSc患者的研究报道了其肺功能的季节性变化，发现在3月中旬到10月中旬之间，患者肺部的一氧化碳扩散能力、膜扩散能力和毛细血管血容量显著更高。因此，在寒冷季节SSc患者的肺部症状可能会恶化。不过目前关于SSc症状季节性的研究仍然较少，由于遗传背景和气候的多样性，全球不同地区的SSc季节效应可能并不一致。SSc疾病出现季节变化可以从以下几个角度来解释。

1.维生素D水平与SSc的关系

SSc患者的维生素D水平可能较低。在一项比较法国北部和意大利南部的2个独立SSc患者队列研究中，2个人群中维生素D缺乏者的比例都很高；同时维生素D水平越低，疾病活动评分、急性期血清标志物水平和肺动脉收缩压都越高。意大利的一项单独研究也调查了SSc患者维生素D水平的季节性变化，在1年中，与健康对照组相比，SSc患者每个季节的平均血清维生素D水平均更低，在冬季最低，平均值为19.3ng/mL，低于对照组的32.1ng/mL。德国纽伦堡大学2014年的一项动物模型研究，强化了维生素D水平可能在SSc病因中发挥重要作用的观点。该实验研究发现，无论是来自SSc患者，还是SSc模型小鼠，成纤维细胞中维生素D受体（vitaminDreceptor，VDR）表达均降低，且在小鼠中敲除了VDR基因之后，成纤维细胞对TGF-β的反应性提高，导致了纤维化的进展。另一方面，当VDR被帕立钙化醇（一种VDR选择性激动剂）激活时，TGF-β对成纤维细胞的刺激作用也会减弱，从而抑制胶原释放和肌成纤维细胞分化。因此，随着VDR表达降低致维生素D水平低下，进而由成纤维细胞激活诱导的过度活跃的TGF-β信号级联，可能是SSc发病的重要机制。在另一项动物实验中，VDR激动剂的使用也被证明对SSc有积极影响。在动物模型中，钙泊三醇（一种维生素D类似物）可以在不改变其他细胞因子水平的情况下，增加胸腺基质淋巴细胞生成素反应和基因表达。接受钙泊三醇治疗的小鼠，其皮肤纤维化的表现显著减少。结合针对维生素D水平季节性变化的研究，SSc在冬季的发病率可能更高，但SSc呈现的季节性变化仍需要进一步研究验证。

2.褪黑素与SSc的关系

褪黑素可能也与SSc疾病活动性有关。在一项比较SSc患者与健康对照的研究中发现，SSc患者的平均褪黑素水平为11.4pg/mL，低于健康对照组（37.3pg/mL）。但SSc患者褪黑素分泌的昼夜节律正常，在整个夜间均表现出较高的褪黑素分泌水平，而冬季较长的黑夜时间会增加褪黑素的分泌。依据前面提到的数据，该研究推测褪黑素水平可能与SSc活动度呈负相关，因此进一步推测SSc的活动可能在夏季增加，而在冬季减少。这与前述维生素D的猜想相反，因此还需要进一步研究证明SSc活动度与褪黑素水平及季节变化之间的关联。

3.感染与SSc的关系

而对于感染可能导致SSc发展的机制，目前尚无定论。逆转录病毒是可能引发SSc的病原体之一。早年，美国俄克拉何马的一项研究在分析SSc患者血清时，发现了抗逆转录病毒蛋白的抗体。巨细胞病毒也被认为可能参与了SSc的疾病进程。瑞士的另一项研究发现，在SSc患者中，Scl-70自身抗体阳性患者的抗人巨细胞病毒抗体IgA的水平为80单位，高于Scl-70阴性患者（46单位）。这些都为进一步探讨感染在SSc发病机制中的作用提供了线索。

SSc雷诺现象等症状在冬季更频繁地出现使患者需要在冬季更注意疾病发作的风险，而临床医师更应关注患者肺功能的变化，提醒患者注意预后感染。维生素D及褪黑素与疾病发作季节性变化的关联研究中所得到的相互矛盾的结果，则让临床医师可能更需要依据患者的个体情况作出判断。建议系统硬化症患者秋冬季节注意防寒保暖，避免冷水刺激，避免情绪刺激，如有病情加重及时就医。

（五）痛风

痛风是由单钠尿酸盐沉积所致的代谢性和炎症性关节病，与嘌呤代谢紊乱和（或）尿酸排泄减少所致的高尿酸血症相关。高尿酸血症是痛风发病的基础，但只有约5%的高尿酸血症患者会最终发展为痛风。目前关于遗传和环境风险因素对痛风的相对影响仍有争议。

痛风发病是否存在季节性变化的研究由来已久。早在1920年，美国就报道了一项对芝加哥急性痛风性关节炎患者的6年观察性研究，结果发现，40%的患者在春季有急性痛风发作。而近些年许多不同国家所做的多项研究则显示，痛风的季节变化因地理区域而异。导致这种季节性差异的原因尚不清楚，但温度、湿度和大气压的骤然变化可能诱发痛风急性发作。已有研究在小鼠中证明低温可促进单钠尿酸盐结晶，加剧NLRP3炎性体活化，产生更多的IL-1β等促炎因子，导致痛风发作风险上升。

针对高尿酸血症的研究结论也不完全相同。近年的一项研究中，得出了7月和8月血清尿酸较高的结论，这也契合一些年代较早的研究结论。最新的基于网络搜索引擎搜索量的研究发现，多个国家中夏季对痛风的搜索量都明显高于全年其他时候，从一个新颖的视角提供了相关证据。与其他风湿病不同，痛风及高尿酸血症已被充分证明与饮食存在相关性。夏季更高的饮酒量可能是导致痛风急性发作的重要原因之一。但痛风的季节性变化是否与群体的饮食习惯相关，目前尚无系统性的研究证明。关于影响痛风季节性变化的因素，目前的研究成果主要集中在以下方面。

1.维生素D与痛风的关系

在日本熊本大学进行的一项荟萃分析中发现，与维生素D充足的个体相比，维生素D缺乏［25(OH)D＜20ng/mL］及维生素D不足［25(OH)D 20～30ng/mL］个体的血清尿酸升高。维生素D的轻度降尿酸作用是通过抑制甲状旁腺激素介导的，甲状旁腺激素可下调肾脏中的ATP结合转运蛋白G超家族成员2（一种尿酸转运蛋白），导致尿酸的肾清除率降低。此外，原发性甲状旁腺功能亢进患者的血尿酸水平升高，而接受甲状旁腺切除术的患者术后血尿酸水平降低，表明甲状旁腺激素对血尿酸有显著影响。然而，目前还没有证据表明补充维生素D是否能减少尿酸排泄。尽管维生素D与尿酸之间存在因果关系，但目前仍缺乏维生素D与痛风发作之间存在确切关联的证据。

2.皮质醇与痛风的关系

痛风发病具有昼夜节律。有研究发现，急性痛风性关节炎在夜间和清晨发生的频率高于白天，这是由所谓的皮质醇水平日变化假说来解释的，即皮质醇水平在午夜至凌晨4点之间降至最低水平。此外，血清皮质醇水平在春季较低，同时夏季显著低于冬季和秋季。其水平的季节性变化也可能在急性痛风发作的季节性变化中发挥潜在作用。同时，皮质醇也是治疗急性痛风性关节炎发作的常用药物，其强大的抗炎作用是其起效的基础。

3.空气污染物与痛风的关系

有研究发现，冬季空气中较高的NO_2、CO及PM10（粒径在10μm以下的可吸入颗粒物）可能会诱发急性痛风的发作，PM10会附着重金属或多环芳烃颗粒损伤肾功能，进而导致尿酸上升增加痛风的风险。不过这是一个长期的过程。吸入的PM可在被吸收入血流后刺激促炎反应，进而介导其对炎症性疾病的影响。虽然其机制尚未明确，但有证据表明PM可促进氧化应激或先天免疫细胞激活产生促炎细胞因子。PM激活细胞NLRP3炎性体被认为是较可能发病机制之一，这也为未来痛风季节性变化的研究提供了一个新的方向。

痛风的季节性变化规律尚无定论，但临床医师在常规向患者交代饮食方面的注意事项之外，依据前述的研究成果，在气温急剧变化的时节多加注意是必要的。在医师对患者进行随访时，除了监测尿酸之外，对皮质醇和维生素D进行监测也是有价值的。在空气污染严重的地区，则建议患者及高危人群减少外出活动时间或者佩戴口罩，特别是在冬季。

二、风湿性疾病的季节养生法

（一）春季

"春三月，此谓发陈"，春天是万物生长的季节，气温逐渐上升的同时，也会伴随"倒春寒"，患者应注意保暖，不要轻易减少身上的衣物；病情稳定时，应在医生的指导下适当进行户外活动，如散步、踏青、郊游等，既可以锻炼身体，活动全身的气血以缓解病情，又可愉悦心情，改善患者的身心健康。春季对应的五脏为肝，肝喜调达而恶抑郁，注意养肝柔肝，保持心情愉悦；许多风湿类疾病的症状表现都与肝相关，如目干、皮肤干燥等；长期服用多种药物的慢性病患者也可能有较多的与肝相关的临床症状。服药不当造成的肝脏损害也可属于此范畴。养肝护肝的方法很多，主要有以下两个方面。

1.保持心情愉悦

关于中医情志与五脏的关系为"怒伤肝"，因此保持心情愉悦非常重要。

除了适当的户外运动，合理的情绪宣泄也是重要的一环。若遇到郁闷、使人烦躁的事情，可以找亲友倾诉，寻求帮助，也可做其他的事情转移注意力，绘画、听音乐、睡觉等都是消化情绪的好方式。一味放任自己的情绪，只能让自己越来越愤怒不安，从而影响身心。

2.饮食上养肝补脾

中医认为，春季饮食应"少酸增甘，以养脾气"，重在养肝补脾。比如大枣、山药、蜂蜜这类味道甘甜的食物。中医还有"肝主青色，青色如肝经"的说法，所以多吃清淡，少吃油腻、辛辣食物。高油脂的食物食用过多会增加肝脏负担。绿色蔬菜有利于肝脏，如香椿、菠菜、韭菜、芦笋等。另外，发霉的食物中含有大量黄曲霉毒素，这是一种强致癌物，能直接诱发肝癌，生活中最易受霉菌污染的食物有花生、玉米、大米、高粱和花生油，这些食物霉变后要及时处理以免误食。

（二）夏季

"夏三月，此谓蕃秀"，夏天是万物繁盛的季节，夏季三伏天，中医传统特色疗法"冬病夏治"运用广泛，通过"春夏养阳"，往往能够取到更好的治疗效果，有助于患者的病情康复。同时，夏季气候炎热，不少患者容易因此放松对疾病的警惕，吹空调、下雨等因素都有可能会诱发或加重类风湿关节炎等多种风湿性疾病，患者在夏季的时候也应注意生活起居，不能掉以轻心。夏季应做好防晒。天气炎热，部分患者为避暑食用过多生冷食物，这也是不可取的。

（三）秋季

"秋三月，此谓荣平"，秋季是丰收的季节，在这一季节里，天气清肃，其风紧急。一场秋雨一场寒，秋季之后，天气渐渐转凉，尤其是夏秋换季、秋冬换季的时候，都是风湿性相关疾病的高发时段。风湿性疾病中慢性病占比大，临床上有些患者甚至已经患病十几年、几十年。因为长期接受治疗和疾病对抗，患者身体一般比较虚弱，因此，患者在秋季时除了要注意防寒保暖，也要适时适量补充营养，以迎接接下来的冬季。

在秋季的养生中，养肺是重中之重。风湿性疾病虽以四肢关节症状居多，但仍有部分疾病的发生发展与肺相关，如肺间质纤维化和间质性肺炎，均为类风湿关节炎的主要肺部表现，因肺部有较多的血管、结缔组织，常常成为重要的攻击对象，根据目前的研究发现，在各类结缔组织疾病中，发生肺间质纤维化的风险虽然各不相同，但从整体而言，发生率都达到了30%以上，并有逐年上升的趋势。因此，风湿病导致的肺间质纤维化，需要引起我们足够的重视。风湿性疾病患者在秋季应注意保暖。秋季天气转冷，早晚温差大，早晚外出，备一件衣物及应急雨具，如遇突发降温及降雨等，可有效避免四肢关节感寒冒湿，减少或消除寒湿对关节、滑膜、软骨等的影响。切忌穿露踝、露脐等服装，切忌空调风扇凉风直吹，并尽量减少在空调房、阴湿之地停留，减少或者杜绝冷饮及冰冻瓜果。沐浴或游泳后，身体及关节处应及时擦干，并加衣保暖。秋季天气干燥，立秋时节也是人体最容易进补的时候。患者每日饮食应以温热、滋阴、润燥为主。早餐可煮大枣粥配核桃仁、甜杏仁等，也可食用豆浆、羊肉汤、酸白菜等。中餐和晚餐多食红豆、薏米、银耳、南瓜、山药、百合等清热利湿、生津润燥的食物。患者宜早睡早起，早睡以收敛阳气，早起能舒展肺气。保证充足的睡眠能提高人体免疫力，预防类风湿关节炎发作。适当的户外运动可活动全身关节，促进血液循环。八段锦、太极拳、踢毽子、太极剑、散步等轻柔和缓的运动有利于提高身体机能，促进康复。

（四）冬季

"冬三月，此谓闭藏"，冬季天气寒冷，容易出现呼吸道、泌尿道等部位的感染，这些都会诱发或加重风湿免疫病的病情；寒邪侵袭人体，可使气机收引，腠理、经络、筋脉收缩而挛急，进而使关节炎症状加重；天气渐凉，一些人喜食火锅、海鲜甚至自行盲目地大量进补，增加了诱发痛风的机会；运动量减少，令身体抵抗力降低，风湿病乘虚而入；若寒冷干燥，干燥综合征患者的干燥症状更加难以缓解；寒冷可引起表皮毛细血管痉挛收缩，末梢循环不良，诱发或加重雷诺现象。风湿病患者在冬季应注意定期检查，关注身体状况。冬季许多地区的气温可达零下，患者出行的时候要谨防道路结冰，尤其是老年患者或行动不便的患者，注意防止滑倒造成外伤。进补前需辨证、辨病，选择合适的方法针对阴阳气血虚实进行调补，才能达到维持病情平稳、带病延年的目的。饮食应清淡，宜低盐、低糖、低脂饮食。红斑狼疮和干燥综合征的病人，多有阴虚内热体质，火锅、烧烤更应少吃，以防助长内热而加重病情。应注意保暖，出门最好戴手套、护膝、护肘等，以保护四肢关节；穿衣在保暖的同时注意松紧，避免过于贴身而加重血管循环障碍。尽量不碰冷水，不穿潮湿衣物，盖被保持干燥。冬日寒冷，适当的运动是必要的。冬季可以选择太极拳、八段锦、广播体操等动作柔和同时又可以活动关节的运动。运动过后应注意保暖，不应为一时凉快而脱衣吹风造成受寒。患者可以适当晒太阳缓解寒冷，尤其是伴有骨质疏松的患者，晒太阳可促进钙的吸收，缓解病情；但狼疮患者应注意避免日晒，外出时做好防晒措施。冬天皮肤会相对干燥，因此禁止用碱性肥皂、刺激性化妆品或染发剂，以免对皮肤造成较大的刺激，建议日常可以用温润止痒的护肤品，如维生素B_6软膏等，以增加体表的湿度，同时避免对皮肤的搔抓，造成皮肤的溃烂等。要规律作息，不要过于劳累，久站、久坐、久卧应避免。过于劳累同样也会导致抵抗力的降低，进而影响自身免疫系统，可能会使病情相对稳定的患者出现加重或复发。

另外，艾灸也是非常适合冬季的养生方法，既可以提供热量缓解寒冷，又可通过刺激相关穴位达到一定的治疗目的。对于病情较为稳定的类风湿关节炎患者而言，艾灸治疗以补益为主，可选择脾俞、肾俞、肝俞、命门、关元、气海等补益肝肾、健脾益肾的穴位。对于当前关节肿痛症状明显的患者，艾灸治疗以祛邪为主，可以把位于病变关节周围的阿是穴（局部痛点）作为治疗部位。需要注意的是，艾灸只是风湿性疾病治疗的辅助方法，不能代替已经使用的常规抗风湿药物治疗。同时，艾灸治疗要结合自身体质，在医师指导下进行。